·风湿病中医临床诊疗丛书·

总主编 王承德

系统性红斑狼疮

分 册

主 编 范永升

中国中医药出版社
·北京·

图书在版编目（CIP）数据

风湿病中医临床诊疗丛书. 系统性红斑狼疮分册 / 王承德总主编；范永升主编 .—北京：中国中医药出版社，2019.8（2021.1重印）

ISBN 978 – 7 – 5132 – 5534 – 9

Ⅰ.①风… Ⅱ.①王… ②范… Ⅲ.①风湿性疾病—中医诊断学 ②风湿性疾病—中医治疗法 ③红斑狼疮—中医诊断学 ④红斑狼疮—中医治疗法 Ⅳ.① R259.932.1

中国版本图书馆 CIP 数据核字（2019）第 063059 号

中国中医药出版社出版

北京经济技术开发区科创十三街 31 号院二区 8 号楼

邮政编码　100176

传真　010-64405721

河北省武强县画业有限责任公司印刷

各地新华书店经销

开本 710×1000　1/16　印张 21.5　字数 294 千字

2019 年 8 月第 1 版　2021 年 1 月第 3 次印刷

书号　ISBN 978 – 7 – 5132 – 5534 – 9

定价　75.00 元

网址　www.cptcm.com

社 长 热 线　010-64405720

购 书 热 线　010-89535836

维 权 打 假　010-64405753

微信服务号　zgzyycbs

微商城网址　https://kdt.im/LIdUGr

官 方 微 博　http://e.weibo.com/cptcm

天猫旗舰店网址　https://zgzyycbs.tmall.com

如有印装质量问题请与本社出版部联系（010-64405510）

母小真（中国中医科学院广安门医院）

刘宏潇（中国中医科学院广安门医院）

汤小虎（云南中医药大学第一附属医院）

许正锦（厦门市中医院）

李兆福（云南中医药大学）

吴沅皞（天津中医药大学第一附属医院）

何夏秀（中国中医科学院广安门医院）

邱明山（厦门市中医院）

沙正华（国家中医药管理局对台港澳中医药交流合作中心）

张可可（江苏卫生健康职业学院）

张沛然（中日友好医院）

陈薇薇（上海市中医医院）

林　海（中国中医科学院广安门医院）

郑新春（上海市光华中西医结合医院）

胡　艳（首都医科大学附属北京儿童医院）

顾冬梅（南通良春中医医院）

唐华燕（上海市中医医院）

唐晓颇（中国中医科学院广安门医院）

黄传兵（安徽中医药大学第一附属医院）

蒋　恬（南通良春中医医院）

程　鹏（上海中医药大学附属光华医院）

焦　娟（中国中医科学院广安门医院）

谢志军（浙江中医药大学）

谢冠群（浙江中医药大学）

甄小芳（首都医科大学附属北京儿童医院）

薛　斌（天津中医药大学第一附属医院）

魏淑风（北京市房山区中医医院）

编写办公室

主　　任　马桂琴

工作人员　黄雪琪　黄兆甲　沙正华　黄莉敏　国雪丽

路 序

风湿病学是古老而年轻的学科,《黄帝内经》有"痹论"专篇,将风湿病进行了完整系统的论述和分类,奠定了风湿病的理论基石;《金匮要略》有风湿之名,风湿病名正而言顺。历代医家对风湿病的病因、病机、治则、方剂、治法循而揭之,多有发挥,独擅其长,各领风骚。

在党和国家的中医药政策的扶持下,中医药文化迎来了天时、地利、人和振兴发展的大好时机,这是中医药之幸、国家之幸、人民之幸也。中医风湿病学应乘势而上,顺势而为,也迎来发展的春天。

余业岐黄七十余年,对风湿痹病研究颇深,每遇因病致残者,深感回天乏力,幸近四十年科技进步,诊疗技术和医疗条件大为改善,中医风湿病诊疗的水平也在发展中得以提高,而对风湿病的全面继承和系统研究则始于20世纪80年代初期。1981年在我和赵金铎、谢海洲等老专家倡导下,中国中医科学院广安门医院成立了最早以研究中医风湿病为主要方向的科室即"内科研究室",集广安门医院老、中、青中医之精英,开展深入系统的风湿病研究;1983年9月,在大同成立中华全国中医内科学会痹症学组;1989年在江西庐山成立全国痹病专业委员会;1995年11月在无锡成立中国中医药学会(现为中华中医药学会)风湿病分会。在我和焦树德先生的推动下,中医风湿病的研究距今已近四十载,期间,我相继创立了燥痹、产后痹、痛风等风湿病的病名,阐释了其理论渊源并示以辨证心法及有效方药;我还主持修订了风湿病二级病名如五脏痹、五体痹等诊疗规范,明确其概念、诊断及疗效评定标准,丰富了中医风湿病的理论内涵,为中医风湿病学的标准化、规范化奠定了基础。在我的参与和推动下,研发了风湿病系列的中成药,如尪痹冲剂、湿热痹冲剂、寒湿痹冲剂、瘀血痹冲剂、寒热错杂痹冲剂等,临床一直沿用至今,经多年临床观察,其疗效安全满意。我就任风湿病分会主任委员期间，主持、举办了多次国内外风湿病学术会议，并筹办了多期中医风湿病高研班，大大地促进了风湿病的学术交流和学科的进步与发展。

王承德是我招来的研究生，从工作分配到风湿病分会，一直在我门下且当我的秘书，我对其精心培养，并推荐他为风湿病分会主任委员。自王承德同志担任第二届、第三届中华中医药学会风湿病分会主任委员以来，风湿病学界学术氛围浓厚，学术活动丰富，全国同道在整理、继承的基础上不断进行探索和创新研究。"据经以洞其理，验病而司其义"，按尊崇经典、注重临床、传承创新的思路，参照标准化、规范化的要求，在"十一五""十二五""十三五"全国重点专科——风湿病专科建设成绩卓著，中西结合，融会新知，完善了中医风湿病学的学术体系。

承德同志授业于谢海洲先生门下，尽得其传，对焦树德先生、朱良春先生、王为兰先生的经验亦颇多继承，谦虚向学，勇于实践，精勤不倦。这次由他领导编撰的《风湿病中医临床诊疗丛书》囊括了最常见的风湿病中17个病种，每种病独立成册；各分册都循统一体例，谋篇布局，从中医的历史沿革、病因病机、治则方药，到西医的病因病理、诊断治疗，以及中西医康复护理、专家经验荟萃和现代研究，中西贯通，病证结合，反映了当今中医风湿病学界的最新学术进展；按照《黄帝内经》五脏痹-五体痹的方法论去认识各种西医诊断的风湿病，进行辨证施治。其立论严谨，条理分明，实用有效，体现了中医辨治风湿病的最高学术水平。《风湿病中医临床诊疗丛书》将付梓面世，这是我们中医药事业之幸事，风湿病患者之福音。

余九旬老叟，心乐之而为序。

国医大师　路志正

岁在戊戌，戊午秋月

王 序

风湿之病，由来已久，常见多发，缠顽难愈，医者棘手之世界难题。中医对风湿病的认识远远早于西医，如《黄帝内经》著有"痹论"和"周痹"专篇，对风湿病的病因病机、疾病分类、临床表现、治则方药、转归预后等都有系统、全面、深刻的阐述；明确地提出五体痹（皮、肉、筋、脉、骨）和五脏痹（肺、脾、肝、心、肾），详细地论述了五体痹久治不愈内舍其合，而引起五脏痹。中医学早就认识到风湿病引起的内脏损害，更了不起的是，中医的痹病包括了现代西医的绝大部分疾病。汉代张仲景《金匮要略》首立风湿之病，历代医家各有发挥，如丹溪湿热论，叶天士温热论，吴鞠通湿温论，路志正燥痹论，焦树德尪痹论，谢海洲扶正治痹，朱良春顽痹论等，他们各有发挥和论述，其医理之精道，治法之多样，方药之专宏，内容之翔实，真是精彩纷呈，各领风骚。

中医风湿病学是中医药宝库中一朵秀丽的奇葩，也是最具特色和优势的学科之一。

承德是我的学生，是谢海洲老师的高足，也是路志正老师、焦树德老师的门生。多年来我很关心和培养他，许多学术活动让他参加，如我是中华中医药学会急诊分会主任委员，他是秘书长，在我们的共同努力下，急诊分会从无到有，由小到大，从弱到强，队伍逐渐壮大，学术不断提高，影响越来越大，改变了中医慢郎中的形象。

多年来，承德跟随路老、焦老从事风湿病分会的工作，在二老的带领下，风湿病分会不论在学科建设、人才培养、学术研究、学术交流、国际交流等方面都取得了显著的成绩。承德又接路老的班，担任了风湿病分会主任委员。

承德近期组织全国中医风湿病著名专家学者，耗时3年之久，几经易稿，编辑了《风湿病中医临床诊疗丛书》，计 17 个病种，各病独立成册，编写体例新颖，汇集中西医，突出辨证治疗和各种治法，总结古今名家治疗经验是该书的重点所在。该丛书全面、系统地总结、归纳了中医风湿病历代医家和近年研究概况、学术进展，是风湿病集大成之巨著，资料翔实，内容丰富，经验宝贵。

丛书的面世正是中医风湿病各界砥砺前行的见证，可谓近代中医学发展的一簇茁壮新枝，是中医学之幸事，风湿病之福音，可喜可贺！欣慰之至，乐之为序。

中国工程院院士

中国中医科学院名誉院长　　王永炎

戊戌年秋月

晁 序

昔人云，不为良相即为良医。相之良则安天下，医之良则救黎庶。庙堂之与江湖，虽上下有别，隐显各殊，然用心一也，视事深虑，不敢轻慢，医者当谨思之，慎审之，余深以为然。

《黄帝内经·素问》凡八十一篇，通天道，顺四时，理人事。其中有大论别论，法时全形，精微刺要，无所不至。而论及病，仅热、疟、咳、风；厥、痛、痹、痿概十一病，皆古今大众之苦楚也。病平而常，苦痛难当。尤痹论风寒湿三气合杂，病也顽，患也重，治更难，为医之苦也。

中医药学植根于中华传统文化之中，乃中华文化之奇葩。其提挈天地，把握阴阳，探理溯源，治病求本，辨证施治，大道至简，大理通明，深究之，细研之，发扬光大，诚不失我华夏后生之职守也。

承德是我的学生，也是我的助手，我是急诊分会主委，他是秘书长，多年来我们为中医急诊分会的组织建设、学科发展、学术交流、人才培养、成果推广进行了不懈努力，使中医急诊学科建设迅速发展壮大，成为全国有影响的学科，为我国中医急诊工作做出了应有的贡献。

承德及众贤达之士潜心风湿病数十年，继承焦树德、谢海洲、朱良春之遗风，兼秉路老重脾胃调五脏之枢机。在中华中医药学会风湿病分会及世中联中医风湿专业分会中继往开来，砥砺前行，统筹国内一流大家，重订《实用中医风湿病学》，在"十一五""十二五"全国中医重点专科——风湿病专科建设之后，再度筹措编纂《风湿病中医临床诊疗丛书》。以西医学主要风湿病名为分册，归纳类风湿关节炎、强直性脊柱炎、系统性红斑狼疮、白塞病、痛风、骨关节炎等十七分册。统一体例，独立成卷，纵论历史沿革、辨证要点、诊断标准、历代医家治则验案、文献索引；横及现代医学之病理、生化、检测方法。全书纲举目张，条分缕析，广搜博采，汇通中西，病证结合，立法严谨，选药精当，医案验证可采可信。书中引经据典，旁证参考，一应俱全，开合有度，紧束成篇，可通览亦可分检之。

《风湿病中医临床诊疗丛书》汇集国内著名中医风湿专家，通力合作，如此鸿篇巨制，乃风湿病诊疗之集大成者，蔚为壮观。此非高屋建瓴、统摄权衡者不敢为也，非苦心磨砺、独具慧眼者，不能为也。此书可为初学者张目，可为研究者提纲；读之则开卷有益，思之可激发灵光；医者以之楷模，病者可得生机。善哉，善哉。

览毕，余为之庆幸，愿以为序。

国医大师　晁恩祥

戊戌年冬月

自 序

  光阴似箭，岁月如梭，一晃吾已年逾古稀。回首五十多年走过的行医之路，艰辛而漫长，也坦然豁然。我从小酷爱中医，梦想长大能当一名郎中，为乡亲们解除病痛。初中毕业，我考上了甘肃省卫校，被分配到检验专业，自此决心自学医疗和中医知识。时逢"文革"动乱，我自己去甘肃省人民医院进修，如饥似渴地学习中西医知识。毕业后，我自愿报名去了卓尼疗养院（麻风病院），因医院正在建设之中，闲暇时间较多，我就背药性赋、汤头歌等。从1970年大学开始招收工农兵学员，我每年都报名，终于1976年考上了北京中医药大学，走上了学习中医之路，实现了学中医的梦想。入学时，我们又赶上粉碎"四人帮"的好时机，"文革"期间老教授们都未上台讲课，此时重上讲台，积极性很高，我们聆听了任应秋、刘渡舟、赵绍琴、王绵之、董建华、焦树德、程士德、施汉章等大师们的讲课，真是万分荣幸。

  我的毕业实习是在广安门医院，有幸跟谢海洲、路志正老师侍诊学习。毕业后我被分配到甘南州人民医院工作。1982年我报考了中国中医科学院广安门医院由赵金铎、谢海洲、路志正三位导师招收的痹病专业硕士研究生，这也是我国第一个中医风湿病专业的研究生，从此开始了我的风湿病研究工作。学习期间，除跟谢老临诊之外，我阅读了大量古今有关风湿病治疗的文献，总结了谢老治疗风湿病的经验和学术思想。我的毕业论文是《论扶正培本在痹病治疗中的重要意义》，后附100例病案分析。论文在总结谢老经验和学术思想的基础上提出了几个新的学术观点。如从病因病机方面，强调正虚是发病之本，提出"痹从内发"。风湿病的发病，不仅是内外合邪，更是内外同病，正虚为本，此乃发病之关键。脾虚外湿易侵，阳虚外寒易袭，阴虚外热易犯，血虚外风易入。此外，外未受邪，脾虚生内湿，久生痰浊，血虚生内风，阴虚生内热，阳虚生内寒，气虚生瘀血，风、寒、湿、热、痰浊、瘀血从内而生，留于肌肤筋脉，停滞关节，闭阻气血，内侵五脏，痹从内生。

我在论文中提出"痹必夹湿"的观点。我在查阅历代文献时发现，《说文解字》曰："痹，湿病也。"《汉书·艺文志》曰："痹，风湿之病。"《素问·痹论》曰："风寒湿三气杂至，合而为痹。"张仲景将该病放在《金匮要略·痉湿暍病脉证治》的湿病中论述，清·吴鞠通将该病放在《温病条辨·中焦篇·湿温》中论述，足见历代医家对风湿病从湿论治的重视。此外，发病的病因病机、临床表现、转归预后等都与湿有密不可分的关系。湿为阴邪，易伤阳气，其性重浊，黏滞隐袭，秽浊潮湿，其性趋下，阻遏气机，病多缠绵难愈。湿邪在风湿病的发生发展、转归预后等方面有重要影响，大凡风湿病者，多肌肉重着酸痛，关节肿胀，肌体浮肿，周身困倦，纳呆乏味，病程缠顽难愈。

湿为重浊之邪，必依附他物而为患，内蕴之湿，多可从化，非附寒热不能肆于人，感于寒则为寒湿，兼有热则为湿热，夹有风则为风湿。诸邪与湿相合，如油入面，胶着难化，难分难解，故风湿病一般病程较长，缠顽难愈。

我强调脾胃在风湿病中的重要地位。以往医家重视肝肾，因肾主骨，肝主筋，风湿病主要责之于肝肾，强调肝肾在风湿病中的地位。基于"痹必夹湿"的认识，脾属土，主运化水湿，湿之源在脾，土旺则胜湿；脾又主四肢和肌肉，阳明主润宗筋，主束骨而利关节，气血之源又在脾，故脾胃在风湿病中占有非常重要的地位。

在治疗方面，历代医家以祛邪为主，我提出扶正培本为基本大法。在扶正方面，滋阴以清热，温阳以散寒，养血以祛风，益气以化瘀。历代医家重视肝肾，我更强调脾胃，健脾益气、化湿通络是治疗风湿病的基本法则。因风湿病的病位多在中下二焦，病邪弥漫于关节与筋膜之间，故用药宜重，药量宜大。因痹必夹湿，湿多与他邪裹挟、胶着难解，故证型不易变化，治疗要守法守方。风湿病是世界之顽疾，非常之病必用非常之药，顽难之疾需用特殊之品。有毒之药也称虎狼之品、霸道之药，其效快而猛烈，能斩关夺隘，攻克顽疾，非一般药可比。我治风湿病善用有毒和效猛之品，如附子、川乌、草乌、细辛、马钱子、雷公藤、全虫、蚂蚁、水蛭、大黄、石膏等，只要辨证正确，配伍合理，是安全有效的。如雷公藤配附子之后，毒性大减，雷公藤性寒味苦治热证为宜，不宜寒证；附子大热，治寒证为宜，热证慎用。二者配伍，毒性大减。另附子大热，若配大黄或知母之类，能够制其热，减毒性，其疗效明显提高。

经过近四十年的临床验证，我以上关于风湿病的学术观点越来越被证明是正确的，对指导风湿病的临床还是有价值的。

我在攻读研究生期间就跟路志正和焦树德等老师从事风湿病分会工作，先后担任秘书、秘书长、副主委、主任委员。2000 年我被路老推荐并选举为第二届风湿病分会主任委员，直至 2015 年卸任。几十年来，在路老和焦老的精心培养和正确指导下，风湿病分会从小到大、从弱到强，学术队伍从最初的二十余人发展至目前四百多人，发展迅速，学术水平逐年提高，规模逐年扩大，每年参会代表有五百多人，学术氛围浓厚。到目前为止，共举办全国性风湿病学术会议二十余次，召开国际中医风湿病学术研讨会十多次，举办全国中医风湿病高研班二十多期。2010 年在北京成立了世界中医药学会联合会风湿病专业委员会，我担任会长。至今已在马来西亚、美国、俄罗斯、西班牙、葡萄牙、意大利、新西兰、泰国等国家及北京、台湾、香港等地举办世界中医药学会联合会的年会，并举办国际中医风湿病学术研讨会分会场。

多年来，风湿病分会重视规范化、标准化研究。鉴于该病病名混乱，如 1983 年学组刚成立时称为痹症学组；大家认为"症"是症状，不能称为痹症，于是更名为痹证专业委员会；大家又认为"证"是一个证候群，也代表不了疾病，于是又改为痹病专业委员会。西医学对此病的认识也在不断变化，20 世纪 60～70 年代称胶原化疾病，70～80 年代称混合结缔组织病，90 年代称风湿类疾病。而风湿病之病名中医自古有之，我于 1990年首先提出将痹病改为风湿病的建议，还风湿病的历史原貌。理由之一：历代中医文献里早有记载。如《汉书·艺文志》曰："痹，风湿之病。"《金匮要略》曰："病者一身尽痛，发热，日晡所剧者，名风湿。此病伤于汗出当风，或久伤取冷所致也……"《神农本草经》记载了26种治疗风湿病的药物，特别是下卷明确提出："疗风湿病，以风湿药，各随其所宜。"这是专病专药的记载。《诸病源候论》曰："风湿者，以风气与湿气共伤于人也……"《活人书》曰："肢体痛重，不可转侧，额上微汗，不欲去被或身微肿者何？曰：此名风湿也。"理由之二：痹病的名称不能囊括所有风湿疾病，"痹"的含义广泛。"痹"既是病机，指闭塞不通；又是病名，如肺痹、胸痹，极易混淆。许多带"痹"的并不是风湿病。

从病因、病机、分类、临床表现、证候等方面看，风湿病病名较痹病更科学、合理，更具有中医特色，更符合临床实际。我提出此建议后，也有反对者，但经多次讨论，路老、焦老同意，提交1993年第七届全国痹病学术研讨会讨论后，大家一致同意将痹病改为风湿病。这是我国中医风湿病学会对中医药学的一大贡献。我还在全国各学术会议上不断阐述将痹病改为风湿病的重要意义。学会还对五体痹（皮、肌、筋、脉、骨）和五脏痹（心、肝、脾、肺、肾）及尪痹、大偻、燥痹等二级病名的诊断标准和疗效评定进行了规范化和标准化研究。

近几十年现代免疫学的迅速兴起，使人们对风湿病的认识更加深入，诊断日益先进，加之病种的逐渐增加，新药研发和治疗手段不断涌现和更新。现代风湿病学的发展也非常迅速，成为一门新兴学科。为了提高风湿病诊断和治疗水平，突出中医药的特色和优势，总结中西医治疗风湿病的研究成果和宝贵经验，适应当前风湿病学科的发展，满足患者的需求和临床工作者的要求，世界中医药学会联合会风湿病专业委员会特邀请国内著名中西医专家和学者编写了《风湿病中医临床诊疗丛书》。我们选择以西医命名的最常见的17个病种（系统性红斑狼疮、强直性脊柱炎、类风湿关节炎、成人斯蒂尔病、反应性关节炎、干燥综合征、纤维肌痛综合征、骨关节炎、痛风、骨质疏松、白塞病、风湿性多肌痛、硬皮病、炎性肌病、银屑病关节炎、儿童常见风湿病、产后痹）作为丛书的17个分册，每分册分为九章，分别是历史沿革、病因与病机、诊断与鉴别诊断、中医治疗、西医治疗、常用中药与方剂、护理与调摄、医案医话、临床与实验研究。丛书以中医为主，西学为用，如中医治疗分辨证治疗、症状治疗及其他治疗，尽可能纵论古今全国对该病的治疗并加以总结；常用中药从性味归经、功能主治、临床应用、用法用量、古籍摘要、现代研究等方面论述；常用方剂从出处、组成、煎服方法、功能主治、方解、临床应用、各家论述等方面阐述；总结古今医案医话也是本丛书的重点，突出历代医家对该病的认识和经验，更突出作者本人的临床经验，将其辨证论治的心得融入其中，匠心独运，弥足珍贵。风湿病是世界顽难之疾，其治疗有许多不尽如人意之处，仍缺乏特效的药物和方法，尚需广大有志于风湿病研究的仁人志士勤于临床，刻苦钻研，不懈探索，总结经验，传承创新，攻克顽疾。

本丛书编写历时 3 年之久，召开编写会 6 次，数易其稿，可谓艰辛，终于付梓面市，又值中华人民共和国成立 70 周年之际，我们把它作为一份厚礼献给祖国。希望本丛书的出版，对中医风湿病诊疗研究的同仁们有所裨益，也借此缅怀和纪念焦树德、谢海洲、朱良春、王为兰、陈志才几位大师。

特别感谢路志正国医大师、王永炎院士、晁恩祥国医大师百忙之中为本丛书作序，给本丛书添彩。

本丛书编写过程中，各位专家及编写办公室工作人员辛勤努力，医药企业也给予了积极支持，同时得到了中国中医药出版社领导和编辑的大力支持，在此一并表示衷心感谢！

由于水平所限，本书若存在瑕疵和不足之处，恳求广大读者提出宝贵意见，以便再版时修订提高。

世界中医药学会联合会风湿病专业委员会会长
中华中医药学会风湿病分会名誉主任委员　　王承德

2019 年 3 月

总前言

《风湿病中医临床诊疗丛书》总主编王承德教授从事中医风湿病临床工作近四十年，担任中华中医药学会风湿病专业委员会第三届主任委员、第四届名誉主任委员，世界中医药学会联合会风湿病专业委员会会长。在他的领导下，中医风湿病学临床与研究队伍经历了初步发展到发展壮大的过程，中医风湿病学有了长足发展。王承德教授一直致力于提高中医诊治风湿病临床水平的工作，有感于西医治疗风湿病的诊疗技术及生物制剂等临床新药的使用，遂决定组织全国权威风湿病专家编写本套丛书，以进一步提高中医风湿病医生的诊疗水平。

《风湿病中医临床诊疗丛书》共收录17个病种，各病独立成册，每册共9章，分为历史沿革、病因与病机、诊断与鉴别诊断、中医治疗、西医治疗、常用中药与方剂、护理与调摄、医案医话、临床与实验研究，汇集了中医、西医对17种常见风湿病的认识，重点论述了疾病的中医病因病机和西医病因病理，介绍了疾病的诊断与鉴别诊断，特别突出中医辨证治疗和其他治法，总结了治疗疾病的常用中药和方剂。总结古今名家治疗经验是本丛书的一大亮点，临床与实验研究为临床科研提供了思路和参考。

本丛书由国内中医风湿病领域的权威学者和功底深厚的中医风湿病专家共同编撰。2016年3月丛书召开第一次编委会，经过讨论，拟定了丛书提纲，确立了编写内容。本着实用性及指导性的原则，重点反映西医发展前沿、中医辨证论治和古代及现代名家的医案医话。2016年10月和2017年10月，编委会两次会议审定了最终体例。会议就每一种疾病的特点与内容进行了仔细审定，如类风湿关节炎在辨证论治中就病证结合、分期论治进行了详细的阐述，白塞病增加了诊疗思路和临证勾要两部分，这些都是编著者多年的临床思考和心得体会。现代医案医话部分除了检索万方、知网、维普等数据库外，又委托中国中医科学院信息所就丛书中的病种进行了全面检索，提供了国家级、省部级、地市级名老中医工作室内部的、未发表过的医案供编著者选择。丛书最终经总主编王承德教授审定，内容翔实，易懂实用，既有深度又有广度，不仅汇集了西医风湿病最新的前沿动态，还摘录了古代名医名家的经验用药，同时又有当代风湿病学大家、名家的经验总结，是编著者多年风湿病临床经验的结晶。本丛书可作为各级医疗机构从事中医、中西医风湿病临床与科研工作者的案头参考书。

由于编撰者学识有限，书中若有疏漏与谬误之处，敬请广大读者提出修改意见，以便再版时修订提高。

《风湿病中医临床诊疗丛书》编委会

2019 年 4 月

编写说明

　　系统性红斑狼疮（systemic lupus erythematosus，SLE）是一种典型的自身免疫性疾病，其发病原因尚不完全清楚，可能与遗传、环境、病毒感染、药物作用和内分泌激素等有关。SLE 临床表现复杂多样，大部分患者会逐渐出现多系统损害，其中肾脏损害较为突出，狼疮性肾炎患者 5 ～ 10 年的生存率只有 20% ～ 40%。SLE 是严重影响人民身心健康的重大难治病，在我国 SLE 的患病率约为 70/100000，且呈逐年上升的趋势。在天津、上海、浙江等多省市已将 SLE 列入特殊规定病种范畴。西医学对 SLE 缺乏根本的去病因疗法，迄今为止糖皮质激素和免疫抑制剂依然是临床上治疗 SLE 的主要药物，虽有一定疗效，但长期或较大剂量使用可引起胃溃疡、骨质疏松、电解质紊乱、继发感染等一系列的副作用。因此，如何提高临床治疗 SLE 的疗效，减少药物所造成的副作用是现代医学亟待解决的问题。中医药是中华民族的瑰宝，中医治疗 SLE 疗效确切，与西药联合应用，不仅可以增强糖皮质激素等西药的疗效，还能减少西药所带来的毒副作用。因此，编写一册中医药治疗 SLE 的系统性书籍非常重要。

　　本分册从 SLE 中医诊治的历史沿革、病因病机、诊断及鉴别诊断、辨证和治疗、临床表现、中医及西医治疗、常用中药与方剂、护理与调摄、医案举例以及临床与实验研究进展等角度对 SLE 的中医诊疗方面做详细的阐述和探索，重点突出中医药在治疗 SLE 方面独特的优势和蕴藏的潜力。

　　书中存在多种古代剂量，为方便学习理解，特对古今剂量进行折算，详见如下：

古今剂量折算表

汉代剂量	折合中药称十六制剂量	折合米制g剂量
一斤	十钱	30g
一两	一钱	3g
一升	六钱至一两	10g 至 30g
一方寸匕	二钱至三钱	6g 至 9g
一钱匕	五分至六分	1.5g 至 1.8g

书中汉代方剂中提及中药剂量之一合约等于 20mL，十合为一升，一升为 200mL。此外，书中若为明清以后的方剂中出现的一两，则按十钱为计，约为 30g。表中折合米制 g 剂量，是以中药称十六制之一两，折合 30g 约略计算。书中所用方剂的中药剂量可根据临床实际加减，不必拘泥，同时要参考和遵从《中华人民共和国药典》中所规定的中药剂量进行处方。

在编写过程中，我们始终强调既要有学术性、系统性，又要有理论深度，既要注意到实用性，又要考虑所选内容的权威性和指导性。力求突出中医特色，理论与实践相结合、医学与药学相结合、治疗与保健相结合、医家和方药相结合，内容丰富，对医疗、科研、教学工作均有很高的实用价值和指导作用。

由于水平有限，书中若存在不足或纰漏之处，希望同道和广大读者提出宝贵意见，以便再版时修订提高。

《风湿病中医临床诊疗丛书·系统性红斑狼疮分册》编委会

2019 年 4 月

目录

第一章　系统性红斑狼疮的历史沿革…………………… 1

  第一节　中医对系统性红斑狼疮的认识 ……………… 2

  第二节　西医对系统性红斑狼疮的认识 ……………… 12

第二章　系统性红斑狼疮的病因与病机 ……………… 17

  第一节　中医病因病机 ………………………………… 18

    一、疾病总的病因病机 ……………………………… 18

    二、疾病不同主症的病因病机特点 ………………… 24

    三、现代医家对系统性红斑狼疮病因病机的认识 …… 29

  第二节　西医病因病理 ………………………………… 34

    一、系统性红斑狼疮与遗传 ………………………… 34

    二、系统性红斑狼疮与环境因素 …………………… 35

第三章　系统性红斑狼疮的诊断与鉴别诊断………………… 41

  第一节　诊断要点 ……………………………………… 42

    一、临床表现 ………………………………………… 42

    二、实验室检查 ……………………………………… 68

    三、影像学检查 ……………………………………… 75

    四、其他检查 ………………………………………… 75

  第二节　诊断标准 ……………………………………… 80

第三节　鉴别诊断 ……………………………………… 84

第四章　系统性红斑狼疮的中医治疗……………… 89

第一节　辨证论治 ……………………………………… 90

一、中医治疗系统性红斑狼疮的优势 ………………… 90

二、系统性红斑狼疮的中医治疗原则和基本病机认识 … 91

三、系统性红斑狼疮的二型九证辨治法 ……………… 92

四、其他证型与治法 …………………………………… 97

第二节　常见症状的辨治 ……………………………… 98

一、全身症状 …………………………………………… 98

二、局部表现 …………………………………………… 101

三、器官损害 …………………………………………… 105

四、其他症状 …………………………………………… 110

第三节　其他疗法 ……………………………………… 116

一、按摩疗法 …………………………………………… 116

二、导引疗法 …………………………………………… 116

三、针灸疗法 …………………………………………… 117

四、药物外治疗法 ……………………………………… 118

第四节　临床常用中成药 ……………………………… 118

一、分证论治 …………………………………………… 118

二、辨病用药 …………………………………………… 119

第五章　系统性红斑狼疮的西医治疗……………… 123

第一节　治疗原则 ……………………………………… 124

第二节　分型治疗 ……………………………………… 124

一、轻型系统性红斑狼疮的治疗 ……………………… 124

二、对中度活动型系统性红斑狼疮的治疗 …………… 125

三、重型系统性红斑狼疮的治疗 ……………………… 125

四、狼疮危象的治疗 ·················· 127

第三节 关于系统性红斑狼疮治疗的其他相关

指南和共识 ·················· 128

一、2012 年美国风湿病学会（ACR）/ 欧洲抗风湿病

联盟（EULAR）狼疮肾炎治疗指南解读 ···· 128

二、中国系统性红斑狼疮患者围产期管理建议 ···· 131

三、中华医学会皮肤性病学分会免疫学组皮肤型红斑

狼疮诊疗指南治疗部分 ·············· 139

第六章 系统性红斑狼疮的常用中药与方剂 ········ 143

第一节 常用中药 ··················· 144

一、一般中药应用 ·················· 144

（一）解表药 ··················· 144

桂枝 ····················· 144

麻黄 ····················· 145

（二）清热药 ··················· 146

石膏 ····················· 147

知母 ····················· 147

栀子 ····················· 148

蒲公英 ···················· 149

白花蛇舌草 ·················· 150

重楼 ····················· 151

升麻 ····················· 151

大黄 ····················· 152

积雪草 ···················· 152

苦参 ····················· 153

水牛角 ···················· 154

牡丹皮 ···················· 155

赤芍 ·························· 155

玄参 ·························· 156

紫草 ·························· 156

凌霄花 ······················ 157

青蒿 ·························· 158

地骨皮 ······················ 159

（三）祛湿药 ···················· 159

茯苓 ·························· 160

葶苈子 ······················ 160

赤小豆 ······················ 161

防己 ·························· 161

猪苓 ·························· 162

薏苡仁 ······················ 162

虎杖 ·························· 163

（四）活血药 ···················· 164

川芎 ·························· 164

丹参 ·························· 165

桃仁 ·························· 166

鬼箭羽 ······················ 166

（五）祛风湿药 ·················· 167

土茯苓 ······················ 167

秦艽 ·························· 168

牛膝 ·························· 168

（六）补益药 ···················· 169

生地黄 ······················ 169

白芍 ·························· 170

当归 ·························· 171

黄芪 ·························· 172

麦冬 ·············· 172

石斛 ·············· 173

女贞子 ·············· 173

甘草 ·············· 174

鳖甲 ·············· 175

（七）行气药 ·············· 175

延胡索 ·············· 175

（八）安神药 ·············· 176

夜交藤 ·············· 176

淮小麦 ·············· 177

（九）平肝息风药 ·············· 177

天麻 ·············· 178

全蝎 ·············· 178

二、有毒中药应用 ·············· 179

雷公藤 ·············· 179

附子 ·············· 180

雄黄 ·············· 181

三、针对激素副作用的中药应用 ·············· 182

四、针对环磷酰胺副作用的中药应用 ·············· 183

第二节　常用方剂 ·············· 184

一、按临床主症 ·············· 184

（一）皮肤损害为主（红斑） ·············· 184

升麻鳖甲汤 ·············· 184

化斑汤 ·············· 185

（二）发热 ·············· 186

白虎汤 ·············· 186

清瘟败毒饮 ·············· 187

蒿芩清胆汤 ·············· 188

清营汤 ···················· 189

青蒿鳖甲汤 ·············· 191

犀角地黄汤 ·············· 191

神犀丹 ···················· 192

（三）关节肌肉病变 ·········· 193

白虎加桂枝汤 ·········· 193

桂枝芍药知母汤 ········ 194

宣痹汤 ···················· 194

独活寄生汤 ·············· 195

（四）狼疮性肾炎 ············ 196

金匮肾气丸 ·············· 196

真武汤 ···················· 197

知柏地黄丸（汤）······ 198

大黄附子汤 ·············· 199

（五）心血管系统 ············ 200

葶苈大枣泻肺汤 ········ 200

炙甘草汤 ················ 201

丹参饮 ···················· 202

（六）血液系统 ·············· 203

当归补血汤 ·············· 203

八珍汤 ···················· 204

（七）消化系统 ·············· 205

甘草泻心汤 ·············· 205

（八）血管炎 ················ 206

黄芪桂枝五物汤 ········ 206

当归四逆汤 ·············· 206

四妙勇安汤 ·············· 207

二、专病专方 ···················· 208

1. 赵炳南秦艽丸 ……………………………… 208

2. 刘绍武消斑解毒汤 ………………………… 208

3. 丁济南基本方 ……………………………… 208

4. 朱良春蠲痹汤 ……………………………… 209

5. 汪履秋基本方 ……………………………… 209

6. 路志正"持中央，运四旁，调升降"法 …… 209

7. 张鸣鹤治疗狼疮肾基本方 ………………… 210

8. 禤国维基本方 ……………………………… 210

9. 沈丕安红斑汤 ……………………………… 210

10. 陈湘君复方自身清 ………………………… 210

11. 金实狼疮静方 ……………………………… 211

12. 王承德清热化湿通痹汤 …………………… 211

13. 范永升狼疮定 ……………………………… 212

14. 姜泉知柏地黄丸合玉女煎加减 …………… 212

15. 刘维扶正解毒方 …………………………… 212

16. 苏晓红斑逐瘀汤 …………………………… 212

17. 眭书魁狼疮饮 ……………………………… 213

18. 李古松二黄四皮六草汤 …………………… 213

19. 刁金山狼疮康复汤 ………………………… 213

20. 范世中解毒化斑散 ………………………… 214

第七章　系统性红斑狼疮的护理与调摄 …………… 223

一、祛除诱因 …………………………………… 224

二、一般护理常规 ……………………………… 224

三、轻型系统性红斑狼疮的护理 ……………… 226

四、重型狼疮的护理 …………………………… 227

五、系统性红斑狼疮妊娠护理 ………………… 230

六、用药指导 …………………………………… 231

七、出院指导 ⋯⋯⋯⋯⋯⋯⋯⋯⋯⋯⋯232

八、日常生活指导 ⋯⋯⋯⋯⋯⋯⋯⋯⋯232

第八章　医案医话⋯⋯⋯⋯⋯⋯⋯⋯⋯⋯235

第一节　古代及近代医案医话 ⋯⋯⋯⋯⋯236

一、以面部红斑为主症 ⋯⋯⋯⋯⋯⋯⋯236

二、以关节疼痛为主症 ⋯⋯⋯⋯⋯⋯⋯242

三、以水肿为主症 ⋯⋯⋯⋯⋯⋯⋯⋯⋯243

四、以虚劳为主症 ⋯⋯⋯⋯⋯⋯⋯⋯⋯244

五、以雷诺现象为主症 ⋯⋯⋯⋯⋯⋯⋯246

六、以口腔溃疡为主症 ⋯⋯⋯⋯⋯⋯⋯247

第二节　现代名家医案医话 ⋯⋯⋯⋯⋯⋯248

第九章　临床与实验研究⋯⋯⋯⋯⋯⋯⋯⋯275

一、系统性红斑狼疮的中医病因病机 ⋯⋯⋯276

二、系统性红斑狼疮的辨证分型 ⋯⋯⋯⋯278

三、系统性红斑狼疮病因的现代研究 ⋯⋯279

四、系统性红斑狼疮病机的现代研究 ⋯⋯281

五、系统性红斑狼疮治疗的现代研究 ⋯⋯290

六、系统性红斑狼疮的中医治法方药研究 ⋯294

七、系统性红斑狼疮单味中药的治疗研究 ⋯296

八、系统性红斑狼疮中医药治疗的实验研究 ⋯297

第一章

系统性红斑狼疮的
历史沿革

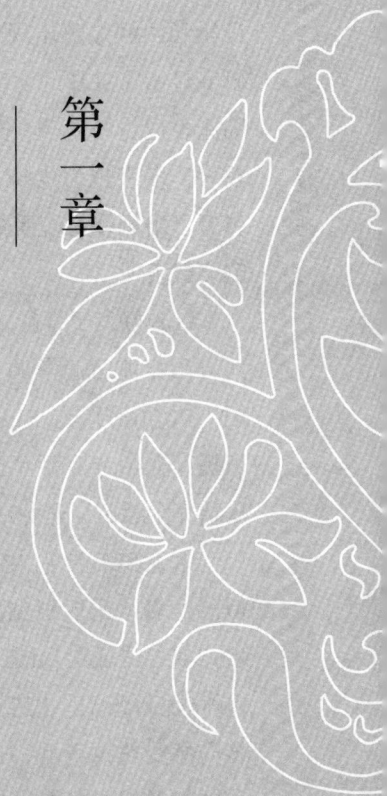

系统性红斑狼疮（systemic lupus erythematosus，SLE）是临床表现为多系统损害症状的慢性系统性自身免疫病，以血清中出现抗核抗体为主的自身抗体以及全身多系统受累为主要临床特征，且其特征性临床表现为在鼻梁和两颧颊部出现蝶形分布的红斑。SLE 的病因和发病机制尚未明确，研究显示，SLE 的病因与遗传、内分泌、环境、药物等因素有关。SLE 的临床表现纷繁复杂，开始时累及的器官或系统较少，呈隐匿性起病，病情较轻，多表现为皮疹、关节炎、肾炎、白细胞减少等。随着病情的进展，患者可出现多系统受累或病情加重。SLE 的自然病程多为病情的加重与缓解交替表现。

SLE 好发于育龄期女性，多见于 15～45 岁，男女比例为 1∶(7～9)，西方国家流行病学调查显示 SLE 的患病率在（14.6～122）/10 万人，我国为 70/10 万人。SLE 目前尚不能根治，但与过去相比，SLE 的预后已显著提高，10 年存活率已超过 75%。目前临床上以减少疾病活阿动性来达到病情完全缓解，避免或延缓重要器官组织病理损害的主要目标。

由于 SLE 侵犯人体多系统，症状纷繁复杂，因此在古代文献中没有类似的病名，只能根据 SLE 常见的症状或相似的病机，找到一些相关的病名，如"痹证""五脏痹""周痹""五体痹""日晒疮""肾脏风毒""阴阳毒""温毒发斑""热毒发斑""伏气温病"等。SLE 的病因病机一般认为多与感受热毒等邪，造成人体阴液亏虚进而出现瘀血、痰饮等病理产物，加之患者先天禀赋不足等因素有关。因此，热毒、血瘀、阴亏多被认为是SLE 发病的主要病机。

第一节　中医对系统性红斑狼疮的认识

SLE 为临床表现有多系统损害症状的慢性系统性自身免疫病，以面颊部的红斑为典型的临床表现。随着现代免疫学的发展，对该病的认识逐渐深入，因此，其诊断和治疗也有了明显的进展。由于 SLE 可侵犯人体多个系统和器官，现代医家认为 SLE 与某些中医记载的疾病主要临床表现相似，虽没有相同的病名，但具有参考价值。

中医对相关疾病的论述分散在多部书籍中，综合而言，可将病名分为以下几类：①病因相似并伴有特征性皮肤损害的，如阴阳毒、温毒发斑、伏气温病；②与局部皮肤损害相似的，如日晒疮、赤丹、鬼脸疮等；③侵犯关节肌肉和内脏的，如痹证、五脏痹、周痹等。

1. 阴阳毒

阴阳毒之病名出自于《金匮要略·百合狐惑阴阳毒病证治》，书中简要论述了阴阳毒的典型症状、治疗方药和预后，"阳毒之为病，面赤斑斑如锦文，咽喉痛，唾脓血。五日可治，七日不可治，升麻鳖甲汤主之。阴毒之为病，面目青，身痛如被杖，咽喉痛。五日可治，七日不可治，升麻鳖甲汤去雄黄、蜀椒主之。升麻鳖甲汤方：升麻二两、当归一两、蜀椒（炒去汗）一两、甘草二两、雄黄半两（研）鳖甲手指大一片（炙），上六味，以水四升，煮取一升，顿服之，老小再服取汗"。《诸病源候论》进一步把阴阳毒分为：伤寒阴阳毒候与时气阴阳毒候，认为时气阴阳毒为感受疫毒所致。《太平圣惠方》中记载了大量治疗阴阳毒的方剂，如"治阳毒伤寒，身体疼痛，头面如火，胸心烦热而渴，小便赤黄，不得睡卧，宜服麦冬、子芩、葛根、川升麻、柴胡、玄参、牙硝""治阴毒伤寒，四肢厥冷，脉候沉细，心腹胀满，腹中痛，咽喉不利，遍身疼痛，宜服川乌头、白术、赤芍药、麻黄、桂心、枳壳"。阴阳毒，从病名分析，以毒为名，说明阴阳毒多以感受毒邪为病因；常见临床表现为面部红斑，身体关节肌肉疼痛，咽喉疼痛等；治疗方药多用解毒之品，如升麻、雄黄、甘草等。这些都与现代中医对 SLE 的认识相似。

2. 温毒发斑

《肘后备急方》："治温毒发斑，大疫难救，黑膏生地黄半斤。切碎，好豉一升，猪脂二斤，合煎五六沸，令至三分减一，绞去滓，末雄黄、麝香如大豆者，内中搅和。尽服之，毒从皮中出则愈。忌芜荑。"温毒发斑多为热毒之邪深伏于内，一发病即表现为热毒深入营血，皮肤发斑的症状，故治之以黑膏方，生地黄清热凉血，雄黄解毒，配合豆豉、麝香发散，引邪外出。

《重订广温热论》指出："初春病患肌肉发斑瘾疹如锦纹，而咳心闷，但呕清汁，此名温毒也。温毒发斑者，冬时触冒疹毒，至春始发。病初在表，或已发汗吐下，而表证未罢，毒瓦斯不散，故发斑，黑膏主之。"《重订广温热论》明确了温毒发斑是感受外邪所致，其治疗以发散、清热为主。

《温热暑疫全书》收集了治疗温毒发斑的方剂："斑如锦纹，身热烦躁，大便燥结者，黄连解毒汤。若躁闷狂妄而无汗者，三黄石膏汤。自汗烦渴而发斑，为胃热，人参化斑汤。烦热错语不眠，白虎合黄连解毒汤。斑不透，犀角大青汤。已透热不退，本汤去升麻、黄芩，加人参、生地黄、柴胡。凡斑色紫者为危候，黄连解毒合犀角、地黄。"《温热暑疫全书》在治疗中大量使用了清热凉血、清热解毒药物，加强了清热药的应用。

温毒发斑多由于感受温热之毒，内蕴肺胃，充斥三焦，波及营血，透发于肌肤所致，如斑色红活的为热毒轻，紫黯的为热毒重，黑色的为热毒极重。温毒发斑与SLE的病因、临床表现较为相似，且温毒发斑还可出现发热、关节肌肉疼痛等症状，这可能与SLE急性期以热毒壅盛为主的表现较为相似。

3.伏气温病

《素问·生气通天论》指出了伏气温病的病因："冬伤于寒，春必温病。"《素问·金匮真言论》指出了另一个病因："夫精者，身之本也。故藏于精者，春不病温。"因此，《内经》指出冬感于寒、精气不足是伏气温病的主要病因。王叔和《伤寒例》中区分了伤寒与温病，后者即伏气温病，"以伤寒为毒者，以其最成杀厉之气也。中而即病者，名曰伤寒；不即病者，寒毒藏于肌肤至春变为温病"。《诸病源候论》指出冬感温邪，而且还表现为肌肤发斑，"又有冬月天时温暖，人感乖戾之气未即发病，至春又被积寒所折，毒气不得发泄，至夏遇热，温毒始发，肌肤斑烂隐疹如锦文也"。王孟英《温热经纬》指出伏气温病的传变为："自里出表，乃先从血分，而后达于气分。"这与新感温病明显不同，其治疗是"清解营阴""大清阴分"，为伏气温病的治疗提出了新的见解。因此，伏气温病的病机及临床表现与部分夏天阳光暴晒后发病的SLE类型颇为相似。

4.颧疡、颧疽、丹疹、赤丹

《太平圣惠方·治丹疹诸方》："夫丹疹者，为遍身肿，并白丹肉中起，痒痛微肿，如吹瘾疹起赤。亦有鸡冠赤起。大如钱……小者如麻豆粒，一名茱萸丹。或有火丹，或有水丹，遍身起，遇水湿搏之。结丹如黄色，或有水在中，喜着腹及阴处，此虽小疾，若攻击令人至死也。"

《诸病源候论》："赤丹者，初发轸起，大者如连钱，小者如麻豆，肉上栗如鸡冠肌理。由风毒之重，故使赤也，亦名茱萸丹。"

《外科启玄》："日晒疮，三伏炎天，勤苦之人，劳于任务，不惜身命，受酷日晒曝，先疼后破，而成疮者，非血气所生也。内宜服香茹饮加芩连之类。外搽金黄散、制柏散、青黛等药治之，则自安矣。"

以上疾病都是以皮肤发斑、发疹为主要特征，多以感受火热之邪，或夹风夹湿，火热内蕴而外攻，发于肌肤。风热之邪外袭，伤及脉络，可见红疹，风善行数变，红疹常时隐时现；邪热入营，内迫营血，发于肌肤，多见红斑，色多深红、红绛。热郁血脉，则红斑按之较硬，有压痛，多难消退，色较暗，常反复发作。

皮肤损害是 SLE 的特征性表现。80%～85%患者有皮疹，其中典型皮疹为在颧颊经鼻梁融合成蝶翼状。颧疽多为阳明热毒上攻颧颊，表现为颧部红肿、紫黯，或发溃疡，其临床表现与 SLE 的面部皮疹较为相似。治疗多以清阳明热毒为主，或发散郁火、滋养肾阴。丹疹、赤丹以遍身皮疹为主要症状，形色如茱萸或鸡冠，与 SLE 的皮疹有些相似，且"若攻击令人至死"，说明该病具有一定的危险性。日晒疮则与现代医学的日光性皮炎较为相似，这与 SLE 的光敏性一致，可诱发 SLE 的发生。SLE 的皮疹外治法则可参考日晒疮的治疗。

5.五体痹

五体痹，主要包括皮痹、肌痹、脉痹、筋痹、骨痹。《素问·痹论》对各种痹症的病因病机等进行了较为详细的论述，如"五脏皆有合，病久而不去者，内舍于其合也。故骨痹不已，复感于邪，内舍于肾；筋痹不已，复感于邪，内舍于肝；脉痹不已，复感于邪，内舍于心；肌痹不已，复感于邪，内舍于脾；皮痹不已，复感于邪，内舍于肺。所谓痹者，各以其时重感于风寒湿之气也"。

《素问·四时刺逆从论》指出："少阴有余，病皮痹隐轸。"《圣济总录》还对皮痹的一些证候进行了描述，如项强头昏、胸满短气、嘘吸颤掉、言语声嘶、四肢缓弱、皮肤痹、冒昧昏塞、心胸短气、皮中如虫行、腹胁胀满、大肠不利、语声不出。还补充了治疗皮痹的方剂，如治疗皮痹及肺的橘皮丸、防风汤、羌活汤、天麻散等方，这为皮痹的辨证论治提供了依据。皮痹主要表现为皮肤感觉异常，并伴有皮疹、气急、关节疼痛等症状。这与 SLE 的周围神经病变，皮肤关节损害等症状相似。

《素问·长刺节论》："病在肌肤，肌肤尽痛，名曰肌痹。"《诸病源候论》指出："人腠理虚者，则由风湿气伤之，搏于血气，血气不行，则不宣，真邪相击，在于肌肉之间，故其肌肤尽痛。然诸阳之经，宣行阳气，通于身体，风湿之气客在肌肤，初始为痹。"《诸病源候论》对肌痹的病机加以论述，指出肌痹疼痛的原因，即风湿与血气搏结于肌肉之间，故表现为肌肉疼痛。肌痹，多为感受外邪或内伤饮食而表现为以肌肉疼痛为主要证候的疾病，与 SLE 的肌肉相关病变类似。

《素问·痹论》："以夏遇此者为脉痹……在于脉则血凝而不流。"《素问·痿论》："大经空虚，发为脉痹。"《素问·四时刺逆从论》："阳明有余，病脉痹，身时热。"脉痹的发生与血液凝滞，即血瘀有关。痹者，闭也，脉痹，即瘀血阻滞，血脉痹阻不通。若阳明热盛，阴水亏耗，可造成筋脉空虚，津液亏耗，而致血脉枯涸，而表现为脉痹。《张氏医通》："脉痹者，即热痹也。脏腑移热，复遇外邪客搏经络，留而不行，其证肌肉热极，皮肤如鼠走，唇口反裂，皮肤色变。"张璐认为脉痹以感受邪热为主，这是继承了《素问·四时刺逆从论》的内容。脉痹表现为皮肤窜痛，皮肤颜色改变，这可能与血栓所致的栓塞性疾病有关。历代医家都认为脉痹是血脉感受风寒湿热等外邪，所致经脉痹阻不通，而表现为皮肤色变，皮毛枯萎，肌肉顽痹等症的一种疾病。脉痹，就其病名而言，主要累及病位为血脉，这与 SLE 累及血管的病变较为相似。

《素问·长刺节论》云:"病在筋,筋挛节痛,不可以行,名曰筋痹。"《素问·四时刺逆从论》曰:"少阳有余,病筋痹胁满。"《中藏经》提出了治疗筋痹的治则:"筋痹者,由怒叫无时,行步奔急,淫邪伤肝,肝失其气,因而寒热所客,久而不去,流入筋会,则使人筋急,而不能行步舒缓也,故曰筋痹。宜活血以补肝,温气以养肾。"筋痹是以筋骨疼痛、筋脉拘急为主要症状的疾病,而SLE的神经肌肉电活动异常可表现为筋痹的症状,如癫痫发作,缺钾引起的肌肉抽搐等。

《素问·气穴论》云:"积寒留舍,荣卫不居,卷肉缩筋,肋肘不得伸,内为骨痹。"《素问·长刺节论》认为:"病在骨,骨重不可举,骨髓酸痛,寒气至,名曰骨痹。"《中藏经》认为:"骨痹者,乃嗜欲不节,伤于肾也。肾气内消,则不能关禁,不能关禁,则中上俱乱,中上俱乱,则三焦之气痞而不通,三焦痞而饮食不糟粕,饮食不糟粕,则精气日衰,精气日衰,则邪气妄入,邪气妄入,则上冲心舌。上冲心舌,则为不语;中犯脾胃,则为不充;下流腰膝,则为不遂;旁及四肢,则为不仁。寒在中则脉迟,热在中则脉数,风在中则脉浮,湿在中则脉濡,虚在中则脉滑,其证不一。"强调肾虚是发病的关键,而其病因的认识也有所扩展,包括嗜欲不节,饮食不当,感受风寒湿邪等。张璐的《张氏医通》则明确指出:"骨痹者,即寒痹痛痹也,其证痛苦攻心,四肢挛急,关节浮肿。"认为骨痹即是寒痹,以关节疼痛、肿胀为主要表现。骨痹是一种以感受寒邪为主,四肢、脊柱等关节疼痛为主要证候的疾病。在SLE中关节、肌肉是最常见的受累部位,骨骼肌肉症状也是SLE患者最常见的主诉,因此,骨痹与SLE累及骨骼关节部位的症状相似。

五体痹的病因不外乎内因和外因。内因责之与五体相合的脏腑、经络气血虚弱,这是发生痹证的先决条件,多见于素体禀赋不足、气血亏虚、肌肉疏松、腠理不密之人。而外因主要为感受风、寒、湿、热等邪,邪气乘经脉之虚客入五体,壅滞气血,闭阻经脉,尤其是闭阻五体所致。五体痹与五脏痹的关系是十分密切的,但五体痹所概括的主要是人体外在躯体的病变。

6. 五脏痹

五脏痹是由风寒湿邪气侵入人体，造成机体气血逆乱、闭阻不通，形成五体痹后，久延不愈，复感外邪，使邪气传于相合的内脏，形成五脏痹。《素问·痹论》："五藏皆有合，病久而不去者，内舍于其合也。故骨痹不已，复感于邪，内舍于肾。"内因也是五脏痹发生的重要原因，脏腑功能失调或饮食不节，损伤脾胃，造成营卫气血的化源不足，使营气不能和调五脏，洒陈六腑，卫气不能正常运行于皮肤分肉之间，以温分肉，充养皮肤，肥腠理，再感受致五体痹之风寒湿之邪，或气血涩滞经络，壅塞不通，侵犯五脏，而成五脏痹。

《素问·痹论》："肝痹者，夜卧则惊，多饮数小便，上为引如怀。"《素问·五藏生成》："肝痹，得之寒湿。"《素问·五藏生成》："肝痹……与疝同法，腰痛足清头痛。"《圣济总录》中记载了很多关于肝痹的证候和方剂。肝痹主要表现在筋脉、胸胁、神志、目等方面的症状，如筋脉挛急、四肢不利、夜卧多惊、上气烦满、胸胁引痛、两胁下满、抢心腹痛、头目昏塞等。治疗肝痹的方剂有：薏苡仁汤、人参散、萆薢丸、补肝汤等。综上可以看出肝痹的主要症状是胁肋部疼痛，还可伴有腹部胀满、筋脉挛急、头痛目眩等。肝脏是 SLE 常累及的器官之一，可出现肝肿大、黄疸、肝功能异常，肝痹与 SLE 均出现肝脏损伤，表现为胁肋部疼痛，甚则出现腹部胀满、腹水等症状。

《素问·五藏生成论》："心痹，得之外疾思虑而心虚，故邪从之。"《素问·痹论》："心痹者，脉不通，烦则心下鼓，暴上气而喘，嗌干善噫，厥气上则恐。"心痹的症状是血脉不通，心烦且心悸怔忡较剧，暴气上冲而喘，咽喉干燥，经常嗳气，逆气上乘于心，令人惊恐。《圣济总录》中记载了很多关于心痹的证候和方剂。心痹主要是神志、胸部等方面的症状，如神思昏塞、忧思恍惚、时复恐悸、不得睡卧、言语错误、胸中烦闷、心中微痛、烦闷不能食、身体强直、四肢不利、面目变色。治疗心痹的方剂有茯神汤、赤茯苓汤、秦艽汤、紫石英散、犀角散。心痹表现为心胸部症状，如满闷、疼痛、心烦、心悸等，这与现代中医所论述的胸痹较为相似。而心脏病变是 SLE 最重要的临床表现之一，因此，具有上述临床表现的 SLE 与心痹密切相关。

《素问·痹论》："脾痹者，四支解堕，发咳呕汁，上为大塞。"脾痹的症状是四肢倦怠无力，发渴，吐沫，胸部痞塞。《症因脉治》："四肢怠惰，中州痞塞，隐隐而痛，大便时泻，面黄足肿，不能饮食，肌肉痹而不仁。"此与《内经》中的描述相似，但更加强调四肢肌肉及脾胃消化等方面的症状，故治疗脾痹的方剂多是健脾导滞之剂，如枳术消痞丸、保和丸、异功散、参苓白术散、四君子汤。脾痹主要表现为饮食消化、四肢肌肉等症状，这与脾主运化、四肢的功能是密切相关的。SLE 患者可出现慢性胃炎、消化性溃疡、炎性肠病等病变，表现为恶心、呕吐、腹泻、腹痛、血便等，因此，具有上述临床表现的 SLE 与脾痹密切相关。

《素问·五藏生成》："肺痹，寒热，得之醉而使内也。"《素问·玉机真藏论》："病入舍于肺，名曰肺痹，发咳上气。"《素问·痹论》："凡痹之客五脏者，肺痹者，烦满喘而呕。"《素问·五藏生成》："白，脉之至也，喘而浮。上虚下实，惊，有积气在胸中，喘而虚，名曰肺痹。"《内经》提出了肺痹的病名，并记载了其常见证候。《圣济总录》中记载了很多关于肺痹的证候和方剂。肺痹的主要症状包括：胸心满塞、上气不下、闭塞不能息、发咳、胸中胁下支满、乍作乍止、不得饮食、唇干口燥、手足冷痛、复感风冷、上下痞塞等。治疗肺痹的方剂有：橘皮丸、杏仁丸、当归汤、五味子汤、紫苏子汤等。在 SLE 中，呼吸系统受累相当多见，病变侵及胸膜、肺实质、气道、肺血管和呼吸肌等处，其临床表现可有胸痛、咳嗽、呼吸困难等，因此肺痹与 SLE 的肺部受累相似。

《素问·五藏生成》："肾痹，得之沐浴，清水而卧。"《素问·痹论》："肾痹者，善胀，尻以代踵，脊以代头。"《症因脉治》对肾痹的描述较为系统，认为骨痹就是肾痹，乃房劳等太过损耗阴精所致，主要表现为"善胀，腰痛，遗精，小便时时变色，足挛不能伸，骨痿不能起"（《圣济总录·肾痹》）。治疗肾痹的方剂以补精益肾为主，以六味、八味为基础，滋阴降火，温肾助阳，如河车封髓丹、坎离既济丸、八味丸、家秘天地煎。肾痹的主要表现是关节疼痛、肿胀、变形，主要累及腰膝等大关节。SLE 主要的关节表现包括僵硬、疼痛，几乎所有大小关节均可受累，其中以近端指间关节、腕关节和膝关节最常受累，因此，肾痹可能与 SLE 的骨关节损害相似。

五脏痹中，肝、心、脾、肺四脏之痹证多影响脏腑功能，可表现为肝主疏泄、心主血脉、脾主运化、肺司呼吸等功能的受损，而肾痹则多表现为骨、关节、肌肉受累，此非现代医学单指形态学之"肾"，但恰恰是这个"肾"，才是 SLE 最容易受累的脏器。五脏痹的病因病机则较为一致，多是外感风寒湿邪而成五体痹，久治不愈，伤及五脏而成，这与 SLE 的系统性损害非常相似，因此五脏痹可能与 SLE 等风湿性疾病造成的内脏损伤相似。

7. 周痹

周痹之名首见于《灵枢·周痹》，其记载道："周痹者，在于血脉之中，随脉以上，随脉以下，不能左右，各当其所……风、寒、湿气，客于外分肉之间，迫切而为沫，沫得寒则聚，聚则排分肉而分裂也，分裂则痛，痛则神归之，神归之则热，热则痛解，痛解则厥，厥则他痹发，发则如是。"周痹多因风寒湿邪侵入分肉之间，而未深入脏腑，致使真气不能周留全身而致全身关节肌肉疼痛。《圣济总录》记载了很多治疗周痹的方剂，如巴戟天散、远志散、黄芩汤、白术散、附子散等。叶天士所著的《临证指南医案》记载了几则治疗周痹的医案，其中对周痹的认识又有所发展，如认识到了周痹存在里热，对于周痹的治疗还应配伍各种虫类药，久病缓图的治疗原则等，丰富了周痹的治疗方法。《杂病源流犀烛》记载："更有周痹，由犯三气遍及于身，故周身俱疼痛也。"由此可见，周痹的最大特征是四肢关节肌肉，甚则周身疼痛。若 SLE 表现为全身肌肉酸痛时，亦可根据周痹的治法进行相应治疗。

8. 肾脏风毒

"肾脏风毒"之名多见于宋元方书，如《太平圣惠方》《太平惠民和剂局方》《圣济总录》等。《太平圣惠方·治肾脏风毒流注腰脚疼痛诸方》指出："夫肾主于腰脚，荣于骨髓，若脏腑不足，阴阳虚微，风冷所侵，伤于足少阴之经，经络既虚，为邪所搏，久而不除，流注腰脚，故令疼痛也。"

《圣济总录》指出："论曰肾脏风毒流注腰脚者，其状腰脚沉重，筋脉拘急，或作寒热，或为疼痛，或发疮疡是也，盖肾主腰脚，风邪客于肾经，久而不去，风毒流注，发于下部，故变脚弱之证。"

在肾脏风毒的常见证候中，有很多都与 SLE 相似，如与皮肤损害有关的"瘾疹生疮""四肢头面腰脚生疮"等；与关节损害有关的"筋脉拘挛""遍身麻痹""百节疼痛""手足颤掉"等；与肾脏损害有关的"头面虚浮""头面浮肿"等；与神经系统损伤有关的"半身不遂""暗风头旋""偏正头风"等。

肾脏风毒内因多为正气不足、脏腑亏虚，外因则为风毒之邪侵袭肾经，久而不去，风毒向下流注腰脚、四肢而致疼痛拘急，或上攻头面，而致浮肿耳鸣、疮疡等临床表现。肾脏风毒与肾的关系密切，因肾主水，则可表现为水肿；肾主骨，则可见骨节疼痛、牙齿摇动；而耳鸣、腰酸等都与肾经循行部位有关。肾脏风毒是古代文献中一种以腰脚为风毒主要感受部位，局部或全身疼痛为主要表现的疾病，因此，在 SLE 中以关节损害为主要表现的部分类型，与肾脏风毒有一定的联系。

9. 红蝴蝶疮、蝶疮流注

为了对中医病名的使用进行规范，在国家标准《中医临床诊疗术语》中明确了"红蝴蝶疮"及"蝶疮流注"的病名。"红蝴蝶疮"即"因阴阳不调，气血失和，风热蕴肤，气滞血瘀所致。以面及手等暴露部位皮肤红斑、鳞屑、萎缩，状似蝴蝶，并可伴有关节疼痛等为主要表现的皮肤疾病"，相当于以皮肤损害为主的盘状红斑狼疮等。"蝶疮流注"即"可能因素体不耐风热邪毒侵袭等，以致蝶斑疮毒流窜结注，深蕴营血，损害多个脏器及皮肤与关节所致。以发热、蝶斑及全身受害脏器症状为主要表现的流注性疾病"，相当于全身各个系统受累的系统性红斑狼疮。

10. 虚劳

虚劳是肝肾精气不足导致人体虚损的疾病，包括五脏的气血阴阳不足。SLE 多由先天禀赋、肝肾不足所致，肾藏精，精不化血，精不化气，则可出现气血亏虚的证候。虚劳的临床表现较为复杂，可以具有五脏气血阴阳虚损等症状表现。《金匮要略》专篇论述虚劳病，"夫男子平人，脉大为劳，极虚亦为劳"，凭脉辨证，指出虚劳病的主要病机是肾精亏虚及脾气虚衰，还列举了甘温补脾的小建中汤、黄芪建中汤，阴中求阳的八味肾气丸，补脾胃、益气血的薯蓣丸，活血破瘀的大黄䗪虫丸等治疗虚劳方药。李东垣善于应用甘温补中法通过调理脾胃治疗气虚导致的虚劳。朱丹溪倡"阳有余阴不足"论，擅长应用滋阴降火法通过滋补肝肾治疗阴虚火旺的虚劳。张景岳善于调理阴阳，"善补阳者，必于阴中求阳，则阳得阴助，而生化无穷；善补阴者，必于阳中求阴，则阴得阳助而泉源不竭"，并创制左归丸、右归丸治疗以肾虚为主的虚劳。SLE 可导致疲劳、心悸、眩晕、消瘦、气短等症状，一部分病人累及血液系统，造成贫血、白细胞减少、血小板减少等，凡临床出现上述症状及实验室检查血三系减少的 SLE 患者，则可归属虚劳范围。

第二节　西医对系统性红斑狼疮的认识

13 世纪，Rogerius Frugardi 提出"狼疮"这一术语，其来源于拉丁语"Lupus"，原意是狼，用于描述面部皮肤溃疡的表现。

1833 年，Biett 称红斑狼疮为"离心性红斑"。

1845 年，Von Hebra 用蝶形红斑用于描述典型的面颊部红斑皮损。

1851 年，Cazenave 第一次正式应用红斑狼疮这一术语，并首次将狼疮与红斑联系在一起。

1872 年，Moretz Kaposi 首先描述了本病的全身性特征，并提出本病具有两型，即盘状和播散型。

1890 年，Fox 描述了黏膜病变；1894 年，Payne 提出本病具有血管病变。

1935 年，Bachr 等通过对 23 例 SLE 的病理研究，确定了一种特殊类型的肾炎，即毛细血管壁玻璃样增厚。

1948 年，Hargraves 在 SLE 患者的骨髓细胞中发现了一些包含有特殊的染紫色的无结构的球状体，这种细胞被称之为狼疮细胞。

1956 年，Tan 和 Kunkel 在 SLE 血清中检测出抗 Sm 抗体。

1957 年，Friou 等应用间接免疫荧光法来测定抗核抗体；有 3 个实验室几乎同时发现在一些 SLE 患者的血清中有能与 DNA 特异性起反应的抗DNA 抗体。3 年后，它被证实为抗体，能对天然 DNA（如双链 DNA）和变性 DNA（如单链 DNA）起反应。Koffler 等认为检测双链 DNA（ds-DNA）对 SLE 具有较好的特异性。

对 SLE 的发病机制也有了深入的研究。SLE 的发病有一定的遗传倾向，同卵双胞胎的临床发病率比异卵双胞胎发病率约增加 10 倍。一级亲属发病率相对高 5 ～ 29 倍，大约有 10% 的 SLE 患者的一级、二级或三级亲属受累。40% 的红斑狼疮患者对阳光过敏，部分患者在暴露于强烈阳光后，面部等暴露部位可出现红斑，原有的红斑皮损会加重，因此，紫外线是 SLE 较为明确的发病诱因。部分食物也可诱发狼疮，如含有补骨脂素的食物能增强光敏感性，使患者红斑皮损加重，如芹菜、香菜等；含有联胺的香菇、蘑菇以及烟草可诱发药物性狼疮；L-刀豆素也与 SLE 有关，其存在于苜蓿类植物的种子以及豆荚类植物中。部分药物也可引起狼疮，称为药物性狼疮，如降血压及抗心律失常药肼苯哒嗪、普鲁卡因酰胺，抗生素异烟肼，抗癫痫药苯妥英钠等。

世界各个地区的 SLE 发病率各不相同，美国的流行病学调查发现 SLE 的平均年发病率为（2.0 ～ 7.6）/10 万人，瑞典为 4.5/10 万人。中国香港 1987 年的发病率为 2.4/10 万人。我国缺乏大规模的流行病学调查，1985 年对上海纺织工人的调查发现 SLE 的患病率为 70.4/10 万人；1997 年的调查发现，北京、汕头两地的 SLE 的患病率为 41/10 万人，而安徽淮南地区的发病率为 0.98/10 万人，患病率为 4.4/10 万人。

1971 年美国风湿病学会制定了 SLE 的分类标准，并于 1982 年根据 Harriet 的修订标准发表了新的诊断标准，其诊断标准的敏感性和特异性均为 96% 左右。此诊断标准包括症状、体征及实验室检查 11 项内容，符合其中 4 项或 4 项以上者即可诊断为 SLE。此标准为目前应用最广泛的分类标准，并于 1997 年及 2009 年进行了再次修订。

1894 年 Payne 首先报道，应用奎宁治疗狼疮的皮疹有效。此后，抗疟药正式用于 SLE 的治疗。1928 年，Marstenstein 发表了帕马喹治疗红斑狼疮的报告。1940 年，俄国人 Prokoptchouk 第一个发表了阿的平治疗红斑狼疮的研究报告。1947 年，有研究表明局部应用氮芥可治疗皮肤狼疮，故而烷化剂（主要包括氮芥、环磷酰胺、苯丁酸氮芥等）应用于 SLE 的治疗。1953 年，Langhof 第一个将非甾体抗炎药正式应用于 SLE 的治疗。1949 年，Hench 首次报道了可的松和促肾上腺皮质激素对于类风湿关节炎和 SLE 的治疗有效。1989 年他克莫司（FK506）开始投入临床使用，起初用于预防各种器官移植后排异反应，之后应用于 SLE 的治疗中，并取得了一定的疗效。1995 年美国食品药品管理局（FDA）批准霉酚酸酯（mycophenolate mofetil，MMF）用于预防和治疗肾脏移植后的排异反应，此药物为一种新型的抗代谢免疫抑制剂，之后逐渐用于治疗多种狼疮性肾炎及 SLE，并取得了较好的临床疗效。贝利单抗（B lymphocyte stimulator，BLyS）是一种 B 淋巴细胞刺激因子的特异性抑制剂，2011 年 FDA 批准可用于 SLE 的治疗，这是近 50 年来首个获得批准的红斑狼疮治疗药物。

对于 SLE 的治疗，我国有一类特有的药物，即从中药中提取的具有免疫抑制作用的药物，其中雷公藤最为突出。雷公藤的应用在我国有悠久的历史，雷公藤之名最早见于《本草纲目拾遗》。20 世纪 50 年代发现此药对麻风病具有较好的疗效，之后研究者对雷公藤开展了一系列的研究，发现了此药在类风湿关节炎、SLE、狼疮性肾炎的治疗中取得了较好的疗效，同时，发现了雷公藤甲素、雷公藤红素等在内的多种有效成分，通过研究表明这些成分的免疫抑制作用尤为突出。

1950 年以前，一般认为 SLE 的预后较差，50 年的生存率低于 50%，由于近年来对疾病的认识水平的提高，治疗措施的改进，SLE 的生存率明显提高。1995 年上海地区 SLE 患者 1 年、5 年、10 年的生存率分别是 92.6%、72.7% 和 60.1%。2000 年中国香港地区 SLE 患者 3 年、5 年、7 年的生存率分别是 97%、93%、93%。

参考文献

[1] 陈顺乐 . 系统性红斑狼疮 [M]. 上海：上海科学技术出版社，2004.

[2] 蒋明，David Yu，林孝义，等 . 中华风湿病学 [M]. 北京：华夏出版社，2004.

[3] 叶冬青 . 红斑狼疮 [M]. 北京：人民卫生出版社，2006.

[4] 蒋季杰 . 现代红斑狼疮病学 [M]. 北京：人民军医出版社，2005.

第二章

系统性红斑狼疮的病因与病机

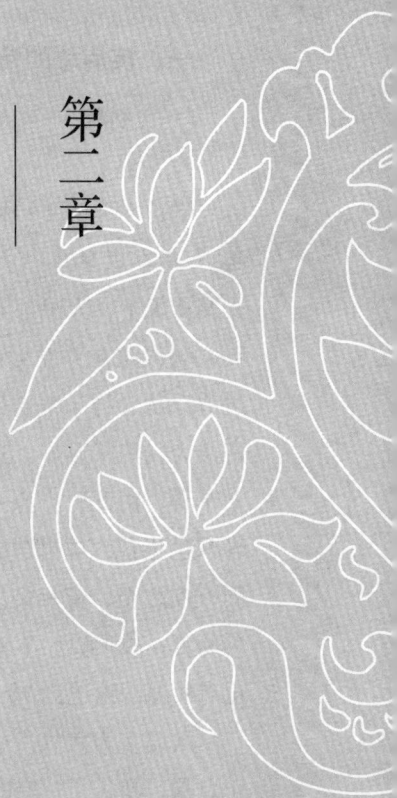

第一节 中医病因病机

一、疾病总的病因病机

（一）外因

1. 毒邪

毒，在《说文·中部》记载道："厚也。害人之艸，往往而生。从中从毒。"毒本意为厚，《周易·师·彖》曰："以此毒天下而民从之。"意思是圣人厚待天下，人民都顺从他。"毒"字的本意是表明程度的多少，而没有褒贬之分，此在《说文解字注·第一篇下》中有记载，其曰："'毒'兼善恶之辞，犹'祥'兼吉凶，'臭'兼香臭也。"而在《淮南子·修务训》中的记载为我们所熟知，其曰："神农乃始教民，尝百草之滋味，当时一日而遇七十毒，由此医方兴焉。"此处之"毒"即为性味较为厚重的草药。此外，毒邪也指代六淫邪气，如指疫疠之气，《素问·刺法论》曰："黄帝曰：余闻五疫之至，皆相染易，无问大小，病状相似，不施救疗，如何可得不相移易者？岐伯曰：不相染者，正气存内，邪不可干，避其毒气。"《瘟疫论》也有相似的论述："今感疫气者，乃天地之毒气。"

六淫多为六气发生太过或不及，或非其时而有其气，以及气候变化过于急骤，超过了一定的限度，使机体不能与之相适应，遂成六淫之邪。《素问·生气通天论》曰："故风者，百病之始也，清静则肉腠闭拒，虽有大风苛毒，弗之能害，此因时之序也。"《素问·五常政大论》记载道："寒热燥湿，不同其化也。故少阳在泉，寒毒不生，其味辛，其治苦酸，其谷苍丹。"王冰注："夫毒者，皆五行标盛暴烈之气所为也。"

许多 SLE 是以面部红斑为首发症状，因此，很多医家认为 SLE 与阴阳毒、温毒发斑相似，这两者大多与感受毒邪相关。阴阳毒首见于《金匮要略·百合狐惑阴阳毒》，其曰："阳毒之为病，面赤斑斑如锦文，咽喉痛，唾脓血。"后世医家多认为本病是感受毒邪所致，升麻鳖甲汤是治疗阴阳毒病的主方，其中君药即为解毒药。《诸病源候论》认为："此谓阴阳二气偏虚，则受于毒。"《医贯》则更为明确指出："是感天地疫疠非常之气。"庞安常认为阴阳毒与外因、内因的相互作用是密切相关的，认为"凡人禀气各有盛衰，宿病各有寒热，因伤寒蒸起宿疾，更不在感异气而变者。假令素有寒者，多变阳虚阴盛之疾，或变阴毒也；素有热者，多变阳盛阴虚之疾，或变阳毒也"。陈修园在《金匮要略浅注》中也指出："仲师所论阴毒阳毒，言天地之疠气，中人之阳气阴气，非阴寒极阳热极之谓也。盖天地灾疠之气，便为毒气。"同时还认为："妙在使以蜀椒辛温，雄黄苦寒，禀纯阳之色，领诸药以解阳毒；其阴毒去雄黄、蜀椒者，以邪毒不在阳分。不若当归、鳖甲，直入阴分之为得也。"历代医家多认为阴阳毒是感受毒邪所致，而且从其治疗方药看，也是以升麻等解毒药物为主，再配合其他佐使药，直达深伏之病所。因此，感受毒邪是阴阳毒发病的主要病因。

SLE 的皮肤损害还与日晒等情况导致的火热邪毒有关。中医古代文献有很多相似的记载，如《医宗金鉴·外科卷上面部》："（颧疡颧疽）此二证发于颧骨尖处，属小肠经，不论左右，初小渐大如榴。发阳分者，由风热而生，初起焮红，浮肿，疼痛，七日即溃，名为颧疡，毒轻根浅易愈；发阴分者，由积热而生，色紫，漫肿，坚硬，麻木，疼痛，三七方溃，名为颧疽，毒甚根深难愈。"《诸病源候论》："赤丹者，初发轸起，大者如连钱，小者如麻豆，肉上栗如鸡冠肌理。由风毒之重，故使赤也。亦名茱萸丹。"《外科启玄》："日晒疮，三伏炎天，勤苦之人，劳于任务，不惜身命，受酷日晒曝，先疼后破，而成疮者，非血气所生也。"以上这些疾病大都是以皮肤发斑、发疹为主要特征，多因感受火热之邪，或夹风夹湿，火热内蕴而外攻，发于肌肤所致。风热之邪外袭，伤及脉络，可见红疹；风善行数变，红疹常时隐时现；邪热入营，内迫营血，发于肌肤，多见红斑，如出现在面部则与 SLE 极为相似。皮肤损害是 SLE 的特征性表现，有80%～85% 患者有皮疹，其中具有典型皮疹者占43%。颧疡颧疽多为感受风热或阳明热毒上攻颧颊，表现为颧部红肿、紫黯，或发溃疡，其临床表现与 SLE 的面部皮疹较为相似。赤丹以感受风毒引起，日晒疮受酷日曝晒，感受热毒所致，也表现为皮肤红斑红疹。因此，SLE 皮肤损害多是由于感受热毒之邪所致。

SLE 还与温病发斑密切相关。温病发斑属于温病范畴，《诸病源候论·温病发斑候》中记载："冬月天时温暖，人感乖戾之气，未即发病，至春又被积寒所折，毒气不得发泄，至夏遇热，温毒始发出于肌肤，斑烂隐疹如锦文也。"这为伏气学说的发展又推进了一步。《重订广温热论》指出："初春病患肌肉发斑瘾疹如锦纹，而咳心闷，但呕清汁，此名温毒也。温毒发斑者，冬时触冒疹毒，至春始发。病初在表，或已发汗吐下，而表证未罢，毒瓦斯不散，故发斑，黑膏主之。又有冬月温暖，人感乖戾之气，冬未即病，至春或被积寒所折，毒瓦斯不得泄，至天气暄热，温毒始发，则肌肉斑烂瘾疹如锦纹，而咳心闷，但呕清汁……"表明温毒发斑以皮肤出现斑疹为特征，多为感受外邪所致。《肘后备急方》中治疗的方剂体现了透邪外出的特点："治温毒发斑，大疫难救，黑膏生地黄半斤。切碎，好豉一升，猪脂二斤，合煎五六沸，令至三分减一，绞去滓。末，雄黄、麝香如大豆者，纳中搅和，尽服之。毒从皮中出，即愈。"温毒发斑多为热毒之邪深伏于内，故治之多用发散之品，黑膏方以生地黄清内热，雄黄解毒，豆豉、麝香发散，配伍精当，所用的雄黄与阴阳毒的治疗也有联系。《温热暑疫全书》收集了许多治疗温毒发斑的方剂："斑如锦纹，身热烦躁，大便燥结者，黄连解毒汤。若躁闷狂妄而无汗者，三黄石膏汤。自汗烦渴而发斑，为胃热，人参化斑汤。烦热错语不眠，白虎合黄连解毒汤。斑不透，犀角大青汤。已透热不退，本汤去升麻、黄芩，加人参、生地黄、柴胡。凡斑色紫者为危候，黄连解毒汤合犀角、地黄。"可见治疗温病发斑多用清热解毒药，因此，温病发斑多为感受温热毒邪所致，内蕴肺胃，充斥三焦，波及营血，以皮肤出现红斑红疹为特征。

2. 外感六淫

SLE 发病还常见关节肌肉病变，《素问·痹论》中记载："风寒湿三气杂至，合而为痹也。其风气胜者为行痹，寒气胜者为痛痹，湿气胜者为着痹也。"表明痹证的病因为外感风寒湿邪所致。痹证首先侵犯五体，而后由外及里，内攻五脏，如"皮痹不已，复感于邪，内舍于肺""筋痹不已，复感于邪，内舍于肝""脉痹不已，复感于邪，内舍于心"等。痹证可以侵犯人体各个脏器，导致全身上下的病变，这与 SLE 多系统受累的特点非常相似，如五体痹中的皮痹，《素问·四时刺逆从论》指出："少阴有余病皮痹隐疹。"《张氏医通》也指出："皮痹者，即寒痹也。邪在皮毛，瘾疹风疮，搔之不痛，初起皮中如虫行状。"皮痹多因卫不能外固，寒邪乘虚郁留，经络气血痹阻，其主要表现为皮肤感觉异常，并伴有皮疹、气急、关节疼痛等症状。SLE 可以表现为周围神经病病变，临床上可见周围神经分布区感觉减退或消失、肌萎缩。又如肌痹，《素问·长刺节论》曰："病在肌肤，肌肤尽痛，名曰肌痹。"《诸病源候论》指出："人腠理虚者，则由风湿气伤之，搏于血气，血气不行，则不宣，真邪相击，在于肌肉之间，故其肌肤尽痛。然诸阳之经，宣行阳气，通于身体，风湿之气客在肌肤，初始为痹。"《诸病源候论》对肌痹的病机加以论述，指出肌痹疼痛的原因，即风湿与血气搏结于肌肉之间，故表现为肌肉疼痛。40% ～ 80% 的 SLE 患者可见广泛的肌痛和肌肉压痛，症状主要累及近端肌肉，以三角肌和股四头肌为主，通常在疾病加重时疼痛较为明显。5% ～ 11% 的 SLE 患者合并肌炎，临床表现与多发性肌炎相似，主要症状为弥漫性肌痛、肌压痛、肌无力，以近端肌受累明显，因此，皮痹、肌痹等与 SLE 皮肤肌肉受累的表现相似。

五脏痹与 SLE 侵犯内脏也有密切的关系，多是外邪侵袭人体日久，内犯脏腑所致。《素问·四时刺逆从论》云："阳明有余，病脉痹身时热；不足病心痹。"《素问·五藏生成论》记载道："心痹，得之外疾思虑而心虚，故邪从之。"《素问·痹论》中表述："脉痹不已，复感于邪，内舍于心。"《内经》还描述了心痹的很多症状，在《素问·五藏生成》中记载道："赤，脉之至也，喘而坚。诊曰：有积气在中，时害于食，名曰心痹。"认为心痹的患者会有面色赤，脉数而浮大，病气积聚在腹中，妨碍饮食。《素问·痹论》云："心痹者，脉不通，烦则心下鼓，暴上气而喘，嗌干善噫，厥气上则恐。"心痹的症状是血脉不通，心烦且心悸，暴气上冲而喘，咽喉干燥，经常嗳气，逆气上乘于心，则使人惊恐。心脏病变是 SLE 最重要的临床表现之一，具有较高的发病率和死亡率。根据不同的研究结果发现，心脏受累的发病率为 52% ～ 89%，SLE 可累及心脏各个部分，包括心包、心肌、心内膜及冠状动脉。冠状动脉病变包括冠状动脉血管炎和冠状动脉硬化，冠状动脉病变与病程有关，长期的冠状动脉血管炎可以导致冠状动脉硬化。约有 10% 的 SLE 患者可出现心绞痛或心肌梗死的临床表现，近年来随着 SLE 患者平均存活时间的延长，其发生率有所上升，虽然引起心肌梗死的病例并不多见，但已成为 SLE 患者死亡（尤其是病程 5 年以上患者死亡）的重要原因之一。心脏受累是 SLE 的重要表现，与心痹的临床表现相似。另外，如肺痹，《素问·玉机真藏论》指出肺痹的症状以咳嗽为主，曰："病入舍于肺，名曰肺痹，发咳上气。"《素问·痹论》认为肺痹的症状是胸背疼痛剧烈，气上逆，烦闷，喘息而呕，曰："凡痹之客五脏者，肺痹者，烦满喘而呕。"《症因脉治》对肺痹的描述较为系统，认为皮痹就是肺痹，乃感受寒热之邪所致，主要表现为"烦满喘呕，逆气上冲，右胁刺痛，牵引缺盆，右臂不举，痛引腋下"，这主要是肺气上逆引起的，故而肺痹的主要表现为咳嗽上气、呼吸困难、胸部满闷等，在 SLE 中，呼吸系统受累相当多见，病变侵及胸膜、肺实质、气道、肺血管和呼吸肌等处，其临床表现可有胸痛、咳嗽、呼吸困难等。亚临床受累也很普遍，没有呼吸系统主诉，但许多患者肺功能检查异常。在 SLE 中，胸膜炎是最常见的呼吸系统疾病，发病率约为 50%，胸膜炎的主要症状是胸痛和胸腔积液。同时，若在 SLE 中肺实质受累，则可以出现发热、严重呼吸困难、干咳、咯血、呼吸急促及胸痛等临床表现。因此肺痹与 SLE 受累肺部的证候密切相关。

痹证多由感受外邪引发，首先侵犯五体，继而内犯五脏，由表及里，由外而内，造成全身多系统受累，SLE 的多种临床表现与痹症关系密切，因此，外感风、寒、湿等邪气是 SLE 的病因之一。

（二）内因

1. 七情内伤等

《素问·通评虚实论》指出："精气夺则虚。"正气亏虚，在 SLE 中主要表现为肾气虚，肾藏精，主生殖，胞络系于肾，因此，肾精亏虚是 SLE 重要的发病机制。SLE 多发于育龄期女性，育龄期女性经带胎产，稍有不慎，亦可造成肾虚。《产宝》指出："若产育过多，复自乳子，血气已伤。若产后血气未复，胃气已伤，诸证蜂起。"除此之外，若月经过多，冲任不固，经血失于制约，亦可导致肾虚，并在《景岳全书·妇人规》中提到房事过多也可造成肾虚，其曰："妇人因情欲房事，以致经脉不调者，其病皆在肾经。"SLE 初发时多表现为热证，火热日久伤阴，多可伤及肾阴；SLE 病情缠绵日久，久病皆可伤肾。另外，SLE 的治疗多以糖皮质激素为基础药物，糖皮质激素性味辛热，伤津耗气，长期使用一般先伤及肾阴，然后进一步伤及肾气、肾阳，最后导致阴阳两虚。

除了肾虚，也可见其他脏腑的虚证，肾虚与其他脏腑的虚证可以相互影响，如先后天不能相互滋生，导致脾肾两虚；疾病后期，脾肾阳虚，患者发生全身水肿，按之不起；金水不能相生导致肺肾两虚，引起的常见疾病影响到肺，肺失宣降，干咳少痰，胸闷气急。乙癸同源，肝肾两虚也常常并见，心肾既济失调，导致心肾不交，心火虽旺但大多伴有肾水不足。

2. 病理产物的影响

SLE 可以伤及全身各个脏器，脏腑功能失调可以导致机体产生多种病理产物，进一步影响脏腑功能，如 SLE 患者常可出现水肿的表现，中医称之为水饮，一般认为与肺、脾、肾的关系密切。肺为水之上源，感受外邪后，肺失宣肃，不能通调水道，下输膀胱，风水相搏，故可发生水肿。脾主运化水湿，感受风湿或寒湿之邪后脾阳被困，或劳倦伤脾，水湿内停，亦可见水肿。肾为元阳之脏，蒸腾津液，肾阳虚衰，水湿不能蒸化，水液泛滥肌肤，故成水肿。《景岳全书·肿胀》指出："凡水肿等证，乃肺、脾、肾三脏相干之病。盖水为至阴，故其本在肾；水化于气，故其标在肺；水唯畏土，故其制在脾。今肺虚则气不化精而化水，脾虚则土不制水而反克，肾虚则水无所主而妄行。"

SLE 患者还可出现癫痫、头痛、头晕等神经系统症状，一般认为以上症状与痰、内风等密切相关。《丹溪心法·痫》曰："无非痰涎壅塞，迷闷心窍。"《临证指南医案》："内风乃身中阳气之变动。"《素问·至真要大论》中也提到："诸暴强直，皆属于风。"SLE 表现的癫痫、头痛等症状多见于内风，其病机多为脏腑功能失调，痰浊内阻，气机逆乱，风阳内动，蒙蔽清窍所致。同时多具有热毒炽盛，阴虚内热的证候表现。

血瘀也是 SLE 的重要病因病机，热盛伤阴，煎熬阴血而成瘀；风寒湿邪痹阻经络，血得寒则凝；疾病后期，病多以虚为主，气虚无力推动血液运行，亦可导致血瘀。

另外，药邪也是 SLE 重要的继发病因之一。因为治疗 SLE 的药物大多本身就具有一定的毒副作用。如最常用的糖皮质激素，中医认为其性味辛热，长期大量使用容易伤津耗气；环磷酰胺，常伴有生殖毒性；雷公藤长期使用也具有生殖毒性，造成男性的不育和女性的不孕，中医一般认为这类药物耗伤正气，多造成肾虚血瘀。

（三）SLE 发病的基本病机

SLE 患者多有遗传倾向，中医认为这与先天禀赋不足有关。SLE 患者多为育龄期女性，内分泌激素波动较大，正值经带胎产，临床上多伴有脱发、月经不调等症状，这些均与肾虚阴亏关系密切。日光暴晒，邪毒侵袭肌表，或外感风寒湿热等邪，痹阻经络，导致气血运行不畅，进而郁而化热，导致各种热毒之邪由外入里，损伤脏腑；情志抑郁不舒，日久郁而化火，煎熬阴液，酿生瘀血、痰浊，阻滞三焦。因此，SLE 发病的基本病机是热毒蕴结，阴液亏耗，瘀血内阻，导致 SLE 出现热毒、肾虚、血瘀等病机造成的各种症状。

二、疾病不同主症的病因病机特点

1. 皮肤损害

SLE 的皮肤损害多见于面部，经日晒后诱发或加重。SLE 的皮肤损害一般以热毒、血瘀、湿热、风邪密切相关。"斑为阳明热毒，疹为太阴风热"，SLE 患者的皮肤损害多为斑，因此，多为阳明热盛或热毒内盛所致。由于禀性不耐，腠理疏松，不能耐受日光的强烈暴晒，导致热毒之邪从皮肤肌肉由外入里，邪热壅滞于皮肤，则气血运行不畅，结聚于皮肉之间，邪热有向外发散之势，故见局部皮肤红肿。热伤血络，血溢成斑，热毒还可耗伤津液，煎熬阴液，导致瘀血。部分患者皮疹可见糜烂、水疱，此与湿热有关。SLE 的皮损大部分发生面部，还可伴有痒感，《疡科心得集》指出："盖以疡科之证，在上部者，俱属风温风热，风性上行故也。"因此，感受风邪常会引起皮肤损害。早期病变可局限于皮肤，但热毒之邪循经入里，可伤及脏腑。

2. 狼疮性肾炎

狼疮性肾炎多表现为蛋白尿、血尿、水肿等，相当于中医的尿浊、尿血、水肿。一般认为 SLE 的病因多为感受热毒之邪，热毒伤肾，肾主藏精，因此，失于封藏，固可见精微下注而出现蛋白尿；热毒不清，热伤血络，则致尿血，或感受湿热之邪，湿热蕴结下焦，湿遏热阻，肾与膀胱开阖失调，气化失职，水液泛滥。

患者以水肿为主要表现，在疾病初期，多见外邪致使肺、脾功能失调，肺失宣肃，脾失健运，导致三焦气化不畅，水湿运化不利，故见水肿。日久可损伤脾肾，肾阳虚衰，不能蒸腾水液，气化失常，脾虚不能运化水湿，则水湿停滞，小便不利，故可见水肿。

若以疾病活动性进行分期辨证，一般疾病处于活动期时，多属实证，以热毒内盛较为常见；缓解期以虚证为主，常见阴虚火旺，气阴两虚或阴阳两虚。另外，根据患者不同的临床表现，还可兼见瘀血和湿热的证候。

3. 关节肌肉病变

风寒湿热之邪，乘虚侵袭人体，正虚无力驱邪外出，以至于风寒湿热之邪得以继续深入，引起气血运行不畅，留连于经络、筋骨、血脉，导致关节肌肉病变的发生。疾病日久，气血循行不畅，致使血停为瘀，水湿凝聚成痰饮，造成病理产物的形成，疾病进一步发展，则可见痰瘀互结，造成病症缠绵难愈，病情深入骨骺，造成关节肿胀变形，严重者可影响活动。疾病早期以风寒湿热之邪痹阻经络关节为主，后期则邪气蕴久，痰浊、瘀血内生，留滞关节肌肉，而致关节肌肉肿痛。

4. 神经病变

SLE 患者常有头痛、头晕、癫痫等神经病变。巅顶之上，唯风可到，一般 SLE 之风多为内风，"诸风掉眩，皆属于肝"，因此，多责之于肝风。热盛伤阴，阴血亏虚，不能濡养肝脏，导致肝阳上亢，肝风内动。除此之外，卫外不固，起居不慎，外感风邪亦可引起头晕头痛，如《素问·太阴阳明论》所说："伤于风者，上先受之。"

头晕、癫痫等都与痰密切相关，《丹溪心法·头眩》云："头眩，痰挟气虚并火，治痰为主，挟补气药及降火药。无痰则不作眩，痰因火动；又有湿痰者，又有火痰者。"《丹溪心法·痫》记载道："痫证有五……无非痰涎壅塞，迷闷孔窍。"因此，有"无痰不作眩""无痰不作痫"之说，可见痰在本病中具有重要的作用。热盛伤阴或阴血亏虚，导致肝风内动，痰饮随之上逆，内风挟痰上扰神明，可致眩晕，甚者心神失守，则昏仆不省人事。

"脑为髓之海"，需要肝肾精血以及水谷精微的濡养，SLE 久病，肝肾不足，脾胃虚弱，导致精血生化不足，另外，脾主升清，脾虚还可导致清阳不升，脑髓失养，亦可引起头晕头痛。

《临证指南医案·头痛》云："阳虚浊邪阻塞，气血瘀痹而为头痛者，用虫蚁搜逐血络，宣通阳气为主。"《医林改错·头痛》论述血府逐瘀汤证时，曰："查患头痛者无表证，无里证，无气虚，痰饮等证，忽犯忽好，百方不效，用此方一剂而愈。"因此，瘀血是导致本证的重要病机之一。

5. 血液系统

SLE 患者常可见血液系统受累，可见贫血、白细胞减低、血小板减少等，主要表现为乏力以及各种出血等，与中医的虚劳、血证等相似。本证多以虚为本，以瘀、热、毒等为标。先天禀赋不足，久病失养而致元气亏损，精血虚少，脏腑机能衰退，或脾胃虚弱，不能化生水谷精微，气血化生不足，根据患者的临床表现不同，可表现为气血阴阳亏虚。

各种出血症状多从血证论治，《景岳全书·血证》指出："血本阴精，不宜动也，而动则为病……盖动者多由于火，火盛则逼血妄行；损者多由于气，气伤则血无以存。"火热分虚火和实火，虚火多为阴虚火旺，实火多为热毒。《温热论》中曰："入血就恐耗血动血，直须凉血散血。"损多为气虚，气虚不能摄血，气损及阳。

虚劳和血证也常伴瘀血，《金匮要略·血痹虚劳病》中记载到用大黄䗪虫丸治疗虚劳干血证。《医学随笔》中记载道："阳虚血必凝，阴虚血必滞。"各种虚证都可导致瘀血的产生。"瘀血不去，新血不生"，各种血证的离经之血可阻碍心血的生成，《先醒斋医学广笔记·吐血》云："宜行血不宜止血。"《血证论》也指出"消瘀"在治疗中的作用。

6. 肝胆系统

本病常见狼疮性肝病，可参考黄疸、胁痛进行治疗。《素问·六元正纪大论》云："溽暑湿热相薄，争于左之上，民病黄瘅而为胕肿。"湿热或暑热之邪是黄疸的主要病因，除此之外，寒湿也可为 SLE 的发病病因，其表现为阴黄证。《金匮要略·黄疸病》："脾色必黄，瘀热以行。"因此，瘀血为黄疸的重要病因。

本病多为湿热或寒湿之邪阻滞中焦，或情志不舒，气机不畅，肝郁不达，使脾胃不能正常运化水谷，升降失常，湿热蕴蒸；或脾胃虚弱，不能运化水湿，寒湿中阻，胆汁不循常道，而致皮肤、巩膜发黄，或转氨酶升高，肝功能异常，或邪热内盛，热毒转入营血，瘀阻血脉，损伤肝肾，而致急黄等病症。

7. 心血管系统

SLE 患者常可见心血管系统方面的症状，《素问·痿论》指出："心主身之血脉。"《素问·痹论》中认为："脉痹不已，复感于邪，内舍于心。"可见痹症日久可影响到心，即从五体痹进一步发展为五脏痹。心主血脉，血行不畅，容易导致瘀血，瘀血阻滞血脉，又可进一步影响心的正常搏动。心痹主要表现为"脉不通，烦则心下鼓，暴上气而喘，嗌干善噫，厥气上则恐"，可见心悸、胸痹、喘等证候，多为瘀血痹阻心脉，或久病气血阴阳亏虚，无力推动血脉运行所致。水饮等邪也可影响到心，脾阳不振，水湿内停，饮停于中，冲逆上犯，或肾阳不足，阳气不布，脐下蓄水，冲逆上犯，故可见心悸心慌等水饮凌心的证候。

8. 呼吸系统

肺喜润恶燥，邪热伤肺，或热盛伤津都会导致肺失濡养，或灼津为痰，故肺失宣降，而致咳嗽咳痰气急；咳嗽日久，肺气受损，痰阻气道，可致使喘、肺痿、肺胀等证。肺主治节，心主血脉，肺病日久者还可影响到心，气血阴阳不足，无力推动，或痰浊瘀血，阻滞血脉，皆可影响气血的正常循行，从而进一步发展为心悸、胸痹等证。

9. 生殖系统受累

环磷酰胺、雷公藤等药物是 SLE 患者常用的免疫抑制剂，但这些药物都有一定的生殖毒性，女性多表现为月经不调、闭经等病症。肾藏精，主生殖，为先天之本，是人体生长发育、生殖的根本。肾藏之精可化生气血，濡养胞宫，滋养胎儿等。但环磷酰胺、雷公藤等药物都耗伤肾气，暗耗阴血，使肾精逐渐亏虚，不能濡养胞宫，故可见月经量少甚至绝经。阴气亏虚，血虚不能推动血液运行，血液运行不畅，则可导致瘀血内生，最终血枯瘀阻。

10. 妊娠期

《类经·藏象类》云："有子之道，必阴阳合而后胎孕成。"受孕之后，胎儿在胞宫内经过 10 个月的妊娠，瓜熟蒂落而分娩。在这期间，母体会发生一系列的变化，这与 SLE 病情的复发或加重的关系密切。受孕前妇人应该天癸至，肾气盛，任脉、冲脉通盛，而 SLE 患者多肾气亏虚，而且 10 月养胎多由母体肾精滋养胎儿，导致肾气更虚，常可导致胎元不固，而容易发生流产。中医一般认为胎前多热，因阴血聚于下而养胎，故导致阴血相对不足，易生内热，同时，SLE 患者多为阳盛阴虚之体，"邪热不去，正气难复，邪热不清胎气难安"，因此，SLE 患者妊娠期多由于阴虚内热，导致胎动不安。另外，胚胎的发育依赖于冲任气血的濡养，若瘀血阻滞，冲任不畅，血运受阻，气血不能畅达于胞宫最终导致胎失所养，胎动不安。同时，SLE 患者常伴有抗心磷脂抗体阳性，容易形成血栓，引起胎盘梗阻，导致瘀阻胞宫，因此，血瘀也是 SLE 妊娠期常见的病机。

11. 糖皮质激素治疗后的副作用

糖皮质激素是 SLE 最基本的治疗药物，中医一般认为糖皮质激素属于辛热之品，虽然具有治疗作用，但容易耗伤正气。因其用量及时间的不同，使得其病机也有一定的差异。在初始期，大剂量使用阳热之品，会伤阴耗液，阴不制阳，易出现阳热之气偏旺，导致肾阴受损，阴虚又可生内热，因此，在此阶段的主要病机是阳热内盛，兼有伤阴。随着用药时间的延长，阴虚内热逐渐显现。大剂量糖皮质激素在减量过程中可出现气阴两虚，进而阴阳两虚的病理状态。主要病机是阴损及阳，阳气化生无源，阴阳不能相互滋生，故而阴阳皆虚。

在糖皮质激素使用过程中还会出现一些病理产物，如热盛伤津，煎熬阴液，脉道涩涩，血行不畅而致血瘀；阴虚火旺，阳热内盛，灼津为痰或酿生湿热。因此，瘀血、痰湿等病理产物也在糖皮质激素使用过程中常见的。

三、现代医家对系统性红斑狼疮病因病机的认识

1. 丁济南

丁济南老中医是清代名医丁甘仁之孙，其认为 SLE 属于中医"痹症"范畴，风、寒、湿之邪侵入皮、肉、筋、脉、骨，内舍于五脏，引起"五脏痹"，这与红斑性狼疮的多脏器受累是很相似的，主张从痹论治，以祛除风、寒、湿三邪为本。

2. 顾伯华

顾伯华是著名中医外科学家，曾任上海中医药大学外科教研组主任，教授。其认为 SLE 由先天禀赋不足，肝肾阴虚引起，因肝主藏血，肾主藏精，精血不足则虚火上炎。若腠理不密，日光曝晒，热毒入里，与虚火相搏，瘀阻脉络，热毒炽盛，燔灼营血，可致使急性发作；若病情稳定或缓解，则只表现为阴虚火旺，肝肾亏损的证候；肾阴耗伤，木失涵养，肝气郁而化火，可因阴虚火旺，而致气滞血瘀；病久气血两伤，阴损及阳，累

及于脾，以致脾肾阳虚，造成水湿流溢，在肌肤则水肿，在腹部则胀，在胸腔则喘咳等。总之，本病为虚损所生，治当培补为本。

3. 吴圣农

吴圣农是著名中医内科学家，曾任上海龙华医院内科主任医师。其认为病因是肾阴亏虚与邪毒亢盛。本病好发于青年女性，且多有头晕目眩、耳鸣不已、腰脊酸软、毛发稀疏等虚弱的症象，当为先天不足，肝肾亏损。从患者多伴有的头面四肢部的红斑、红疹，有时局部破溃，或疼痛，或瘙痒，目赤唇红，发热等热毒亢盛的表现来看，虽类似于《金匮要略》的阳毒，但绝非外因之温毒火邪所致，而是由于先天肝肾不足，以致邪火内生。虽然内生的邪火只是肝肾不足的一个病理性产物，但反过来又可影响肝肾，即由阴亏导致了阳亢，由阳亢进一步灼伤阴津，致使阴津耗伤，气血逆乱，阴阳失调，经脉痹阻，故外则肌肤毛发，内则五脏津血皆受其害。尽管本病证情复杂，变化多端，然万变不离其宗，总由阴虚火旺而起。故狼疮的关节痹痛不同于风寒湿热所致的一般痹症，狼疮的发热亦绝不是湿热外邪作用的结果，而是阴亏不能制火，阳毒入血，气血瘀滞所致。因本病是由先天肝肾不足，而致内生阳毒邪火，气血阴阳之机失常，故肾阴亏虚当为病之本，邪毒亢盛则为病之标。本病的治疗原则当以滋养先天调补肝肾为主，清营解毒凉血以泻邪毒为辅。常见证型分为：热毒炽盛型、痹痛型、肝肾不足型。

4. 赵炳南

赵炳南是著名中医外科学专家，曾任北京中医医院皮外科主任。认为本病的病因是先天禀赋不足，肾精亏乏，或七情内伤，劳累过度，或房事不节，或外受毒热之邪，以上情况均可导致阴阳失调，气血运行不畅，瘀阻经脉，五脏耗伤。其临床表现以虚象为主要特点，从脏腑功能受损情况来看，又以肝、脾、肾三脏最为明显。

5. 谢海洲

谢海洲是著名中医学家。认为红斑狼疮以本虚标实，气虚阴虚为本，热毒瘀结为标，主要是肝肾阴亏，精血不足，加之情志内伤，劳倦过度，六淫侵袭，阳光曝晒，热毒内蕴，血热则瘀，瘀血阻络，血脉不通，瘀热阻塞体表脉络则皮肤受损，渐及器官、筋骨、脏腑而成本病。

6. 张镜人

张镜人首届国医大师。其认为 SLE 的病因、病机乃正虚为本，毒热为标，该病多由素体禀赋不足或后天失于调养，导致正气不足，气阴两虚，复受日光曝晒或感六淫邪气，毒邪外侵引起。气阴两虚为本，毒热外侵为标，正气不足在先，则毒热由外而内，先侵肌肤，关节而出现皮肤红斑，关节肿痛；继之内犯脏腑，累及脑、肾、肝、肺、心等，最终导致阴阳两虚，从而出现相应的证候。本病以女性患者为多见，特别好发于青春期及妊娠期妇女。本病某些患者每因日光曝晒之后发病或使病情恶化，发病后又常以热毒炽盛最为突出，因而提示本病与热毒密切相关。另外本病患者常出现面部蝶形红斑或环状红斑及甲周红斑，说明其发病与血瘀有关。诸症并非截然分割，而是互有联系与转化的，初诊发热，并伴有皮疹及关节痛。风湿热痹的证候，每见于早期，继之可转趋瘀热伤肝或脾肾亏损，在此阶段病情迁延，又往往会产生两方面的倾向，一是转趋热毒炽盛，来势虽凶，治疗尚易取效，一是转趋邪毒攻心，或邪蒙清窍，肝风内动，预后均不佳。若邪退正虚，则会呈气阴两虚的表现，即气阴两虚之证，此亦是本病最为常见的证候。本病后期则常因久病不愈，阴损及阳，致阳气衰微或阴阳两虚。

7. 周仲英

周仲英是首届国医大师。其认为 SLE 的成因是以肝肾亏虚，气血失调为本。本病多发于妙龄少女、青春少妇。"女子以肝为先天""乙癸同源"，患者先天禀赋不足，肝肾本虚；加之情怀久郁，肝郁化火，耗伤肝肾阴精；或热病之后，阴伤未复；或接触某些化学毒物，损伤气血，致使脏腑气机紊乱，气血营运失调，此乃发病之基础。风毒痹阻，络热血瘀为标。气血失调，郁热内起，化生风毒，毒热锢结，郁于血分；遇有日晒、情怀不畅或外感扰动，则外见皮肤红斑，疹点隐隐，肌肤疹痒，关节肿痛；内见络损血瘀，脏腑受戕，而成低热绵绵，久久不退，或高热鸱张，反复难已，甚或热盛神昏，腰酸胁痛，心悸气喘，尿多脂沫，种种变证均由风毒瘀热而来。

8. 禤国维

禤国维是第二届国医大师。其认为本病的病机是肾虚为本，毒瘀为标。发病无论外感、内伤，或饮食劳欲情志所诱，诸多因素必本于机体正气亏虚，肾元不足。肾为先天之本，亦为一身阴阳之根本，肾虚不足，百病由是而生。先天禀赋不足，肾阴虚损，热毒内炽，是导致本病的主要原因。本病虽以肾虚为本，但常见诸多毒瘀标实之象，人体是一个有机的整体，本病因禀赋不足，或七情内伤，或劳累过度，以致阴阳失衡，气血失和，经络受阻。风火寒湿之邪极易乘虚入侵，兼因腠理不密，日光曝晒，外受热毒，热毒入里，瘀阻脉络，而内伤脏腑，外阻肌肤。热毒炽盛，燔灼营血，可引起急性发作，疾病后期又多阴损及阳，累及心、肝、脾、肾等脏，表现为上实下虚，上热下寒，水火不济，阴阳失调的复杂证候，故实为本虚标实之证。

9. 刘绍武

刘绍武是著名经方家，全国首批 500 名老中医专家之一。其认为 SLE 的患病女性多于男性，发病以青少年为多，主要表现为关节痛，发烧，皮疹（蝶形红斑、盘状红斑、肢端红斑）以及雷诺氏征等，可侵犯心、肝、肺、肾等脏器。此类患者大多烦躁易怒，遇风湿则病情加重，综合诸多表现，属于内有肝气之逆，外有风湿之扰，郁久化火成毒终至整体失调，治当解郁扶正，协调整体，清热除湿。

10. 汪履秋

汪履秋是著名中医内科学专家，曾任江苏省中医院大内科主任。其认为本病由于病程长，病变脏器多，证情复杂，中医很难归纳为单纯的某种疾病或单用某种药治疗，所以必须根据临床症状，审证求因，辨证论治。SLE 之发病，肝肾阴虚是根本，热毒伏于营阴是关健，经脉是邪毒留滞之所，是发病之诱因。本病有四个阶段，初期为风湿活动而发病，极期为气营两燔，缓解期为热邪已去，主要表现为肝肾阴虚不足，恢复期证情基本稳定，有时会出现血行瘀滞络脉不和之象。在治疗上针对性地应用祛风宣湿，清营泄热，补肝益肾，和血通络之法。

11. 陈湘君

陈湘君认为本病虽证见百端，但其发病不外乎内外两端：外为曝晒日光，或因饮食发物及感受风湿热毒所致；内则或因劳累伤肾，或情志伤肝，或为先天禀赋不足，导致病家肝肾精血亏虚；内外合邪，化生热毒，迅速由表及里，进一步耗气伤津，伤及脏腑。因此，认为此病的病机，是在肝肾不足，精血阴津亏虚，邪火内生的基础上，外感风湿温热之邪，内外相合，两热相搏，化生热毒，侵袭脏腑经络，导致体内气血逆乱，阴阳失调，经脉痹阻，脏腑亏损，或者耗气伤津，炼液为痰，凝血为瘀，虚实夹杂，变证百出。故 SLE 是一个以肝肾亏损为本，邪毒亢盛为标，本虚标实的疾病。治疗当以滋养肝肾，清热解毒为基本原则。

12. 沈丕安

沈丕安是中医风湿病专家，曾任上海中医医院内科主任。其认为本病系起于先天禀赋不足，肝肾阴亏，精血不足，加之情志内伤，劳倦过度，六淫侵袭，阳光暴晒，瘀血阻络，血脉不通，皮肤受损，渐及关节、筋骨、脏腑。该病基本病机是素体虚弱，真阴不足，热瘀内盛，痹阻脉络，内侵脏腑。病位在经络血脉，以三焦为主，与心脾肾密切相关。而该病的性质是本虚标实，虚实夹杂，以心、脾、肾三脏的阴虚或者血虚为本，瘀热、火旺、瘀滞、积饮为标。该病初在表，四肢脉络痹阻，先表后里，由四肢脉络入内而损及脏腑脉络；在内先驻上焦，由上而下，渐及中焦，再及下焦，由轻渐重，由浅渐深；在表在上，则较为轻浅，在里在下，则较为深重；若表里上下多脏同病，当为重证，如再由下而上弥漫三焦，五脏六腑俱损，上入巅脑最为危重。

沈丕安认为 SLE 属真阴不足，阴虚血虚为本，故治疗应以养阴固本贯穿始终。在该病的慢性活动期时，患者以阴虚内热最为常见，可贯穿于整个病程和各个证候中，包括早期、轻证病例，浆膜炎、血细胞减少、肾脏等内脏损害病例，以及相对稳定期、恢复期和缓解期病例。病程中阴虚内热常与血热、瘀热相互胶结且较易为外邪所诱发，而急性发作；急性发作病例，以气营热盛为主，待邪热退后，病势向阴虚内热转化。其中狼疮性肾炎的中晚期伴有低蛋白血症、肾性高血压、肾功能不全者，常由阴虚内热转为气阴两虚、脾肾两虚、阴阳两虚。

13. 范永升

范永升为第一批全国老中医药专家学术经验继承工作指导老师。其在整理研究《金匮要略》中的"阴阳毒"以及《外感温热论》中的"温病发斑"等文献的基础上，结合临床实际，对 SLE 进行了深入系统的研究，并发现患者除表现高热、红斑、口腔溃疡等热毒症状外，所出现的红斑、皮疹，血液流变学指标中的浓、黏、凝聚状态以及微循障碍等均与瘀血有关。其次，SLE 患者多有遗传倾向，并伴有脱发、月经不调等症，此与肾虚阴亏直接相关。因此，认为热毒、血瘀、阴亏是 SLE 发病的主要病机，解毒、祛瘀、滋肾是治疗 SLE 的基本治法。

第二节　西医病因病理

SLE 是一种异质性的自身免疫系统疾病，其临床表现非常复杂，病变可累及全身各个系统，有时可以仅仅表现为皮肤黏膜或关节症状而无重要器官受累，有时则可累及神经系统及肾脏等重要器官，病情危重。目前，SLE 的病因尚不明确，其发病机制也非常复杂，一般认为与遗传、环境、性别等关系密切。

一、系统性红斑狼疮与遗传

SLE 存在遗传易感性。同卵双胞胎的发病率会比异卵双胞胎的发病率增加 10 倍，SLE 的一级亲属的发病相对危险程度是普通人群的 5 ~ 29 倍。另外，不同种族的人群，患病率也不相同，如亚洲人的发病率较高，而白人相对少见。

SLE 的易感基因种类较多，例如与人类的主要组织相容性复合体

（major histocompatibility complex，MHC）密切相关，其位于 6 号染色体上存在一系列紧密连锁的基因座，此与人类的免疫系统功能密切相关。HLA-DR2、HLA-DR3 使 SLE 的相对危险性增加 2～3 倍。DR2/DQw1、DR3/DQw2 与抗 SSA 和抗 SSB 相关，DR2 伴 DQw6 或 DQw7 与抗 Sm 相关，DR4 伴 DQw5 或 DQw8 与抗 U1 RNP 相关。补体相关基因缺陷与 SLE 的发病也密切相关，如 C1q、C1r/C1s、C4、C2 缺陷者的 SLE 发病率都会升高，这可能与补体缺陷所导致的免疫复合物清除障碍有关。其他如细胞毒性 T 淋巴细胞相关抗原 4（cytotoxic T lymphocyte anti 4，CTLA-4）、程序性细胞死亡因子 1（programmed cell death 1，PCD-1）与免疫细胞的功能亦相关，其基因的多态性与 SLE 的发病相关。Ⅰ型干扰素通路的异常活化可以增加 SLE 的易感性，既往研究发现，酪氨酸激酶 2 和干扰素调节因子 5 的多态性与 SLE 相关，SLE 患者的一级亲属中，健康亲属的外周血干扰素 -α（IFN-α）表达明显升高，高 IFN-α 活性具有显著的家族聚集性。通过对狼疮鼠的研究发现了较多与遗传相关的变化，如凋亡相关基因 Fas 的突变可以产生狼疮样的病变，如 MRL 小鼠，Fas 基因突变后成为 lpr 基因，正常的 Fas 基因功能缺陷，导致大量的淋巴细胞不能正常凋亡，导致淋巴细胞蓄集，淋巴结和脾脏肿大，进而出现肾小球肾炎等肾脏病变，这就是 MRL/lpr 狼疮鼠发病的主要机制。新西兰黑鼠可以产生抗红细胞抗体和抗单链 DNA 抗体，其与新西兰白鼠杂交的子代可以产生抗 ds-DNA 抗体，经过分析发现这可能是新西兰黑鼠 1 号染色体的位点 Nba2 对含 DNA 的自身抗原失耐受所导致。

二、系统性红斑狼疮与环境因素

SLE 在非洲并不常见，在西非则更为罕见，但生长在美国或英国的西非裔黑人的患病率却显著高于白人，患病率可达 400/10 万，可见，环境因素在 SLE 发病中的重要作用。

1. 紫外线

紫外线是目前最为明确的可以诱导 SLE 及皮肤型狼疮发病的环境因素。

70%的SLE患者是在暴露于紫外线后发病或复发的，在紫外线的照射下可以诱导皮肤角质形成细胞凋亡，在此过程中细胞的DNA中胸腺嘧啶二聚体增加，使DNA具有更强的免疫原性，从而更容易激活免疫系统。

2. 感染

感染，特别是病毒感染常常是SLE的重要诱因。病毒感染时，细胞表面可以出现病毒相关抗原，使细胞成分发生改变；或病毒损伤细胞，导致原本隐蔽的抗原暴露或释放，导致机体产生自身抗体。SLE患者常伴有EB病毒感染，EB病毒长期寄生于B细胞中，B细胞的活化，激活了TLR信号系统，产生大量的干扰素，从而进一步激活自身免疫，使病情恶化。另外，在SLE患者中还能检测出I型人类免疫缺陷病毒的逆转录病毒、抗麻疹病毒、抗副流感病毒、抗风疹病毒等的相关抗体。由于SLE的治疗主要以免疫抑制为主，这可以增加感染的风险，因此，目前仍不能明确感染与SLE之间的因果关系。

3. 药物

部分药物可以引起狼疮样综合征，如普鲁卡因胺、肼苯哒嗪、苯妥英钠、青霉素、异烟肼等。这些药物的作用机理是药物与DNA或DNA上的组蛋白结合，改变分子结构，或使组织细胞释放某些抗原物质，刺激机体产生自身抗体，从而引起药物性狼疮。

4. 饮食

饮食对SLE的发病有一定影响。如L-刀豆氨酸是苜蓿类植物和发芽的蔬菜中富含的一种芳香族类氨基酸，用紫苜蓿芽喂养的雌性猕猴可以出现狼疮样表现。食用含有补骨脂素的食物，如芹菜、无花果等，可增强SLE患者的光过敏性；蘑菇及烟草中含有的联胺，也可诱导狼疮样表现。另外，SLE患者应该低热量饮食，多摄入Ω-3不饱和脂肪酸及维生素D_3，以起到对SLE患者的保护作用。

5. 性别

SLE女性患者明显高于男性，尤其是育龄期的男女SLE患者的比例为1:9左右，所以该病的发病可能涉及性别及性激素等因素。女性的抗感染等免疫反应能力比男性强，这也导致了其发生自身免疫反应的易感性较男性强。位于 SLE 女性患者的非活化 X 染色体上的控制 T 细胞 CD40L 表达的调节区呈现去甲基化，可使 CD40L 表达增加，从而使 B 细胞更容易活化。雌激素也可以诱导 SLE 的发病。在雌二醇的作用下，T 细胞对免疫耐受产生抵抗；雌三酮还可以抑制 SLE 患者的 T 细胞、B 细胞的凋亡，因此，雌激素可以增加免疫细胞的自身免疫反应活性。激素替代治疗绝经期女性的临床研究也发现其发病的风险升高，经常口服雌激素避孕药的妇女患病风险也增加。SLE 患者血清中的催乳素也会显著升高，其在诱导 SLE 发病中也具有重要作用。雄激素对 SLE 可能具有保护作用，动物实验表明，用雌激素治疗的 NZB／NZW F1 雄性阉割鼠，会导致病情恶化；用雄激素治疗的雌性阉割鼠出现病情缓解。

在上述因素的综合作用下，SLE 患者的免疫细胞发生了异常的免疫反应。B 细胞是 SLE 产生自身抗体的主要效应细胞。B 细胞在 SLE 患者体内异常激活，使得 CD40L-CD40 的相互作用增强，B 细胞表面的激活免疫应答的信号增强，而降低了抑制新的信号通路的活性，这造成了 B 细胞的异常活化。IL-21 等促进 B 细胞成熟的细胞因子分泌会增加，使 B 细胞更多转化为分泌自身抗体的浆细胞。SLE 的 B 细胞凋亡存在缺陷，激活的 B 细胞可以更容易获得自身抗原，抑制细胞凋亡的 Bcl-2 等分子表达的升高，此外，雌激素、泌乳素等也可抑制 B 细胞的凋亡。自身反应性 B 细胞的激活可以产生大量的自身抗体，自身抗体与抗原结合后产生大量的免疫复合物，由于患者存在补体功能的缺陷，导致免疫复合物清除障碍，免疫复合物沉积在肾脏、血管、皮肤等部位，因而引起免疫反应，导致组织细胞的损伤。SLE 的 T 细胞异常主要表现为辅助性 T 细胞活性增强，而具有免疫抑制作用的调节性 T 细胞功能减弱。

综上所述，SLE 患者存在一定的遗传易感性，在外部环境因素的刺激下，如紫外线、感染，加之自身性激素等内环境的变化，导致自身抗原的产生以及自身反应性的免疫细胞激活，同时抑制自身免疫反应的功能。患者体内持续产生自身抗体、自身反应性免疫细胞，这些自身抗体与自身抗原结合后，激活补体系统，或沉积在血管壁上，自身反应性免疫细胞攻击自身细胞，都可导致组织的损伤而发病。

参考文献

[1]蒋明,David Yu，林孝义，等.中华风湿病学[M].北京：华夏出版社，2004.

[2]曹惠芬，林丽.孟如教授治疗盘状红斑狼疮的经验[J].云南中医中药杂志，2000，（4）：1-2.

[3]李夏玉，范永升.狼疮性肾炎的中医药治疗进展[J].中医药导报，2011，17（3）：111-112.

[4]黄继勇.范永升治疗系统性红斑狼疮合并妊娠经验[J].中医杂志，2012，53（1）：16-17.

[5]丁济南.系统性红斑狼疮从痹论治[J].中国中西医结合杂志，1987，7（6）：327-327.

[6]马绍尧.顾伯华教授治疗红斑狼疮内脏损害的经验[J].黑龙江中医药，1982，2：40-41.

[7]陈湘君，刘云翔.吴圣农老中医治疗系统性红斑狼疮的经验[J].陕西中医，1986，7（6）：157-158.

[8]徐宜厚.赵炳南治疗红斑狼疮的用药经验[J].湖南中医杂志,1986,5：29-30.

[9]谢海洲.我治系统性红斑狼疮[J].河南中医，1999，19（6）：14-15.

[10]沈秀兰.张镜人对系统性红斑狼疮辨治探讨[J].辽宁中医杂志，1997，24（7）：300-301.

[11]樊蓥.周仲瑛治疗系统性红斑狼疮的经验[J].中医杂志，1997，38（11）：658-659.

[12]吴元胜，范瑞强，陈红.禤国维教授论治系统性红斑狼疮经验举要[J].广州中医药大学学报，2003，20（3）：246-248.

[13]岳天明，张香梅.刘绍武治疗系统性红斑狼疮经验[J].山西中医，1993，4：10.

[14]叶果强.汪履秋教授治疗红斑狼疮的经验[J].南京中医学院学报，1994，10（3）：26-27

[15]陈湘君工作室.陈湘君学术经验撷英[M].上海：上海中医药大学出版社，2009：16.

[16]苏晓.沈丕安教授治疗系统性红斑狼疮的经验[J].新中医，1998，30（8）：10-11.

第三章

系统性红斑狼疮的诊断与鉴别诊断

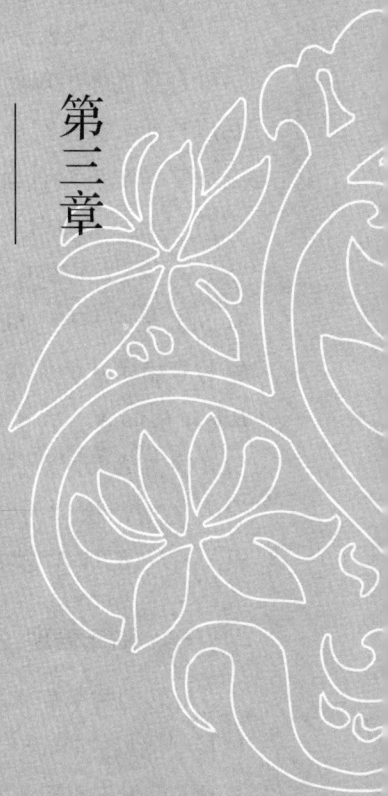

第一节　诊断要点

SLE 临床表现复杂多变，可累及全身多个系统，血清学表现为体内有多种自身抗体出现。详细了解各系统受累的临床表现有助于掌握 SLE 的临床特征。实验室检查是诊断 SLE 十分重要的条件，通过实验室检查可全面掌握 SLE 多种血清学异常指标，了解各种检测指标的临床意义，特别是 SLE 特异性较高的抗 ds-DNA 抗体、抗 Sm 抗体以及阳性率较高的抗 SSA/Ro、抗 SSB/La 等抗体的检测方法及临床意义，对正确诊断和治疗 SLE 是必需的。SLE 的临床诊断必须综合分析病史、临床表现及实验室检查结果才能做出合理的判断。美国风湿病学会（American College of Rheumatology，ACR）的分类标准对于诊断 SLE 有很大的帮助。另外，SLE 病情活动性评估也是十分重要的。同时要注意易与 SLE 混淆的其他自身免疫性疾病的鉴别，如混合性结缔组织病（mixed connective tissue disease，MCTD）、类风湿关节炎（rheumatoid arthritis，RA）等。

一、临床表现

SLE 的临床症状多种多样，早期症状往往不典型，一般无特异性。应该特别注意的是，SLE 的发病或复发常因某些因素引起（如感染、药物、日晒、劳累、心理压力、创伤及妊娠、分娩等），这些因素本身引起的临床表现常与 SLE 的早期表现相互交织在一起，往往需借助有关实验室检查才能加以鉴别。

SLE 的临床表现千变万化，不同患者的表现往往有很大差异。与症状体征一样，患者之间的病情严重程度也不尽相同。一些患者病情相对较轻，不会发生危及到生命的内脏受损情况，但另外一些患者病情进展迅速并危及生命。判断 SLE 临床表现与病情严重度的关系是十分重要，同时又是难点所在。可以肯定的是 SLE 最常见的表现为全身症状（发热、疲乏和/或体重减轻）、皮肤表现（如面部皮疹）和关节表现（关节炎和/或关节痛）。

在诊断时至少有 50% 的患者有以上一种表现。SLE 的其他表现在疾病首发时较少出现，但事实上它们中的任何一个都有可能成为诊断的首要线索。通常情况下，这些表现随着病情的演变逐渐出现。表 3-1 总结了不同症状和体征的发生率。

表 3-1　SLE 各种临床表现的发生率

表现	发生率
全身症状（发热、疲乏、体重减轻）	90%～95%
皮肤黏膜受累（颊部红斑、脱发、黏膜溃疡、盘状红斑）	80%～90%
骨骼肌肉受累（关节炎/关节痛、非血管性坏死、肌炎）	80%～90%
浆膜炎（胸膜炎、心包炎、腹膜炎）	50%～70%
肾小球肾炎	40%～60%
神经精神系统受累（认知障碍、抑郁、精神病、癫痫发作、卒中、脱髓鞘综合征、周围神经病等）	40%～60%
自身免疫性血小板减少（贫血、血小板减少）	20%～30%

（一）一般表现

活动期患者大多数有全身症状表现，如发热，食欲下降，疲乏，消瘦等。

多数患者起病隐匿，一般先累及一个系统或器官，以后逐渐扩展到多个系统。约 50% 的患者以关节痛为首发症状，20%～40% 的患者首先出现皮肤表现；16%～20% 患者以浮肿，蛋白尿为首发症状；约 10% 的患者起病急，发病前常有感染，用药不当，妊娠，分娩，应激状态以及精神创伤等诱因。少数患者起病急骤，可在数日内迅速出现少尿、无尿等急性肾功能衰竭等体征，也可出现抽搐、昏迷、精神失常等狼疮脑病的表现，并可发展为心力衰竭、多器官出血等临床危急情况。

绝大多数 SLE 患者病程中有发热表现，各种热型均可见到，其中以不规则热与间歇热常见。发热患者中约 40% 表现为高热，40% 为中度发热，20% 为长期低热。因 SLE 病情活动引起的发热一般不伴有寒战，而常伴有皮疹、关节炎、浆膜炎以及血象降低、血沉增快、尿蛋白和低补体血症等表现。激素能迅速退热，治疗时须鉴别是否是感染引起的发热，如不能排除感染则应尽量避免使用激素，并予以相应的抗感染治疗。

50%～70% 的 SLE 患者在发病前数月出现食欲下降、厌食等症状，发生隐匿，缓慢加重，容易误诊为功能性消化不良或慢性胃炎等消化系统疾病。60%～80% 的 SLE 患者有体重减轻，消瘦的情况，特别是服用激素之前（伴有肾病综合征除外），此现象可能与发热、纳差、能量贮备不足、消耗较大有关。体重增加的情况可能与活动性狼疮出现的肾病综合征的水钠潴留，或服用激素导致糖、脂肪、蛋白质在体内重新分配及水钠潴留相关。

全身不适与疲乏是 SLE 患者常见的非特异性主观症状，尤其在病情活动期更为常见，达 80% 以上的患者会出现此症状。但疾病早期出现的周身不适与疲乏往往与劳累、感染、精神因素、低热、贫血及慢性炎症等因素有关。

（二）皮肤与黏膜表现

皮肤、黏膜病变是 SLE 最常见的临床表现之一，其发生率为 80%～90%。SLE 引起的皮肤、黏膜病变多种多样，病变涉及的范围可局限于某一局部，也可侵及全身。颊部红斑、盘状红斑、光过敏以及口腔溃疡等是诊断 SLE 的重要依据。20%～40% 的患者可首先出现皮肤病变，多数患者在起病时出现，少数患者可继发于其他系统病变的数月至数年后出现。SLE 的皮肤表现往往与其他系统、器官病变存在一定相关性，皮肤病变的加重或口腔和鼻黏膜的痛性溃疡往往提示病情活动性增加或恶化。

1. 皮肤表现

多数患者在病程中出现皮疹，包括颊部呈蝶形分布的红斑、盘状红斑、指掌部和甲周红斑、指端缺血、面部及躯干皮疹，其中以鼻梁和双颧颊部呈蝶形分布的红斑最具特征性。根据界面性皮炎的组织病理学表现，Gillian 等将皮肤型红斑狼疮（lupus erythematosus，LE）的病变分为"狼疮特异性"和"狼疮非特异性"两大类（表 3-2）。狼疮特异性病变可确诊为皮肤型 LE，狼疮非特异性病变可发生于非狼疮患者。根据其他临床和组织病理学特点，狼疮特异性病变又进一步分为急性皮肤型红斑狼疮（acute cutaneous lupus erythematosus，ACLE）、亚急性皮肤型红斑狼疮（subacute cutaneous lupus erythematosus，SCLE）和慢性皮肤型红斑狼疮（chronic cutaneous lupus erythematosus，CCLE）。盘状红斑狼疮是 CCLE 最常见的亚型。SCLE 和 CCLE 可以是两种不同的独立疾病，也可以是 SLE 的众多表现之一。各种皮肤亚型发生 SLE 的危险性不尽相同。

表 3-2　狼疮相关性皮肤病变的 Gillian 分类

A.红斑狼疮特异性皮肤病变			B.红斑狼疮非特异性皮肤病变	
1.急性皮肤型红斑狼疮（ACLE）	局灶型 ACLE		1. 皮肤血管病变	血管炎 白细胞破碎性血管炎 结节性多动脉炎样病变 可触及的紫癜 荨麻疹性血管炎 血管病 恶性萎缩性丘疹病样 萎缩性白斑样 甲周毛细血管扩张 网状青斑 血栓性静脉炎 雷诺现象 红斑性肢痛症
	广泛型 ACLE		2. 非瘢痕性脱发	"狼疮发" 休止期脱发 斑秃
2.亚急性皮肤型红斑狼疮（SCLE）	环状红斑 SCLE		3. 指（趾）端硬化	
	丘疹鳞屑型 SCLE		4. 类风湿结节	
3.慢性皮肤型红斑狼疮（CCLE）	盘状红斑狼疮（DLE）	（a）：局灶型	5. 皮肤钙质沉着症	
		（b）：广泛型	6.LE 非特异性大疱样病变	后天性大疱性表皮松解症 疱疹性皮炎样大疱性 LE 红斑型天疱疮 大疱性类天疱疮 迟发性皮肤卟啉病
	肥厚型 DLE/ 疣状 DLE		7. 荨麻疹	
	狼疮性脂膜炎 / 深部狼疮	黏膜 DLE	8. 丘疹性黏蛋白沉积症	
		肿胀型 LE	9. 皮肤松弛症	
		冻疮样 LE	10. 黑棘皮病（B 型胰岛素抵抗）	
	苔藓样 DLE（DLE- 扁平苔藓重叠）		11. 多形性红斑（Rowell 综合征）	
			12. 下肢溃疡	
			13. 扁平苔藓	

（1）光过敏　光过敏是SLE患者的常见表现，1/3～1/2的患者会具有此类表现，并可为首发症状，并主要见于日光暴露部位，其中面部最为常见，其次是额、前臂外侧、手背、胸前"V"字区和上背部等处。多见于春夏两季，冬季少见。引起光敏的紫外线光谱主要是中波紫外线（UVB），但长波紫外线（UVA）也有一定作用。光过敏的表现有以下三种形式：①原有皮损加重，可伴有灼热、刺痒或刺痛感，避光后需2～3天或更长时间才能恢复；②出现新皮损，指原有正常的皮损经光照后出现皮损，以蝶形红斑最为多见；③病情加重，是指除皮疹以外其他临床表现的加重。光过敏的发生机制尚不清楚，然而紫外线诱导角质形成细胞表面SSA/Ro抗原过度表达是主要学说之一。有光过敏的患者体内多可检测到抗SSA/Ro抗体。

（2）面部红斑　30%～61%的SLE患者有面部红斑，40%的患者以面部红斑为首发症状。最早见于颊部，多为小片状水肿性红色斑块，或深或淡，后逐渐扩大至鼻梁，典型的皮损为皮疹在鼻梁处连接，呈现蝴蝶样皮损斑块，称为蝶形红斑。

（3）脱发　脱发是SLE患者常见的临床表现之一，发生率为24%～70%。美国风湿病学会1971年制定的SLE分类标准中曾有脱发一项，后因脱发的发生率各家报道悬殊很大，且对诊断SLE的特异性不高，故于1982年修订时删除。尽管如此，多数学者仍然认为脱发对SLE的诊断与病情活动性判断有重要参考价值。SLE引起的脱发不仅可发生于头发，亦可见于眉毛、睫毛和阴毛。脱发大致可分为以下几种形式：①斑片状脱发：继发于头皮斑丘疹后的脱发可为一过性的，但若继发于盘状红斑，则可因瘢痕破坏毛囊而造成永久性斑秃；②弥漫性稀发：常在梳发时伴有大量头发脱落，是最常见的形式，可继发于各种刺激，亦可发生于病情活动期，或糖皮质激素与细胞毒药物治疗的过程中。诱因去除或病情稳定后可重新长出新发；③狼疮发：特征性的表现之一。常发生于病情活动期。表现为头发干枯，无光泽，脆性增加而易折断，头发通常只有数厘米长，尤以前额部和顶部头发较为明显；④全秃：少数患者可出现全秃或仅留有发际的情况，其病因不明，但需排除环磷酰胺等细胞毒药物引起的脱发。

（4）血管性皮肤病变　约有半数的 SLE 患者出现血管性皮肤改变，常见的有血管炎性皮损、雷诺现象、甲周红斑、网状青斑、冻疮样皮疹等。雷诺现象见于 44% 的 SLE 患者，常因寒冷、吸烟、情绪变化等因素诱发。典型的病变表现为肢端苍白、紫绀、红色交替出现，可伴有局部疼痛，如持续时间过长，也可出现破溃、坏死。若出现网状青斑，多见于上肢、大腿等部位，表现为皮肤表面特征性青紫色或紫红色的网状斑点，常于寒冷环境下出现。也可见冻疮样皮疹，其发生率为 10% 左右，多分布于四肢末端、面部及耳廓等部位，亦可发生于肘关节、膝关节、小腿部位。冻疮样皮疹常表现紫红色或暗红色结节或丘疹，边缘不清，部分皮损可融合成斑块，局部水肿使皮肤紧张发亮，有压痛，并可伴有毛细血管扩张。有的皮损可发生溃疡，愈后遗留有萎缩性瘢痕。

2. 黏膜表现

7% ～ 40% 的 SLE 患者可出现黏膜病变，可累及全身各处黏膜，以口腔和鼻腔黏膜溃疡多见。黏膜病变通常与病情活动性有关，是 SLE 诊断的主要依据之一。

（1）口腔溃疡　SLE 引起的口腔溃疡以颊部与硬腭黏膜受累最为明显，其次是唇部黏膜。损害初发为小瘀点，逐渐发展成一个直径为 10 ～ 20mm 的溃疡，单纯由 SLE 引起的口腔溃疡一般无明显疼痛，但如果是继发感染，则可出现灰白色分泌物附着，周围有红晕，受刺激后常有明显疼痛。口腔溃疡有时可累及咽部与口唇，引起咽痛、吞咽困难和唇炎等症状。

（2）其他黏膜病变　约 20% 的 SLE 患者会发生鼻腔黏膜溃疡，溃疡常位于鼻中隔前部，多累及双侧，偶可引起鼻腔出血和鼻中隔穿孔。SLE 偶可引起处女膜、外阴部及阴道溃疡，但通常与口腔溃疡同时存在，亦有 SLE 患者并发肛周溃疡、结肠溃疡与上消化道溃疡的情况。

（三）肾脏表现

SLE 肾脏受累比较常见，而且是重要的致残和致命因素。据估计，多达 90% 的 SLE 患者在组织学上有肾脏受累的病理表现，但只有 50% 的患者发展为狼疮性肾炎。SLE 的肾脏表现有很大差异，主要表现为蛋白尿、血尿、管型尿、水肿、高血压等，有平滑肌受累者可出现输尿管扩张和肾积水。病情可逐渐进展，晚期可发生尿毒症，个别患者首诊即为肾衰竭。狼疮性肾炎通常在 SLE 发病的 3 年内出现，但也有例外。因此，定期监测有无肾炎是 SLE 患者评价和管理的重要内容。常规监测手段包括询问有无新增加的多尿、夜尿增多或泡沫尿的情况，检查血清肌酐变化情况以及有无蛋白尿和（或）血尿是非常重要的，活动期狼疮患者应每 3 个月检测一次。

SLE 的肾脏受累有多种类型，包括免疫复合物介导的肾小球肾炎（最常见的类型）、肾小管间质性疾病和肾血管病。肾小球肾炎的特征为免疫复合物的沉积和肾小球内炎性细胞浸润。肾小球损伤的类型主要与免疫复合物沉积的部位有关。肾小管间质性病变和肾血管病可以合并或者不合并免疫复合物介导的肾小球肾炎。在 SLE 肾活检标本中，高达 66% 的肾活检标本可以观察到肾小管间质性病变，其特征性改变为炎性细胞浸润，肾小管损伤和间质纤维化。肾小管间质病预示着肾脏远期预后不良。

SLE 的肾血管病变包括狼疮性血管病、血栓性微血管病（thrombotic microangiopathy，TMA）、血管炎等。狼疮性血管病的定义为在肾小球毛细血管或小动脉腔内出现纤维素性血栓，可能和抗磷脂抗体有关。发现 TMA 时应该考虑是否存在抗磷脂综合征肾病（antiphospholipid antibody syndrome nephropathy，APSN），并且应注意以血管壁的白细胞浸润和纤维素样坏死为特征的血管炎的发生。非特异性硬化性血管病变较为常见，其特征性表现为纤维性内膜增厚，此类血管病变与肾存活率降低有关。除了上述狼疮相关性肾病以外，SLE 患者也可出现与 SLE 本病无关的肾脏功能异常，包括局灶性节段性肾小球硬化（focal segmental glomerulosclerosis，FSGS）、高血压性肾硬化和基底膜肾病。对怀疑有肾脏病变的 SLE 患者而言，肾活检对于鉴别病因及指导治疗具有至关重要的作用。

（四）关节肌肉表现

关节肌肉是 SLE 最常累及的部位，半数左右的患者以关节肌肉症状为首发表现，整个病程可累及约 90% 的患者，关节肌肉的表现往往与病情的活动性有关。

1. 关节骨骼病变

关节痛是 SLE 患者常见的临床表现，高达 90% 的患者在其病程的某个阶段会出现相关症状。严重程度从轻度关节痛到变形性关节炎不等，虽然所有关节均可累及，但狼疮性关节炎的起病初期，仅可不对称性累及单个关节，随着病情的发展，可逐渐对称性累及多个关节，如膝关节、腕关节和手部小关节，少数患者可累及远端指间关节、下颌关节、跖趾关节、髋关节以及脊柱关节。主要表现为关节疼痛、肿胀与僵硬。46% ～ 73% 患者伴有不同程度的晨僵，常反复发作。如不及时治疗，关节病变可进行性加重，但滑膜渗出的情况通常较少，且不如类风湿关节炎的炎症性明显。韧带和/或关节囊松弛以及关节半脱位可导致手部畸形，但狼疮手部畸形可复位，因与有风湿热病史患者的关节病类似，所以被称为 "Jaccound 样关节病"，此类关节病有时也可出现在足部。

虽然狼疮性关节炎在平片上通常不伴有骨侵蚀的情况，但少部分患者也可发生侵蚀性病变。另外，MRI 检查偶尔也能发现狼疮性关节炎的骨侵蚀情况。侵蚀性关节炎更常见于混合性结缔组织病。有研究表明狼疮侵蚀性关节炎和抗环瓜氨酸多肽蛋白（anti-cyclic citrullinated protein，anti-CCP）抗体有关。狼疮关节炎滑膜活检可见多种异常，包括纤维素样物质沉积、局灶性或弥漫性滑膜衬里层细胞增生、血管充血、血管周围单个核细胞浸润、血管炎和血管周围组织肿胀、脱钙、肢端硬化、关节半脱位和骨侵蚀的情况。

此外，5% ～ 10% 的患者出现有临床症状的无菌性骨坏死现象，此为 SLE 致残的主要原因之一，放射学检查为阳性，而无临床症状的骨坏死发生率可达 25% 以上。骨坏死好发于负重部位，如股骨头、股骨踝、胫骨平台、距骨，也可发生于肱骨头、舟状骨、掌骨等部位。常见临床表现为受累关节的疼痛，通常发生隐匿，逐渐加重，可伴有关节僵硬和活动受限。目前尚不能肯定其是由于本病所致或为糖皮质激素治疗所致的不良反应。另外，骨质疏松是长期使用大剂量糖皮质激素最常见的并发症，肋骨、椎骨、头颅骨、骨盆骨等不规则骨比长管骨更容易受累。绝经期妇女，特别是绝经早期、子宫切除术早期，骨质疏松发生率更高。除非发生骨折，否则一般无症状表现。骨质疏松则与疾病活动无关，小剂量补充钙片和维生素 D 可减少骨质疏松的发生。

2. 皮下结节

SLE 患者可出现皮下结节，其发生率为 5% ～ 12%，皮下结节是在患者皮下出现小硬结的一种体征。皮下结节多发生在关节隆突部位，如上肢肘关节鹰嘴突、腕部，下肢的踝部及手背、足弓等部位。其大小不一，小者仅有米粒样大小，大者如大枣样。皮下结节可附着在肌腱、滑膜上，可有轻度压痛。组织病理学检查可见其中心为坏死样组织，周围包绕大量上皮细胞，与类风湿结节相似。皮下结节的发生与发展常与类风湿关节炎样表现、血清类风湿因子滴度以及 SLE 的病情活动性有关，常随病情的缓解而消失。

3. 肌肉肌腱病变

肌痛在 SLE 中虽然很常见，但真正的肌炎相对少见。SLE 患者的肌炎在组织学表现上通常没有明显的多发性肌炎表现。40% ～ 80% 的 SLE 患者有肌肉疼痛、无力和肌肉压痛的表现，以三角肌、股四头肌等四肢大肌群的症状较为突出，但有些患者的肌痛是因附近关节病变引起的牵涉痛所致，应该注意鉴别。肌肉病变一般可分为炎症性肌病和药物相关性肌炎两种情况：①炎症性肌病：发生率为 5% ～ 11%，其临床表现与多发性肌炎相似，但一般仅有轻度或中度炎症表现。血清肌酸磷酸激酶、门冬氨酸氨基转移酶、乳酸脱氢酶、醛缩酶等有轻中度增高，血肌红蛋白水平也可增高，肌电图可有肌源性改变。肌肉活检可见肌束及其血管周围有单核细胞浸润，但肌束萎缩少见。②药物相关性肌炎：发生率约为 8%，常见诱发药物为糖皮质激素和抗疟药，尤以前者多见。一般发生在药物治疗过程中，多数起病隐匿，但也可急性起病。主要表现为肌痛、肌无力，常由近端肌群开始，渐渐累及远端肌群，部分患者最终可累及全身肌肉。患者血清激酶一般无改变，肌电图亦表现为肌源性受损，肌肉活检显示肌纤维肿胀，可有空泡出现，或者肌纤维变细等变化。

此外，约 10% 的患者可出现肌腱附着点炎，主要表现为附着于骨部位的肌腱、韧带或关节囊的炎症，如跟腱炎、跖筋膜炎、上踝炎、坐骨结节炎以及颈、胸、腰椎棘突等部位肌腱附着点炎，少数患者可发生髌下韧带、股四头肌腱以及跟腱等部位的肌腱自发性断裂，以上部位的肌腱自发性断裂好发于男性，其发生与长期口服糖皮质激素、关节腔局部用药、Jaccoud样关节病及病程较长有一定关系。肌腱断裂可在轻微活动之后发生，常表现为局部突发疼痛和活动困难，或在活动时出现突然跌倒的情况，几乎都发生在负重部位的肌腱，以单侧多见，亦可双侧同时发生，多见于病情缓解期。少数 SLE 患者的滑膜炎可诱发腕管综合征，可出现桡侧三个半手指的感觉异常，常有刺痛，麻木和局部肿胀，多伴有进行性肌力减退，此外，可伴有大鱼际肌萎缩和拇指无力的情况，屈腕及伸腕时疼痛加剧，指压试验阳性。

（五）心血管表现

SLE 心脏病变包括心包炎、心肌炎、心内膜及瓣膜病变等，可由于疾病本身，也可能由于长期服用糖皮质激素治疗导致。临床表现有胸闷、胸痛、心悸、心脏扩大、充血性心力衰竭、心律失常、心脏杂音等。多数情况下 SLE 的心肌损害不太严重，但是在重症的 SLE 患者中，可伴有心功能不全，为预后不良的指征。

1. 心包病变

心包病变是最常见的心脏病变。心包病变的主要临床表现有发热、心前区疼痛、心包摩擦音、心电图 ST 段弓背向下型抬高以及心电图 T 波变化，但因发生大量心包积液而出现心脏压塞征的情况较为少见。除此之外，还可能出现慢性纤维性心包炎的情况，其可引起心包膜增厚，影响心脏舒张功能，导致缩窄性心包炎，但这种情况在 SLE 患者中较为罕见，组织病理学检查显示心包膜有透明样纤维增厚，血管周围有单核细胞浸润。

2. 心肌病变

既往资料显示，40%～50%患者存在心肌病变，但大多数患者无任何心肌炎表现。国内学者报道，45%的SLE患者超声心动图显示心肌异常改变，8%的患者心脏X线片有异常征象；56%的SLE患者心肌酶谱有不等程度的异常，主要是肌酸磷酸激酶及其同工酶、乳酸脱氢酶以及门冬氨酸氨基转移酶的升高。心肌酶谱异常的患者中有60%以上的患者有较明显的临床表现，主要为心悸、胸闷、心动过速、心脏肥大、心功能不全，并有各种期前收缩、房颤、房室传导阻滞和束支传导阻滞等非特异性的心电图表现，超声心动图检测发现46%的患者左心室和/或左心房有不同程度的扩张，17%的患者有普遍性心腔扩大，其抗ds-DNA抗体的阳性率也显著高于心肌酶谱正常的患者。当SLE患者出现与体征不相符的心悸、胸闷、心动过速、心脏浊音界扩大、心功能不全、室性心律失常以及传导阻滞等表现时，要考虑到SLE累及心肌的可能。在诊断时，一般需要结合胸部X线片、心电图、超声心动图以及心肌酶谱的检查结果。若有心力衰竭表现，需与肾脏损害引起的继发性高血压所导致的心力衰竭相鉴别。

3. 瓣膜病变

SLE患者可出现多种心瓣膜异常，包括Libman-Sacks心内膜炎（也称为非典型疣状心内膜炎）、瓣膜增厚、瓣膜反流和瓣膜狭窄。一项经食管心脏超声（transesophageal echocardiographic，TEE）诊断的研究表明，SLE患者心瓣膜异常的发生率为61%，而对照组的发病率为9%。其中43%的SLE患者有赘生物，而对照组为零。瓣膜增厚的情况最为常见，50%的SLE患者会伴有此症状，并多见于二尖瓣和主动脉瓣。瓣膜反流和狭窄的情况分别见于25%和4%的患者。这项研究还表明，瓣膜疾病的存在和进展与SLE病情活动度无关。在5年随访期间，部分瓣膜异常会出现好转的情况，但也有部分患者出现了新的病变。伴有瓣膜疾病的患者中，22%的患者会存在卒中、周围血管栓塞、充血性心力衰竭、感染性心内膜炎的表现，甚者需行瓣膜置换术，或会出现死亡的情况，而没有瓣膜疾病的患者中，15% 的患者可存在以上并发症。

多项病理学研究认为 Libman-Sacks 心内膜炎是 SLE 患者的特征性瓣膜病变，但其发生机制目前仍不清楚。尸检发现，Libman-Sacks 心内膜炎的疣状赘生物直径多在 1 ～ 4mm，单个赘生物似豌豆状，可多个赘生物聚集成球状，有时呈桑椹状紧密黏附于心内膜下，赘生物黏着的部位通常在心脏瓣膜的边缘，瓣膜的两面均可有赘生物黏着，但在腱索、乳头肌、心室壁以及心房内膜较少发现。Libman-Sacks 心内膜炎的赘生物一般变化不大，仅有小部分会继续发展为需进行瓣膜置换术的反流性损伤。其典型的组织病理学改变是外层可见渗出性纤维蛋白、细胞核碎屑和苏木素小体，中层由增生毛细血管、纤维母细胞等组织构成，中央则可见与薄壁血管相连的新生血管，该血管内可发现免疫球蛋白与补体的沉积，表明疣状赘生物的生长、增生，或者涉及到循环免疫复合物。应将其与风湿热和细菌性心内膜炎引起的瓣膜赘生物进行鉴别，后者主要由增生与变性的细胞、纤维蛋白以及坏死灶组成，并可见各种淋巴细胞和浆细胞。通过免疫病理学研究表明，免疫球蛋白和补体可在瓣膜基底部沿着瓣叶和疣状物内部呈颗粒状沉积。

SLE 患者常见心脏杂音，这可能只是由于发热和贫血时心排出量增高引起，也可能反映了心脏的病理状态，如二尖瓣脱垂或感染性心内膜炎。当出现新的杂音时，首选经胸壁超声心动图（transthoracic echocardiogram，TTE）检查。但当 TTE 不能诊断或怀疑血栓栓塞时，需行经食管超声心动图（TEE）检查，有研究认为 TEE 比 TTE 更利于发现 Libman-Sacks 心内膜炎。

4. 心律失常

普通心电图检查的检出率约 25%。各种心律失常均可发生，其中以窦性心动过速、窦性心动过缓最为常见，其次是房性期前收缩、室性期前收缩、阵发性室上性心动过速、心房颤动、一度和二度房室传导阻滞、左束支和/或右束支传导阻滞，但高度房室传导阻滞者并不多见。SLE 患者分娩的新生儿可发生先天性完全性房室传导阻滞，这种情况的发生与母体血中抗 SSA/Ro 抗体和抗 SSB/La 抗体的 IgG 型通过胎盘屏障进入新生儿体内有关。SLE 患者引起的心律失常多为暂时性，随着病情的缓解自行消失，其发生原因可能与冠脉血管炎引起的暂时性心脏传导系统血液供应不足有关，此外心包病变、心肌病变和心内膜病变均引起心律失常。组织病理学检查发现 SLE 的心脏传导系统可发生纤维素样变性和纤维素样瘢痕，亦可见炎性淋巴细胞浸润。

5.冠状动脉病变

随着患者生存时间的延长，冠心病的发生率也相应增高，由冠状动脉病变引起的心肌梗死、严重心律失常等心血管并发症已成为影响 SLE 患者生存质量的重要原因之一。有学者发现，15% 的 SLE 住院患者的心电图检查显示肢导联 ST 段下移、胸导联 ST 段下移及 T 波低平、倒置等非特异性的 ST-T 段改变，其中 7% 可诊断为冠心病，多为无症状型冠心病，亦可为心绞痛型冠心病、缺血性心肌病型冠心病，少数患者可发展为心肌梗死型冠心病。SLE 患者冠状动脉壁内和壁外疾病的发生率均在升高。通过尸检发现，壁内小冠状动脉纤维内膜增生和透明样物质阻塞，这与 SLE 患者的肾脏和中枢神经系统的病理表现相似。动脉血栓、原位血栓、血管炎或动脉粥样硬化疾病可导致大的心外膜冠状动脉阻塞，然而真正的冠状动脉血管炎极其罕见。相反，动脉粥样硬化性疾病是病程较长的 SLE 患者的常见并发症，25%～40% 的 SLE 患者尸检可见动脉粥样硬化。一项流行病学研究发现，年轻女性 SLE 患者发生心肌梗死的危险度是同龄对照组的 50 倍，虽然 SLE 患者更可能合并经典动脉粥样硬化危险因素，如高血压、使用糖皮质激素后的并发症等，但是仅仅这些危险因素还不足以解释 SLE 患者的动脉粥样硬化风险增高的现象。因此，SLE 本身被认为是一个独立的危险因素。

任何 SLE 患者出现胸痛和/或气短都必须考虑患冠状动脉疾病的可能性，应当通过心脏负荷试验进行功能评估，并且应用心导管对疾病进行诊断和治疗也是很有必要的。同时，冠状动脉血栓可能为抗磷脂综合征的一种表现，故而检查是否有抗磷脂抗体也很重要。除此之外，评估和治疗一些可控因素对于减缓动脉粥样硬化性疾病的进展也很重要，如肥胖、吸烟、高血压和高脂血症。

6. 高血压

大约 25% 的患者有不等程度的高血压，尤以动脉血压增高为主。有学者发现，合并类风湿关节炎样多关节炎的 SLE 患者，以及无肾脏损害的患者和黑人患者较少发生高血压，而这些患者 HLA-DR4 基因的表达频率较高，因而推测 SLE 高血压的发生与遗传因素有一定关联。肾脏病变是 SLE 患者发生高血压的主要原因，此外糖皮质激素的应用也是重要的危险因素。长期高血压可引起心肌肥厚，诱发心力衰竭。

7. 充血性心力衰竭

有报道称 10% 的患者可发生充血性心力衰竭，通常与高血压以及糖皮质激素的应用有关，此外发热、感染、贫血、尿毒症，以及冠心病、心包病变、心脏瓣膜病变、肺动脉高压等因素对充血性心力衰竭的发生、发展会起到一定的作用。应用超声心动图检查发现，多数 SLE 患者的心脏收缩期与舒张期功能均有不等程度的减退，即使无心脏肥大、心肌肥厚和心力衰竭等表现，但若心脏的冠脉储备下降亦可出现心脏舒张功能障碍的情况。病情处于活动期的 SLE 患者中心脏舒张功能受损，特别是等容舒张期显著延长的情况较为常见，并且这种心脏舒张功能的异常经治疗后可以恢复正常。有学者发现，心肌功能障碍常见于血清中有高滴度抗心磷脂抗体的 SLE 患者。

SLE 的心脏病变已成为危及患者生存的重要原因之一，15% 的死亡患者与心脏病变有关，主要原因有冠心病猝死、心内膜病变和/或心律失常引起的顽固性心力衰竭、心包炎继发感染等。

（六）肺部表现

SLE 患者的肺和胸膜受累表现各异，可累及肺的任何部位（表 3-3）。有研究结果显示，SLE 发病时仅 3% 的患者累及肺部，但随着病情的发展，约半数的患者可出现肺部受累的情况，其病变包括胸膜病变、狼疮性肺炎、肺间质纤维化、弥漫性肺泡出血、阻塞性毛细支气管炎、肺不张、肺栓塞、肺动脉高压、呼吸肌及膈肌功能失调等。胸膜炎和胸腔积液是 SLE 常见的呼吸系统表现，有时可以是 SLE 的首发症状。胸腔积液常为渗出液，临床表现为胸痛，呼吸困难和咳嗽，积液通常为双侧均匀分布，但有时也可出现在单侧。

表 3-3　SLE 的肺部表现

表现	重要特征
胸膜炎	可伴或不伴胸腔积液； 可能与 C 反应蛋白增高有关
胸腔积液	可无症状； 通常为少量、双侧的渗出液； 是药物性狼疮的常见表现； 必须排除感染、恶性肿瘤和心力衰竭
急性肺炎	伴有发热、咳嗽、肺部浸润和低氧血症的严重呼吸系统疾病； 可出现胸腔积液； 病死率高； 可能需要支气管镜下支气管肺泡灌洗液检查以排除感染
慢性间质性肺疾病	可能为急性肺炎演变而来，或起病隐匿； 表现为活动后呼吸困难、胸膜炎性胸痛、干咳； 高分辨率 CT 较胸部 X 线对发现疾病更为敏感； 必须排除感染、肺水肿和恶性肿瘤
弥漫性肺泡出血	表现为呼吸困难和咳嗽、肺泡浸润、血红蛋白水平下降； 可不伴有血痰； 一氧化碳弥散功能一般升高； 行支气管镜下支气管肺泡灌洗液检查确诊并排除感染； 病死率高
肺动脉高压	表现为活动后呼吸困难、乏力、胸痛和干咳； 需要行右心导管检查确诊； 排除肺高压的继发性因素如血栓栓塞性疾病
萎缩肺综合征	呼吸困难，肺活量减低，膈抬高，无肺实质受累

1.胸膜病变

胸膜病变是 SLE 患者最常见的肺部病变，17% 的初发患者存在胸膜受累的情况，处于病程中的患者胸膜受累的发生率则上升为 50%，并可发生于病程各个阶段。双侧胸膜同时受累多见，亦可为单侧病变，主要表现为病变侧胸痛，常伴有发热、胸痛，并随呼吸运动或体位的变化而加重。体检及胸片或 B 超检查可发现少量或中等量积液的征象，少数患者表现为大量积液。SLE 病变本身引起的胸腔积液多为渗出液，外观透明、微黄，有时为混浊液或血性液，急性期以中性粒细胞占优势，但随着病情的进展，胸腔积液逐渐变为以淋巴细胞为主，积液沉渣涂片有时可见狼疮细胞，具有诊断价值。胸腔积液中抗核抗体可为阳性，其效价与血抗核抗体效价之比 ≥ 1 : 9，补体 C3、C4 均可减低，并可检出免疫复合物。积液的葡萄糖含量可略低于血糖，细菌学检查为阴性。SLE 引起的胸膜病变通常对非甾体抗炎药或小剂量糖皮质激素敏感，用药后积液多可自行吸收；大量胸腔积液会引起呼吸困难的情况，若积液性质不明确，可行穿刺抽液，以确定积液的性质，解除呼吸困难的症状。

2. 狼疮性肺炎

狼疮性肺炎的发生率并不高，急性狼疮性肺炎的发生率为 5% ～ 10%，慢性狼疮性肺炎的发生率为 1% ～ 6%。急性狼疮性肺炎发病较急，绝大多数患者伴有病情活动性表现，主要为咳嗽、胸闷、呼吸急促、发热，严重者可出现呼吸困难、低氧血症，甚至会出现急性呼吸窘迫综合征。检查时，双肺底部都可闻及湿啰音，胸部 X 线检查可见双肺弥漫性病变，肺底尤为显著，部分患者肺部病变具有阶段性、游走性的特点。肺组织病理检查可见肺泡水肿、肺泡内出血，电镜下可见肺间质内和毛细血管壁内有致密物沉积。急性狼疮性肺炎不易与 SLE 继发细菌性肺炎相鉴别，如无确切证据排除感染，应同时进行抗感染治疗。

慢性狼疮性肺炎可由急性狼疮性肺炎演变而来，亦可发生于病程较长、治疗不当的 SLE 患者，有症状的慢性狼疮性肺炎并不常见，主要表现为活动后胸闷、气喘、呼吸困难、呼吸音减低以及肺部细湿啰音。胸部 X 线检查可见肺部呈弥漫性颗粒状、网状、网状结节样改变，双侧下肺较为显著；对于病程较长或肺部病变发展迅速的患者，双肺可出现蜂窝状改变，并常伴有肺底部盘状不张和膈肌上抬的症状。肺活检显示肺泡壁增厚、水肿，肺间质有单个核细胞浸润。慢性狼疮性肺炎患者容易发生肺部感染，病情反复迁延，难以治愈，故而 SLE 患者常死于肺部感染诱发的呼吸衰竭。

3. 慢性间质性肺疾病

慢性间质性肺疾病常见于其他结缔组织病，如系统性硬化症、类风湿关节炎、多发性肌炎 / 皮肌炎，但在 SLE 中较为罕见。SLE 的间质性疾病多发生在一次或多次急性肺炎之后，但可呈隐匿性起病，其症状与特发性间质性肺疾病相似，包括活动后呼吸困难、胸膜炎性胸痛和慢性干咳等。通常间质性肺疾病通过临床和放射学检查来诊断，一般不需常规肺活检。在疾病早期胸部摄片可表现正常或出现网状阴影。肺功能测定表现为限制性呼吸功能减退，伴有总肺活量和一氧化碳弥散功能（diffusion capacity of carbon monoxide，DLCO）减退。对发现间质性肺疾病，鉴别可逆性病变（如磨玻璃样变）与非可逆性纤维化病变而言，高分辨率 CT（High Resolution CT，HRCT）比胸部摄片更为敏感。非特异性间质性肺炎（nonspecific interstitial pneumonia，NSIP）和寻常型间质性肺炎（usual interstitial pneumonia，UIP）是组织病理学和 HRCT 检查中最常见的两种类型。并且在诊断间质性肺疾病前，需排除感染、肺水肿和肿瘤等。

4. 弥漫性肺泡出血

弥漫性肺泡出血（diffuse alveolar hemorrhage，DAH）是一种严重威胁 SLE 患者生命的临床表现，其发生率为 1.6%。当病情急性发作时，患者可突然出现咳嗽、痰中带血、胸闷、心悸、气急及呼吸困难的表现，有些患者可突发大咳血，实验室检查可表现为血红蛋白与血细胞比容下降等，血气分析可有低氧血症，胸片显示双肺野有浸润性病变，肺活检可见弥漫性肺泡出血，肺泡内有完整的红细胞以及含铁血黄素的巨噬细胞，少数患者还可见肺泡隔增厚，透明膜形成以及肺泡内有纤维素沉着的情况，但通常无明显血管炎表现。支气管肺泡灌洗（bronchoalveolar lavage，BAL）检查对于排除感染和明确诊断非常重要。特征性表现包括气道中见有血迹和肺泡灌洗液持续呈血性。若对肺活检组织进行免疫荧光检查则可发现肺泡隔和肺泡壁内有免疫球蛋白及补体沉积，电镜下可见肺泡毛细血管内有电子致密物沉积。狼疮 DAH 有不同的病理类型，包括单纯肺出血、毛细血管炎、弥漫性肺泡出血以及累及小动脉血管和小肌型肺动脉的血管炎。DAH通常发生在血清学和临床活动的患者，多合并狼疮性肾炎。但是，DAH 有时也可能是 SLE 的首发症状。患者通常需行机械通气，常会合并感染。对于 DAH，即使积极治疗，其死亡率仍高达 50%。

5. 肺动脉高压

肺动脉高压（pulmonary arterial hypertension，PAH）是 SLE 患者罕见的严重并发症，其定义为静息状态下右心导管测定的平均肺动脉压大于25mmHg。右心导管检查的其他重要发现包括肺毛细血管楔压正常和肺毛细血管阻力增加。PAH 发生率为 5% ～ 14%，好发于 18 ～ 49 岁的年轻女性，男女性别比为 1 : 10。PAH 一般在 SLE 确诊后 2 ～ 5 年内发生，其临床表现与原发性肺动脉高压基本相似。多数患者病情隐匿，进展缓慢。常见的临床表现为活动后气急、胸闷、胸痛、呼吸困难及慢性干咳。体格检查常见肺动脉瓣第二心音亢进，三尖瓣听诊区有收缩期杂音，胸骨左沿抬举感和高血容量，严重患者可有肝肿大、下肢浮肿、腹水征阳性等右心衰竭表现。心电图有右心室肥大伴劳损的表现，胸片显示肺动脉段明显突出，右下肺动脉干扩张，右心室扩大而肺野异常清晰，胸部摄片和HRCT 对排除狼疮肺炎也是非常重要的。通过肺功能检查发现，该症状常呈限制性通气功能障碍，但与肺动脉高压的严重程度不成比例。尽管经胸壁超声心动图是发现 PAH 的有用方法，但仍需右心导管检查进行进一步确认。

6. 肺栓塞

既往报道显示，SLE 患者肺栓塞发生率为 6% ～ 9%。如患者突然发生气急、胸痛以及呼吸困难的表现时，除怀疑发生了胸膜炎或肺炎外，还应考虑肺栓塞，可行血管造影术以确诊并确定栓塞部位、范围，但确定栓子性质较为困难。

7. 其他

少数 SLE 患者可出现肺萎缩综合征，患者出现无法解释的呼吸困难或胸痛时需要加以考虑。本病的病因不明，可能与膈肌疾病、胸廓扩张异常、膈神经病、隔膜炎症、隔膜纤维化等情况有关。这一症候群预后可能较好，很少进展为呼吸衰竭。尽管 SLE 患者中症状性细支气管病较少见，但对于肺功能异常的情况，大约三分之二的 SLE 患者会出现。一项对非吸烟 SLE 患者的研究表明，24% 的患者肺功能检查提示存在小气道疾病。细支气管炎伴机化性肺炎（bronchiolitis obliterans organizing pneumonia，BOOP）也有罕见报道。

（七）消化系统表现

有 25%～40% 的 SLE 患者出现消化系统症状。SLE 患者消化系统表现很常见，临床表现包括食欲减退、腹痛、呕吐、腹泻、腹水等，既可以是首发表现也可以出现于疾病进展过程中。少数患者可并发急腹症，如胰腺炎、肠坏死、肠梗阻，这些往往与 SLE 的活动性相关。但这些症状也常与药物有关，水杨酸盐、非甾体抗炎药、抗疟药、皮质激素以及细胞毒药物均可诱发，应注意鉴别。

1. 胃及肠道症状

胃肠道症状在 SLE 患者中比较常见。SLE 患者可出现厌食、恶心、呕吐、腹痛，常与服用水杨酸类药物、非甾体类抗炎药、抗疟药、糖皮质激素及细胞毒药物有关。消化性溃疡的发生率为 0.5%～4%，严重者可并发出血和穿孔，若出现肠梗阻则可能由于抗磷脂综合征引发的潜在脉管炎和高凝性疾病所致。少数 SLE 患者合并溃疡性结肠炎，临床表现为持续性腹泻、腹痛和血便，此症状常出现在 SLE 确诊前，使用糖皮质激素治疗有效。

2. 腹水和腹膜炎

8%～11% 的 SLE 患者出现腹水，可能是 SLE 的首发表现，有人将腹水分为急性腹水和慢性腹水两类。引起急性腹水的原因有狼疮性腹膜炎、肠梗死、内脏穿孔、胰腺炎、肠系膜血管炎等；导致慢性腹水的原因有狼疮性腹膜炎、充血性心力衰竭、心包炎、肾病综合征、肝静脉闭塞综合征、蛋白丢失性肠病、肝硬化和结核等。多数患者腹水量较少，常为渗出性，腹膜组织可有免疫复合物沉积以及炎性细胞浸润，腹水检查可出现抗核抗体、抗 ds-DNA 抗体及补体水平降低的情况。针对该症状，使用糖皮质激素进行治疗是有效的，若合并感染则应使用足量抗生素。

3. 胰腺炎

胰腺炎是 SLE 的一种严重并发症，发生于极少数患者，是病情活动性的表现。表现为剧烈上腹疼痛并可放射至背部，并伴有恶心、呕吐、血淀粉酶水平升高。其发生可能因胰腺血管炎导致，但也有人认为与噻嗪类利尿药和硫唑嘌呤的联合使用有关。治疗时应立即停用可疑药物，禁食，静脉水化疗法，必要时使用抗生素。

4. 肠系膜炎和肠血管炎

肠系膜或肠血管炎是 SLE 最严重的并发症之一，发生率不高，但可危及生命，常见于病情活动期。表现为持续性腹部绞痛、呕吐和发热，腹部有广泛性压痛和反跳痛，严重者可出现肠梗阻或肠穿孔。实验室检查无特异性。肠系膜血管炎的组织病理学改变与结节性多动脉炎相似，最常累及结肠和小肠黏膜下血管，可引起组织缺血，肠黏膜糜烂、溃疡或穿孔。治疗宜选用甲泼尼龙，肠穿孔或肠段坏死者需进行手术治疗。

5. 肝脏

SLE 常累及肝脏，尸检发现 SLE 患者肝肿大可达 50%。1% ～ 4% 的患者可见黄疸，常与溶血性贫血、病毒性肝炎、肝硬化、胆道梗阻和胰腺疾病等有关。少数患者可出现自身免疫性肝炎，其组织病理学改变包括门静脉周围组织坏死及大量淋巴细胞和浆细胞浸润，类似于慢性活动性肝炎，通常见于年轻和中年妇女，起病隐匿，开始仅表现为乏力、厌食、低热，随着病情的进展，会进一步出现肝脾肿大、黄疸、肝硬化、肝功能衰竭等症状。

6. 其他

①脂肪吸收不良：SLE 患者常因固体脂肪吸收不良导致腹泻，同时可伴有碳水化合物吸收不良。患者会出现水样便，体重减轻，粪便脂肪含量持续升高，病理学检查可发现免疫复合物。对于此类患者，除使用抗生素、

类固醇激素治疗外，还需要低脂、低胆固醇、高脂溶性纤维素膳食。②结肠受累：主要特征是厌食、恶心、呕吐、发热、心动过速、下腹部柔韧。腹痛不易定位，肠道穿孔患者中部分患者可闻及肠鸣音。治疗与处理对伴有肠内脉管炎的患者有效。③感染性腹泻：感染已成为导致 SLE 患者死亡的主要因素，细菌感染是最主要形式之一。早期内镜检查与收集典型样品会在诊断中具有重要意义。④恶性肿瘤：SLE 会使恶性肿瘤的危险度增加，包括乳腺癌、子宫颈癌、淋巴瘤，在女性人群中乳腺癌的发生率占主要地位。⑤其他自身免疫性疾病：与正常人群比较，SLE 患者的器官特异性自身免疫性疾病的发生率更高，如自身免疫性甲状腺疾病、Ⅰ型糖尿病等。

（八）血液系统表现

血液系统异常包括血有形成分、血凝机制和纤溶机制等方面的异常。活动性 SLE 中常见血红蛋白下降、白细胞和/或血小板减少，其中10% 的血液系统疾病属于 Coomb's 试验阳性的溶血性贫血。血小板减少与血清中存在抗血小板抗体、抗磷脂抗体有关，并且骨髓巨核细胞成熟障碍也可导致血小板减少。部分患者可有无痛性轻度或中度淋巴结肿大，少数患者有脾大。当诊治伴有血液系统异常的 SLE 患者时，必须时刻考虑以下引起骨髓抑制的药物，如甲氨蝶呤、硫唑嘌呤、霉酚酸酯和环磷酰胺等。另外，激素也是导致淋巴细胞减少和继发性中性粒细胞增多的白细胞增多症的常见原因。

1. 贫血

贫血的发生率为50%，可能与 SLE 的炎症、肾功能不全、失血、饮食失调、药物和免疫溶血机制异常有关。导致贫血最常见的原因是慢性炎症和尿毒症引起的红细胞生成素的减少。大多为轻至中等程度的贫血，其贫血的轻重、病程的长短和病情的严重程度有关，通常是正细胞正色素性贫血，其表现为网织红细胞计数相应的降低，血清铁水平下降，但骨髓铁的贮存可以正常。贫血也可由胃肠道急性或慢性出血引起，多数与药物等有关，也可能与月经过量有关。缺铁性贫血少见，但青少年或年轻的妇女则多见此类型。由于自身抗体可能直接作用于红细胞母细胞，部分患者可有红细胞畸形。另外，药物因素，如抗疟药、非甾体类抗炎药、雷公藤、免疫抑制剂、退热药和抗精神病药等都可引起骨髓抑制。骨髓血管病变、供血障碍，也引起骨髓生成不良。亦有人推测 SLE 的淋巴细胞所产生的淋巴毒素，可能对骨髓有毒性作用，抑制骨髓生成。

10%～40% 的 SLE 患者有自身免疫性贫血，其特征包括网织红细胞计数增加、Coomb's 试验阳性等。如果患者红细胞膜上既有免疫球蛋白，又有补体存在，常伴有不同程度的溶血，然而如果红细胞上仅有补体（如 C3 或 C4）存在，一般不出现溶血。贫血程度的不同表现也不尽相同，严重者血色素可降低至 30g/L 以下，并伴有黄疸和肝、脾肿大。引起自身免疫性贫血的抗体有两型，即温型抗体与冷型抗体，前者抗体属 IgG 型，能直接作用于 Rh 决定簇，从而引起红细胞溶解，直接抗人球蛋白试验可检出吸附在红细胞表面的不完全抗体；后者为 IgM 介导的冷凝集素溶血，不常见。如果出现自身免疫性溶血性贫血伴有血小板减少时，称为 Evan's 综合征。

2. 血小板减少

SLE 并发血小板减少的情况并不少见。血小板多为轻度减少，计数在 $50 \times 10^9/L$ 至 $100 \times 10^9/L$ 之间，一般无明显出血症状。血小板减少的原因有骨髓增生不良（如巨核细胞缺乏，药物等）、无效血小板生成（如巨幼红细胞性贫血）、血小板分布异常（充血性脾肿大）、血液稀释以及异常的血小板破坏，如播散性血管内凝血（DIC）、血栓性血小板减少性紫癜（TTP）、血管炎、免疫性血小板减少症（ITP）、感染和药物所致的血小板消耗等。ITP 可为 SLE 的首发症状，而且可持续多年后 SLE 的其他症状才出现，即使在 ITP 早期即行脾切除，但仍然不能控制 SLE 的发生及病情发展。多数 SLE 患者既有自身免疫性血小板减少，又有溶血性贫血（Evan's 综合征）。SLE 伴有的血小板减少通常是由血小板抗体导致脾脏的巨噬细胞吞噬血小板的 Fc 片段所致，脾脏通常是血小板抗体产生的主要脏器。临床上，若血小板计数少于 $50 \times 10^9/L$，可有自发性出血，表现为皮肤瘀点瘀斑、鼻衄、牙龈出血，女性还可有月经量过多，严重时可发生颅内出血，乃至危及生命。

3. 白细胞减少

50%～60% 的 SLE 患者有白细胞减少，一般为轻度减少，多数患者白细胞计数在 $4.0 \times 10^9/L$ 左右，个别患者可少于 $0.7 \times 10^9/L$。白细胞减少常发生在病情活动期，常伴有皮疹、抗 ds-DNA 抗体滴度增高、贫血、乏力、关节炎和血沉增快等表现。引起白细胞减少的原因有免疫性作用直接破坏、药物毒性和骨髓再生失调等，通常粒细胞减少比淋巴细胞减少更明显。嗜中性粒细胞功能缺乏常代表 SLE 患者的免疫学异常，部分原因为服用药物（如糖皮质激素，免疫抑制剂）导致。在 SLE 活动期，嗜碱性粒细胞常常减少，嗜碱性粒细胞脱颗粒现象通常伴有血小板激活因子释放，并可作用于血管，使得血管通透性改变。若存在白细胞增多（大多数是粒细胞）的表现，常常代表患者伴有感染，或在使用大剂量糖皮质激素之后，偶也可见于 SLE 患者的急性恶化期。

（九）神经精神表现

神经精神性狼疮（neuropsychiatric systemic lupus erythematosus，NP-SLE）又称狼疮脑病。脑血管炎是该病变的基础，脑为中枢神经系统，故而病变的表现多种多样。ACR 在 1999 年总结了 SLE 患者的各种精神神经症状，归纳为 19 种临床表现（表 3-4），包括中枢神经系统的无菌性脑膜炎、脑血管病变、脱髓鞘综合征、狼疮性头痛、运动障碍、脊髓病、癫痫、急性意识错乱、焦虑症、认知功能减退、情绪障碍及精神疾病等 12 种表现，并且还包括周围神经系统的 7 种表现，如格林 - 巴利综合征（急性特发性多深经验或对称性多神经根病）、自主神经系统功能紊乱、重症肌无力、颅神经病变、神经丛病变及多发性神经病变等。此分类系统彰显了 NP-SLE 的复杂性。既往已经发现与 NP-SLE 发病相关的多种自身抗体，包括抗神经元抗体、抗神经节苷脂抗体、抗核糖体 P 蛋白抗体等；此外，与另一类重要的自身抗体也有相关性，如抗磷脂抗体、抗 β2 糖蛋白抗体等，此类抗体可通过诱发凝血系统功能异常的方式，导致微血管病变、脑血栓形成、出血等中枢神经系统表现，在治疗上应有所侧重。因此，腰穿脑脊液检查、脑电图以及磁共振等影像学检查对 NP-SLE 诊断有帮助。

癫痫在 SLE 患者神经损害的表现中最为常见，占 5% ～ 57%，多因血管炎、血管破裂引起，也可由 SLE 并发的高血压、尿毒症、脑水肿引起。一般癫痫为 SLE 患者的终末期表现，既可先于 SLE 发作，也可出现在疾病过程中，但大多数患者在癫痫发作后数天至一个月内死亡，是 SLE 死亡的主要原因之一。

总之，SLE 的中枢神经系统病变表现多种多样，预后较差，是 SLE 死亡的重要原因。因此，必须区别神经精神症状是功能性的还是属于器质性的，或者是由 SLE 所致，并且需要判断是否伴有 SLE 病情活动，是否为药物副作用或微生物感染所致。

表 3-4　美国风湿病学会 SLE 的神经精神综合征分类

中枢神经系统	周围神经系统
无菌性脑膜炎	急性炎性脱髓鞘多神经根病（格林 - 巴利综合征）
脑血管病	自主神经功能紊乱
脱髓鞘综合征	单发性神经病变
头痛	重症肌无力
运动失调	颅神经病
脊髓病	神经丛病
癫痫发作	多发性神经病
急性精神错乱状态	
焦虑症	
认知障碍	
情感障碍	
精神病	

（十）特殊人群的临床表现

红斑狼疮可表现为多种特殊类型，包括新生儿红斑狼疮、儿童红斑狼疮、妊娠红斑狼疮及老年性红斑狼疮等。新生儿红斑狼疮与母亲体内存在的抗 SSA/Ro 抗体、抗 SSB/La 抗体有关，主要表现为皮肤、心脏、肝脏受累，产前治疗有一定效果。儿童红斑狼疮遗传背景较多，主要有肌肉、关节、神经系统症状，临床表现较重。妊娠红斑狼疮涉及疾病与妊娠的相关影响以及产后对母子的处理；SLE 可引起异常妊娠，妊娠也可加重 SLE 病情。老年性红斑狼疮发病率不高，但治疗中应注意采取较为保守的方法以减少并发症。

1. 新生儿SLE

新生儿SLE（neonatal lupus erythematosus，NLE）是一种由母体的抗SSA/Ro抗体和/或抗SSB/La抗体通过胎盘传到新生儿，从而导致的获得性自身免疫性疾病，患者母亲可患有SLE、干燥综合征或者某尚未被诊断的自身免疫性疾病。新生儿SLE可累及多系统器官，包括心脏、皮肤、肝脏和血液系统，最严重的并发症是先天性完全性心脏传导阻滞和心肌病。新生儿SLE一词源于早期对患儿的SCLE样皮疹的观察。

皮疹是新生儿SLE的常见表现，包括类似于SCLE环形红斑亚型的红斑和环状红斑。典型皮疹位于头皮、面部、躯干和四肢，并且好发于眶周，通常在新生儿受紫外线照射后出现。皮疹通常在表现在出生后的第4～6周之间，但也可能在出生时就存在。皮疹具有自限性，通常在第6个月可自行缓解，故无需治疗，这种现象与母体的抗SSA/Ro抗体和/或抗SSB/La抗体从新生儿体内消失的时间一致。新生儿SLE的较少伴有肝、血液系统以及神经系统受累的表现，比如：肝受累的表现，包括无症状性肝功能异常、肝炎、肝肿大、胆汁淤积和肝硬化；血液系统受累的表现，包括血小板减少、自身免疫性溶血性贫血和白细胞减少；神经系统的并发症，包括脊髓病变、抽搐和无菌性脑膜炎等。

2. 儿童SLE

儿童SLE的起病与成人相似，以慢性或隐匿起病占多数，但有既往报道称急性起病者占15%～20%，较成人多见。儿童SLE发病最常见的早期症状有不明原因的发热、周身不适、体重下降、皮疹、关节痛或关节肿痛等，亦有起病时以蛋白尿、血尿、癫痫、贫血、血小板减少以及肺部病变为主要表现的，甚至有的患儿以尿毒症、脓毒血症为由就医的。在临床上经常把患儿的并发症误认为是原发病，直到发现针对并发症的治疗不能取得预期的治疗效果时，才考虑到SLE的存在。

3. SLE孕妇

SLE孕妇妊娠表现在近50年已经发生了实质性变化，20世纪50年代，

SLE 患者妊娠常伴随严重的病情恶化，甚至会导致孕妇死亡。SLE 曾一度被列为妊娠禁忌证。但在近 20 年，随着糖皮质激素等药物的合理应用，大大降低了 SLE 妊娠的风险，SLE 患者可以正常妊娠。

狼疮妊娠中的先兆子痫通常出现于妊娠 20 周，表现为高血压、水肿、蛋白尿，经常需要提前分娩。狼疮患者患先兆子痫的风险更大，其中孕初并处于狼疮活动期的妇女，特别是孕初每天服用 30mg 以上泼尼松的患者更易发生先兆子痫。

诊疗过程中，先兆子痫和肾损害的鉴别诊断非常重要。两者的区分包括以下几点：①肾损害会出现高水平的抗 ds-DNA 抗体，或者抗 ds-DNA 抗体水平持续上升，抗 C1q 抗体和补体替代途径会被激活，而先兆子痫一般不会出现以上表现；②肾损害发作时，蛋白尿通常伴有活动性尿沉渣（红细胞、白细胞和细胞脱落的碎片），而先兆子痫只出现蛋白尿，且日益加重。先兆子痫患者在分娩后蛋白尿迅速减少，而肾损害的患者，蛋白尿会出现稳定甚至持续增加的表现。

4. 老年 SLE

老年性 SLE 又称迟发性 SLE，其发病年龄界定不一，有以 50 岁为界限，也有认为 60 岁以上发生者才可称为老年性 SLE，但一般比较认可的年龄界限是 50 岁，此类型比较少见，且临床表现不典型，故容易误诊和漏诊。

由于老年人群在生理、内分泌、免疫功能等方面具有一定特殊性，因此老年性 SLE 的临床表现与其他年龄段患者均存在很大的差异，并且在起病方式、受累器官及病情严重程度等方面均具有一定特征性，但有时表现隐匿且缺乏典型性，容易造成临床误诊或漏诊。统计资料显示，老年性 SLE 患者初诊的误诊率可达 55%，且常被误诊为类风湿关节炎、恶性肿瘤和骨关节炎，除此之外，还包括雷诺病、硬皮病、结核、亚急性细菌性心内膜炎、免疫性血小板减少症、慢性肾功能衰竭、肾小球肾炎、光敏感性皮炎、憩室炎伴穿孔、心肌梗死以及风湿性多发性肌痛综合征等，少数患者可表现为急性腹膜炎。

老年性 SLE 起病隐匿，罕有一开始即出现典型的 SLE 临床表现，更多表现为非特异性和慢性消耗性疾病，如发热、疲劳、消瘦、肌痛和关节痛等。因认为 SLE 一般很少发生于老年人群，且初发症状缺乏明显的特征性，故几乎每例老年性 SLE 患者（特别是男性患者）在确诊前，均已进行过肿瘤、结核、感染或内分泌等疾病的诊断性试验或检查，因此确诊时间相对较长。

老年性 SLE 较常见的临床表现有肌肉病变、多关节炎、肺部受累（如无菌性肺炎、间质纤维化）、浆膜炎（胸膜炎、心包炎）、末梢神经病变（主要累及男性患者）和皮下结节等，而其他一些 SLE 常见的典型表现发生率相对较低，如雷诺现象、颧部皮疹、秃发、淋巴结病、肾炎和中枢神经系统病变等。并且老年性 SLE 继发干燥综合征的较多，其原因尚不明确。

综上所述，发病年龄的增长改变了老年性 SLE 的临床表现谱，与其他年龄段患者相比，老年性 SLE 的临床表现复杂多变，与其他疾病容易混淆，因此凡有慢性消耗性疾病的老年患者，尤其是合并不明原因的多关节炎、肌痛、肌无力及其他难以解释的浆膜炎和肺间质性病变时，应充分重视有关 SLE 免疫抗体的检查，以排除老年性 SLE 存在的可能。

二、实验室检查

（一）自身抗体检查

SLE 的特征是 B 细胞高度活化并产生大量的自身抗体，最终导致组织损害。在临床诊断 SLE 多年前就可出现自身抗体的异常，因此，自身抗体的检测对 SLE 的诊断十分重要，也是评估 SLE 活动性的重要指标。

1. 抗核抗体（ANA）

抗核抗体是一组自身抗体，是抗各种细胞核抗体成分的总称。SLE 患者中，ANA 敏感性高，97% 以上的患者该指标为阳性，但特异性低，仅有 10%～40%。ANA 的滴度一般与疾病的活动无关，不能以 ANA 作为监测疾病活动及治疗效果的指标。

2. 抗双链 DNA（ds-DNA）

抗 ds-DNA 抗体对诊断 SLE 具有较高的特异性，且与疾病的活动性密切相关，但敏感性较低。高滴度的抗 ds-DNA 抗体仅见于 SLE，尤其伴有补体降低时，表示病情活动性或并发肾炎的可能性增加。抗 ds-DNA 抗体水平的升高与疾病的活动性成正比，故可作为观察病情变化的指标之一。该抗体极少出现在药物诱导的 SLE 患者中。

3. 抗 Sm 抗体

血清中的抗 Sm 抗体对诊断 SLE 有特异性，并作为诊断 SLE 的依据之一，是 SLE 的标志性抗体之一。抗 Sm 抗体的检出率低，仅为 10%～30%。

4. 抗 nRNP 抗体

抗原 nRNP 和 Sm 属于一组小核糖核蛋白，由低分子量的 RNA 和多种蛋白组成（分子量 9～70kD）。抗 nRNP 抗体又称为抗 U1RNP，一般在 SLE 患者中与抗 Sm 抗体同时出现，且与 SLE 的精神症状有关，其阳性率为 30%～40%。

5. 抗 SSA/Ro 抗体和抗 SSB/La 抗体

SSA 抗原由两种不同的蛋白质组成，分子量分别为 52kD 和 60kD，抗体直接针对蛋白质的抗原决定簇，SSB 抗原是分子量为 48kD 的磷酸化蛋白。抗 SSA/Ro 抗体和抗 SSB/La 抗体阳性率分别为 30%～40% 和 15%。抗 SSA/Ro 抗体阳性主要见于干燥综合征以及合并 SLE 的干燥综合征，也可见于混合性结缔组织病等。临床上，抗 SSB/La 抗体总是和抗 SSA/Ro 抗体相伴出现，而抗 SSA/Ro 抗体则可不伴随抗 SSB/La 而单独出现，如抗 SSA/Ro 抗体出现在 SLE 患者，常会引起光过敏；母体抗 SSA/Ro 抗体阳性，可能导致新生儿狼疮综合征及先天性心脏传导阻滞。若二者同时为阳性，则可见于原发性和继发性干燥综合征患者。

6. 抗心磷脂抗体（APL）

APL 是一种以血小板和内皮细胞膜上带负电的心磷脂作为靶抗原的自身抗体，分 IgG 和 IgM 两种类型。国内报道在 SLE 患者中 APL 的阳性率在 30%～35% 之间。APL 与血栓形成有密切关系，此抗体阳性的患者多有反复的静脉或动脉栓塞、肺动脉高压、习惯性流产及血小板减少等表现。

（二）肾脏病理检查

SLE 肾损害又称狼疮性肾炎（lupus nephritis，LN），临床表现轻重不一，可为单纯的尿液检查异常，或典型的肾炎或肾病综合征，甚至为肾衰竭。LN 的主要表现为蛋白尿、血尿管型尿、白细胞尿、低比重尿、水肿、血压增高、血尿素氮及肌酐增高等，最主要的表现是不同程度的蛋白尿，镜下血尿也较为常见，肉眼血尿则较少见。肾小管常会受损，表现为肾小管功能异常或间质性肾炎，肾小管间质改变包括间质炎症细胞浸润，小管萎缩和间质纤维化。并且肾小管间质累及的严重程度与肾预后相关。个别患者肾小管间质病变可以是 LN 的唯一表现。

50% ～ 70% 的 SLE 患者有典型的肾累及的临床表现，LN 是 SLE 发病和住院的主要原因，LN 相关的肾衰竭是 SLE 的主要死亡原因之一。LN 的主要致病机制是免疫复合物沉积和原位免疫复合物形成，免疫复合物主要由 DNA 和抗 DNA 抗体构成，可能还包括核小体、染色质、层黏连蛋白、C1q、SSA/Ro、泛素及核糖体的聚合物等。此外，补体异常激活、自身抗体直接作用、T 细胞介导的异常免疫反应也参与了 LN 的发病。

1. LN 的病理分型

LN 的病理分型对于预后的估计和治疗方案的确立具有积极意义。一般而言，Ⅰ型（肾活检正常）被认为预后良好；Ⅱ型（肾小球系膜增殖及免疫复合物沉积）为预后较好；Ⅲ型（系膜和内皮细胞增殖，毛细血管免疫复合物沉积，但小于 50% 的肾小球受累）为预后中等；Ⅳ型（超过 50% 的肾小球弥漫性增生，细胞增殖，新月体形成）为预后差，但积极应用免疫抑制剂进行治疗可能有效；Ⅴ型（膜型肾小球肾炎，上皮下颗粒状免疫复合物沉积）与肾性蛋白尿有关，但病人的肌酐清除率通常是正常的，2/3 的患者可见此类型；Ⅵ型（硬化改变，伴纤维化新月体和血管硬化）是一种危险信号，预示肾脏病变不可逆，并有可能发展到肾衰竭。但 LN 患者的病理类型不是一成不变的，Ⅰ型和Ⅱ型有可能转变成较差的类型，而Ⅳ型 LN 在积极治疗后有可能预后良好。由于肾活检病理分型对治疗的指导意义重大，对有肾累及的狼疮患者应及时行肾穿刺，以明确狼疮肾炎的病理类型。

目前广泛使用的是国际肾脏病协会（ISN）及肾脏病理学会工作组（RPS）在 2003 年提出的狼疮性肾炎病理分型标准，见下表 3-5

表 3-5 ISN/RPS 2003 年狼疮性肾炎病理分型

病理分型		病理表现
Ⅰ型	微小系膜型 LN	光镜下正常，但免疫荧光和电镜可见系膜区免疫复合物沉积
Ⅱ型	系膜增殖型 LN	在光镜下可见任何程度的单纯系膜细胞增生或系膜基质扩增，同时有系膜区免疫复合物的沉积；免疫荧光或电镜下可见内皮下或上皮下免疫复合物的散在沉积，但光镜下没有发现
Ⅲ型	局灶型 LN	活动性或非活动性局灶性，节段性或球性血管内或毛细血管外肾小球肾炎（累及 < 50% 的肾小球），通常伴有局灶性内皮细胞下免疫复合物沉积，伴有或不伴有系膜改变
	Ⅲ（A）型	活动性病变：局灶增生性 LN
	Ⅲ（A/C）型	活动性伴慢性病变：局灶增生性伴硬化性 LN
	Ⅲ（C）型	慢性非活动性病变伴肾小球瘢痕：局灶硬化性 LN
Ⅳ型	弥漫型 LN	活动性或非活动性弥漫性，节段性或球性血管内或毛细血管外肾小球肾炎（累及 ≥ 50% 肾小球），通常伴有弥漫性内皮下免疫复合物沉积，伴或不伴系膜病变。该型又可分为弥漫性节段性（IV-S）及弥漫性球性（IV-G），其中 IV-S 是指 ≥ 50% 的肾小球存在节段性损伤，节段性是指 < 1/2 的肾小球区域存在病变；IV-G 是指 ≥ 50% 的肾小球存在球性病变，包括弥漫的"线圈"而无或少有肾小球增生改变者
	IV-S（A）	活动性病变：弥漫性节段性增殖性 LN
	IV-G（A）	活动性病变：弥漫性球性增殖性 LN
	IV-S（A/C）	活动性伴慢性病变：弥漫性节段增殖性 + 硬化性 LN
	IV-G（A/C）	活动性伴慢性病变：弥漫性球性增殖性 + 硬化性 LN
	IV-S（C）	慢性非活动性病变伴肾小球瘢痕：弥漫性节段性硬化性 LN
	IV-G（C）	慢性非活动性病变伴肾小球瘢痕：弥漫性球性硬化性 LN
Ⅴ型	膜性 LN	光镜和免疫荧光或电镜下见球性或节段性上皮下免疫复合物沉积或与之相关的形态学变化，可伴有或不伴有系膜的改变。可以合并发生Ⅲ型或Ⅳ型 LN，应予分别诊断；可有进展性硬化性病变
Ⅵ型	晚期硬化性 LN	≥ 90% 肾小球呈球性硬化，且不伴残余的活动性病变

LN 除累及肾小球外，肾小管—间质和血管也常受累。有间质或血管病变的患者肾脏受损往往较重，预后较差。LN 患者典型的肾小球免疫病理表现为 IgG、IgA、IgM、C3、C4、C1q 均阳性，称为"满堂亮（full house）"。LN 自身病变的进展或经适当治疗后可发生病理类型的改变。

2. 活动性损害和慢性损害

对肾活检标本，除了进行病理分型外，同时应当评估活动性损害和慢性损害指数。目前多应用 1984 年 Ausin 等人提出的计分方法（表 3-6）。活动性指数超过 12 分进展为终末期肾衰竭的危险信号。

表 3-6　肾活检活动性和慢性损害指数

活动性指数	
肾小球增殖性病变	节段性或全小球性毛细血管内细胞增多，毛细血管襻循环容量减少[1]
白细胞渗出	≥3 个多形核白细胞 / 肾小球[1]
核碎裂 / 纤维素样坏死（计分时 ×2）	核碎裂指细胞核固缩或碎裂。纤维素样坏死指伴有固缩毛细血管的无定形、嗜酸性、无胞浆的残骸[2]
细胞性新月体（计分时 ×2）	毛细血管外上皮细胞增生及巨噬细胞浸润引起 >1/4 的鲍曼囊超过 2 层细胞[2]
透明性沉积	线圈样损害：嗜酸性物质沿毛细血管襻在管腔内均匀沉积。透明栓子：更多的球状、PAS 阳性的物质阻塞整个毛细血管管腔[1]
间质炎症	单个核细胞（淋巴细胞、浆细胞、巨噬细胞）在肾小管及间质浸润[1]
慢性损害指数	
肾小球硬化	肾小球毛细血管萎陷伴系膜基质固化膨胀[2]
纤维性新月体	鲍曼囊结构为纤维性组织替代[2]
肾小管萎缩	肾小管基底膜增厚，伴或不伴小管上皮细胞蜕变，可见分隔开的残余小管[1]
间质纤维化	肾小球及肾小管周围纤维组织沉积[1]

注：（1）计分 0～3，分别为无、轻度、中度、重度病变；
　　（2）计分 0～3，分别为肾小球受累范围为无，<25%，25%～50%，>50%

3. 肾炎活动性监测

LN 往往反复发作，但 SLE 患者的自觉症状通常不明显，因此，需要密切监测肾炎的活动性。虽然血清肌酐检测对肾炎活动性的敏感性不高，但仍可作为了解肾小球滤过率的监测指标。24 小时尿蛋白定量是临床上比较方便的指标，其严重程度可以代表肾小球毛细血管襻的受损程度。尿蛋白逐渐下降提示病情好转，迅速升高则提示疾病活动，但其受影响因素较多，通常连续监测其变化趋势更有意义。抗 ds-DNA 抗体和补体 C3 及 C4 水平对监测 LN 活动性同样具有一定意义。

4. 临床与病理关联

LN 的肾脏病理与临床病程有着密切的关联，在 II 型或 V 型中，肾功能可保持较长时间稳定，虽然在 V 型中会伴有严重的蛋白尿，但一般病程相对较长且预后较好。III 型及 IV 型通常表现为快速进展型病程。通过对一组 LN 患者的资料进行分析发现，几乎所有膜型肾病患者均出现蛋白尿，70% 表现为肾病综合征，但大多数肾功能尚可，5 年生存率达 79%；弥漫增殖型者预后较差，90% 以上有肾病综合征表现，82% 有肾功能不全和进行性肾衰表现，5 年生存率仅为 30%。LN 的不同结局促使临床医生不断寻找能预测患者预后的临床及病理相关参数，以便为治疗提供积极的途径。目前大多数研究者认为仅从临床表现及实验室资料评估肾损害类型、严重程度及活动度是不够全面的，应结合肾活检资料进行分析、预测才更具有说服力。另外，用于评价疾病活动性的临床指标（如 SLEDAI）亦有用，而治疗后患者对治疗的反应也是判断 LN 远期预后的重要预测因子之一。总之，肾活检在处理 LN 患者中作用已受肯定，肾活检为免疫治疗提供了最有价值的依据。临床表现和实验室检查与病理分型的关系见表 3-7。

表 3-7　LN 患者中临床表现、实验室检查与病理分类之间的相关性

分型＼症状	系膜增生性		局灶增生性	弥漫增生性	膜性	肾小管间质性	感染	药物引起
	ⅡA	ⅡB	Ⅲ	Ⅳ	Ⅴ			
高血压	无	无	±	常见	迟发出现	迟发出现	迟发出现	无
蛋白尿（g/d）	无	＜1	＜2	1～20	3.5～20	±	±	±
血尿（RBC/HP）	无	5～15	5～15	很多	无	±	±	无
脓尿（WBC/HP）	无	5～15	5～15	很多	无	±	很多	无
管型	无	±	±	无	无	无	无	无
肾小球滤过率（mL/min）	正常	正常	60～80	＜60	正常	正常	正常	正常或↓
总补体CH50	正常	±↓	↓	↓↓	正常	正常	正常	正常
补体C3	正常	±↓	↓	↓↓	正常	正常	正常	正常
抗核抗体	正常	±↑	↑	↑↑	正常	正常	正常	正常
免疫复合物	正常	±↑	↑	↑↑	正常	正常	正常	正常

RBC：红细胞；WBC：白细胞，HP：高倍镜，±：偶见；↑：有所增高；↓：有所下降；
↑↑：明显升高；↓↓：明显下降；HPf：高倍视野；GFR：肾小球滤过率

5.肾脏病理检查的临床价值及时机选择

临床肾炎与病理类型常不相符，但病理资料可以弥补临床资料的不足，帮助制定治疗方案，评估预后。肾活检不仅在确定治疗方案及评估预后方面有重要价值，重复肾活检对监测治疗反应以及疾病的进展有一定的作用。由于 SLE 患者中存在临床隐匿表现的患者，有人推荐对患者广泛使用肾活检，包括并无临床及实验室表现的肾受累者。在进一步降低死亡率、肾衰发生率及透析率方面，肾活检可以为采用新治疗方法及制定适当的治疗方案提供理想的参考指标。肾活检在临床应用中的优点如下：①肾脏病理类型在评估肾病活动性及慢性指数发展方面有较好的诊断价值；②肾活检指征改进后减少了出血的风险，有利于活检作为常规工作开展；③肾小管间质疾病只能通过肾活检病理诊断，且对预后有重要意义；④肾小球系膜病变可单独存在，且治疗方法不同于增殖型病变，需病理检查才能区分者两种类型；⑤同增殖型病变相比，纯膜型有不同的治疗及预后，此型也只能

通过病理检查进行诊断。因此建议条件允许时，所有符合 LN 定义的患者都应进行肾活检。由于约 30% 的患者每次病理检查都有不同类型，所以有必要再次进行病理检查以评价临床治疗是否有效。

三、影像学检查

影像学检查有助于早期发现器官损害，如神经系统磁共振、CT，可对患者脑部的梗死性或出血性病灶的发现和治疗提供帮助；胸部高分辨率 CT 有助于早期肺间质性病变的发现；超声心动图对心包积液，心肌、心瓣膜病变，肺动脉高压等有较高敏感性而有利于早期诊断。

1. 放射线检查

X 线可检测 SLE 患者的心包炎、胸膜炎、肺炎、肺部感染、肺出血、关节炎；CT 扫描和核磁共振检查对神经系统、心、肺、纵隔、腹部、盆腔、脊柱关节病变均有诊断和鉴别诊断价值。

2. 超声波检查

超声波对 SLE 患者的浆膜炎、心脏炎，肝、脾、淋巴结肿大，胆囊、胰腺、肾脏、泌尿道、子宫、前列腺病变均有指导意义。

四、其他检查

活动期 SLE 可出现血细胞异常的情况，包括血小板减少、白细胞减少及血红蛋白下降。若肾受累，则会出现尿蛋白阳性、红细胞尿、脓尿、管型尿等症状。血细胞沉降率（erythrocyte sedimentation rate，ESR）的增快多出现在狼疮活动期，稳定期狼疮患者的血沉大多正常或仅轻度升高。由于 ESR 监测方便，敏感性较高，通常将其作为临床上评估 SLE 活动性的指标之一。血清 C 反应蛋白（CRP）水平通常正常，并发关节炎的患者该指标可升高，当 CRP 水平明显升高时，应注意 SLE 并发感染造成指标升高的可能性。SLE 患者常伴有免疫球蛋白的升高，通常为多克隆性，γ 球蛋白的升高较为显著。补体 C3 及 C4 的水平与 SLE 的活动性呈负相关，故而该指标的水平变化有助于 SLE 的诊断，同时可作为判断疾病活动性的指标之一。

1. 血常规检查

①贫血：SLE 患者可有不同程度的低色素性或正色素性贫血，表现为红细胞减少、血红蛋白下降、网织红细胞增加；一般为轻度或中度贫血，严重贫血者见于 LN、慢性内出血或溶血性贫血；5% ～ 15% 患者 Coomb's 直接试验阳性。②白细胞减少：低于 $4000/mm^3$（$4 \times 10^9/L$），以淋巴细胞减少为主，可低于 $500/mm^3$（$0.5 \times 10^9/L$），此症状易继发于细菌、霉菌、病毒感染；T 淋巴细胞减少与细胞免疫功能降低及存在抗淋巴细胞抗体有关；使用大剂量糖皮质激素治疗的患者，白细胞以及中性粒细胞数可中度升高。③血小板数量减少：低于 $100 \times 10^9/L$，存活时间缩短，当血小板急剧降低时，常导致紫癜、牙龈出血、月经过多等，甚至内出血危及生命；一般而言，SLE 活动期可出现全血细胞减少或单项血细胞减少，缓解期则可逐渐恢复。

2. 尿常规检查

SLE 累及肾脏时，可出现血尿、蛋白尿及管型尿等，SLE 最常见的是蛋白尿，蛋白定性为 ++ ～ +++，24 小时蛋白定量 > 0.3g，如该指标在 3g 以上则常伴浮肿、腹水等，类似肾病综合征。其他表现可存在血尿和/或透明、颗粒管型，占 30% ～ 50%；若长期镜下血尿，预后不佳，常提示进行中的弥漫性肾小球肾炎病变。氮质血症约占 30%，提示有肾功能不全，严重时尿浓缩功能下降，尿比重降低甚至固定，肌酐清除率下降，但这些变化并非 SLE 所特有。LN 的尿中亦出现少量白细胞，所以若白细胞计数较多，则要排除泌尿系感染。

显微镜下尿液检查对于 LN 的筛查和监测是必需的。血尿、脓尿、多形性红细胞、红细胞管型和白细胞管型均可出现。红细胞管型对诊断肾小球肾炎具有特异性，但是敏感性不高。晨尿趋向于浓缩和酸化，是检测红细胞管型的理想标本，尿沉渣中存在白细胞、红细胞和白细胞管型说明可能存在肾小管间质受累。不伴有蛋白尿的血尿可能与尿石症、月经污染或膀胱病变有关，特别是既往曾使用过环磷酰胺的患者可发生移行细胞癌。

因为蛋白尿是评价肾小球损伤的非常敏感的指标，所以精确测定蛋白尿非常重要。正常情况下人体每天尿蛋白排出小于 150mg，但这种方法对患者来说比较繁琐，因尿蛋白检测的金标准是精确收集 24 小时蛋白尿，故而容易出现过多收集或者过少收集的误差。因此，现在很多临床医生出于方便考虑使用随机尿蛋白 / 肌酐比值，但这种方法还存在一些争议，因为有数据显示尿蛋白 / 肌酐比值不能代表通过收集尿液检测的蛋白质水平，特别是比值为 0.5 ～ 3.0（大部分 LN 活动时的范围）之间的。此外，尿试纸主要反映的是尿蛋白浓度，而且和测试时的标本量有关，所以不能用于尿蛋白定量检测。目前很多专家推荐将收集 12 小时或 24 小时尿液并计算尿蛋白 / 肌酐比值作为评价尿蛋白的金标准。

3. 血沉

SLE 活动期几乎所有人血沉明显增快，此症状反映全身性病变，仅有肾炎或其他局灶性病变血沉可正常，SLE 缓解期可逐渐恢复正常，但血沉高低并不代表疾病的严重性，少数病人特别是病程较长者，临床症状得到控制后，血沉仍不见下降，也有个别病例病情严重恶化，但血沉并不超过魏氏法 20mm/h。还应注意，ESR 受影响因素众多，特异性差，其他多种情况如感染、组织损伤、恶性肿瘤、女性经期、妊娠等均可导致 ESR 升高。

4. C 反应蛋白

C 反应蛋白具有激活补体、促进粒细胞和巨噬细胞吞噬作用，是临床最有用的急性时相反应指标，但特异性不高。SLE 患者 C 反应蛋白一般不高，但在合并感染或伴有组织坏死时，可明显升高。但 C 反应蛋白浓度测定不能区别是感染还是狼疮活动所造成的。

5. 补体

补体是体液中的一组具有酶原活性的糖蛋白，可被抗原抗体复合物或其他因素激活。补体作为辅助抗体效应功能分子，一方面补体活化过程中产生许多具有生物活性的片段，如过敏毒素、调理素等，参与多种免疫功能；另一方面，激活的补体也参与对组织的免疫病理损伤。若补体水平低于 25% 则常提示合并活动性肾炎。SLE 患者常见低补体血症，系由于循环与组织抗体和免疫复合物对补体成分的激活、吸附和消耗有关所致。先天性或获得性补体成分降低也可引起低补体血症，但并不多见。血清补体水平降低不用于诊断，但可作为疾病活动性和疗效观察的指标。在 SLE 中，可通过传统和旁路两条途径激活补体，75%～95% 患者血清总补体（CH50）下降，C1q、C2、C3、C4 备解素和因子 B 均可异常，其下降程度与 SLE 的活动性一致。补体成分中 C3 含量最高，且在活化的途径中均需要 C3 参与，故临床上较重视 C3 水平的变化，C3 在 SLE 活动期降低，缓解期恢复正常。而 C4 在 SLE 疾病活动时较其他补体最早降低，但为最迟恢复正常。

6. 循环免疫复合物（CIC）

循环免疫复合物（CIC）是一种可溶性抗原 - 抗体结合产物，可引起复杂的免疫病理反应，并致组织损伤，其增高与 SLE 活动性病变有关，SLE 活动期 CIC 明显增高，甚至缓解期也常有增高的情况，特别是 LN 或血管炎发生时，并且该指标更可作为病情恶化的预兆，但它也可见于其他结缔组织病、恶性肿瘤、感染等情况，故 CIC 对 SLE 的诊断缺乏特异性。CIC 的重要意义在于其可作为病情、疗效观察指标，即 SLE 活动时抗 ds-DNA 抗体上升，CIC 增高，补体下降，病情缓解时则相反。CIC 测定可用 C1q 结合细胞测定、Rajii 细胞测定、冷沉淀反应等方法，但不同的方法结果并不一致，可能与不同方法所测的 CIC 分子大小不同有关。

7. 类风湿因子

50% 的 SLE 患者类风湿因子可为阳性，但一般滴度较低且为一过性，以 19SIgM 类风湿因子最常见。类风湿因子检查对 SLE 特异性不强。

8. 血清蛋白电泳

60% 以上的 SLE 患者病人有高球蛋白血症，表现为 γ 球蛋白、β 微球蛋白增高，伴或不伴白蛋白降低。高球蛋白血症主要由 γ 球蛋白升高而引起，但其他球蛋白升高也有意义，如 α1 和 α2 球蛋白属于急性阶段反应物，是由肝脏产生的对细胞有保护作用的糖蛋白，在活动期 SLE 以及有蛋白尿的患者中可升高；β2 微球蛋白则包括血清脂蛋白和转铁蛋白，当患者伴有肾病并且使用皮质类固醇进行治疗时该指标会升高，而使用抗疟药治疗时，因其能干扰脂质代谢，所以该指标会降低。此外，γ 球蛋白多克隆升高尤其多见于活动性 SLE 患者及有蛋白尿的患者，而使用大剂量皮质类固醇和免疫抑制剂的患者，γ 球蛋白可降低，这类患者易反复感染。

9. 冷球蛋白血症（CG）

冷球蛋白是一组易于在 4℃时形成沉淀，30℃聚合，37℃溶解的蛋白质或抗原抗体复合物，可分为两大类：单克隆型和混合型。混合型冷球蛋白多提示免疫复合物的存在，ANA 和抗 ds-DNA 抗体也常存在于此复合物中。15%～35% 的 SLE 与活动性有关，特别是雷诺现象以及肾脏的病变表现，可用于监测 SLE 活动性。狼疮的冷球蛋白现象不是特异的，可见于其他疾病，特别是类风湿关节炎，冷球蛋白常伴有类风湿因子、C1q、C3、ANA 及抗 ds-DNA 抗体。

10. 血清免疫球蛋白（Ig）

Ig 是淋巴细胞受刺激后增殖、分化为浆细胞后的产物，占血清总蛋白的 20%～25%。Ig 是机体免疫系统的重要组成部分，分为 IgG、IgA、IgD、IgE、IgM 五类，各类 Ig 含量随年龄会产生不同的变化，但其含量相对稳定。若其含量高于正常值，则为多克隆免疫球蛋白血症。许多自身抗体属 IgG 类，IgG 水平升高提示有自身免疫性疾病。SLE 患者 IgG 的半衰期较正常人短，而其合成率则为正常人的 4～5 倍，在未使用类固醇或免疫抑制剂的患者中 IgG 水平是升高的；IgM 是最有效的凝集抗体，与抗原结合后有很强的激活补体传统途径的能力，只有少数患者的 IgM 水平在任何时候均呈现升高的情况；IgA 是在分泌液中最主要的免疫球蛋白，SLE 患者血清 IgA 水平一般正常或轻度升高，但分泌型 IgA 水平常常是降低的；IgD、IgE 血清含量极少，有人发现有些抗核抗体属于 IgD，但其活性甚低。

11. 脑脊液检查

脑脊液（CSF）异常，尤其是其免疫学异常与 SLE 中枢神经系统（CNS）受累关系较为密切。

12. 皮肤病理检查

皮肤免疫荧光检查：在表皮与真皮交界处有免疫球蛋白 IgG、IgM、IgA 及补体 C3、C4 等沉积，形成颗粒或团块状的荧光带，即"狼疮带"。

第二节　诊断标准

SLE 是系统性自身免疫性疾病的原型疾病，以多系统受累和产生多种自身抗体为特征。患者的临床表现多种多样，病情轻重从只有轻度关节痛和皮肤受累到严重危及生命的内脏器官受累，程度不等。临床诊断较为困难，由于临床医生认识不足造成的误诊现象十分常见。本病的诊断强调对病史、临床表现及实验室检查进行综合分析，分类标准的应用对 SLE 的诊断起到了很大的帮助。SLE 的分类标准最先由美国风湿病学会（ACR）在1971 年制订，并在 1982 年和 1997 年进行了两次修订（表 3-8、表 3-9）。2009 年以前普遍采用 ACR1997 年推荐的分类标准，其敏感性和特异性均＞90%，对指导临床诊断有较大的实用价值。在排除感染、肿瘤和其他结缔组织病后，患者出现或先后出现 11 项诊断标准中的 4 项或 4 项以上者，可诊断为 SLE，且特异性随着阳性项目的增加而增大。

2009 年 ACR 公布了关于 SLE 新的分类标准（表 3-10），分别包括临床标准和免疫学标准。确诊条件为：①肾脏病理证实为狼疮肾炎并伴有 ANA 或抗 ds-DNA 抗体阳性；②临床及免疫指标中有 4 条以上符合（至少包含 1 项临床指标和 1 项免疫学指标）。此标准与 1997 年 ACR 修订的标准比较，更加明确了一些临床表现的定义，并细化了免疫学指标，同时强调了肾脏病理的重要性。该标准敏感性为 94%，特异性为 92%。ACR 标准是为了在 SLE 流行病学研究时纳入 SLE 患者而制订的。临床实践中常常采用这些标准来支持 SLE 的诊断。但必须强调的是，满足该分类标准并不是诊断 SLE 的绝对必要条件。相反，有经验的临床医生可通过对疾病的特征性症状、体征和血清学检查进行分析，并在排除其他可能的鉴别诊断后做出 SLE 的诊断。因此临床应用分类标准时，仍需结合具体情况综合分析，减少漏诊与误诊。

在 2017 年 6 月举行的欧洲抗风湿病联盟（EULAR）年会上，Martin Aringer 教授报道了 SLE 诊断新的分类标准（表 3-11），该分类标准由 EULAR 和 ACR 共同推出。在 SLE 新分类标准的制定过程中，结合了专家意见和真实数据基础，并有全球范围内超过 150 个中心的广泛参与，在验证队列中的诊断敏感性和特异性分别达到 98% 和 97%。

表 3-8　美国风湿病学会（ACR）1982 年推荐的 SLE 分类标准

1. 蝶形红斑	颧部隆起的或平的固定性红斑，鼻唇沟部无皮损
2. 盘状狼疮	红色隆起斑片，表面附有黏着、角化性鳞屑及角质栓；陈旧损害可见萎缩性疤痕
3. 光过敏	有光过敏史或检查时发现对光异常反应所引起的皮损
4. 口腔溃疡	口腔或鼻咽部溃疡，常无痛，由医生检查发现
5. 关节炎	累及两个或更多的周围关节，非糜烂性关节炎，特征为关节触痛、肿胀或积液
6. 浆膜炎	①胸膜炎：有胸痛史，体检可闻及胸膜摩擦音，胸腔积液；②心包炎：心电图，超声心动图证实有心包积液或心包摩擦音
7. 肾损害	①持续蛋白尿，蛋白定量每日 > 0.5g，或蛋白尿 "+++" 以上；②细胞管型：为红细胞、血红蛋白、颗粒、管状或混合管型
8. 神经系统病变	①癫痫：排除药物和代谢紊乱，如尿毒症、酮体血症、电解质紊乱；②精神症状：排除药物和代谢紊乱（如同上）
9. 血液学异常	①溶血性贫血伴网织红细胞增多；②白细胞减少：白细胞 $< 4 \times 10^9$/L（4000/mm^3）；③淋巴细胞减少：淋巴细胞 $< 1.5 \times 10^9$/L（1500/mm^3）；④血小板减少：血小板 $< 100 \times 10^9$/L（1×10^5/mm^3），排除药物所致
10. 免疫学异常	①LE 细胞阳性；②抗 ds-DNA 抗体滴度升高；③抗 Sm 抗体阳性；④梅毒血清试验假阳性，至少持续 6 个月，并由梅毒螺旋体制动试验（TPI）、荧光螺旋体抗体吸附试验（FTA）证实不是梅毒
11. 抗核抗体阳性	免疫荧光抗核抗体滴度异常或相当于该法的其他试验滴度异常，排除 "药物性狼疮综合征"

表 3-9　美国风湿病学会（ACR）1997 年推荐的 SLE 分类标准

1. 颊部红斑	固定红斑，扁平或高起，在两颧突出部位
2. 盘状红斑	片状高起于皮肤的红斑，黏附有角质脱屑和毛囊栓；陈旧病变可发生萎缩性瘢痕
3. 光过敏	对日光有明显的反应，引起皮疹，从病史中得知或由医生观察所得
4. 口腔溃疡	经医生观察到的口腔或鼻咽部溃疡，一般为无痛性
5. 关节炎	非侵蚀性关节炎，累及 2 个或更多的外周关节，有压痛，肿胀或积液
6. 浆膜炎	胸膜炎或心包炎
7. 肾脏病变	尿蛋白 > 0.5g/24h 或 +++，或管型（红细胞、血红蛋白、颗粒或混合管型）
8. 神经病变	癫痫发作或精神病，除外药物或已知的代谢紊乱
9. 血液学疾病	溶血性贫血，或白细胞减少，或淋巴细胞减少，或血小板减少

10. 免疫学异常	抗 ds-DNA 抗体阳性，或抗 Sm 抗体阳性，或抗磷脂抗体阳性（包括抗心磷脂抗体、或狼疮抗凝物、或至少持续 6 个月的梅毒血清试验假阳性三者中具备一项阳性）
11. 抗核抗体	在任何时候和未用药物诱发"药物性狼疮"的情况下，免疫荧光抗核抗体滴度异常或相当于该法的其他试验滴度异常

表 3-10 美国风湿病学会（ACR）2009 年推荐的 SLE 分类标准

临床标准	免疫学标准
1. 急性或亚急性皮肤狼疮表现	1.ANA 滴度高于实验室参考标准
2. 慢性皮肤狼疮表现	2. 抗 ds-DNA 抗体滴度高于实验室参考标准（ELISA 法测需 2 次高于 LRR）
3. 口腔或鼻咽部溃疡	3. 抗 Sm 抗体阳性
4. 非瘢痕性秃发	4. 补体减低：C3、C4、CH50
5. 炎性滑膜炎，并可观察到 2 个或更多的外周关节有肿胀或压痛，伴晨僵	5. 无溶血性贫血，但直接 Coomb 试验阳性
6. 浆膜炎	6. 抗磷脂抗体：狼疮抗凝物阳性 / 梅毒血清学试验假阳性 / 抗心磷脂抗体是正常水平 2 倍以上或抗 β2GPI 中滴度以上升高
7. 肾脏病变：用尿蛋白 / 肌酐比值（或 24 小时尿蛋白）算，至少 500mg 蛋白 /24 小时，或有红细胞管型	
8. 神经病变：癫痫发作、精神病、多发性单神经炎、脊髓炎、外周或脑神经病变、脑炎（急性精神混乱状态）	
9. 溶血性贫血	
10. 白细胞减少（至少 1 次白细胞计数＜ 4.0×10^9/L）或淋巴细胞减少（至少 1 次淋巴细胞计数＜ 1.0×10^9/L）；血小板减少症（至少 1 次血小板计数＜ 100×10^9/L）	

表 3-11 2017 EULAR/ACR SLE 新分类标准

入围标准	ANA阳性史（Hep2 免疫荧光法≥1:80）	
临床领域及标准	定义	权重
全身状况：发热	无其他原因可解释的发热＞ 38.3℃	2
皮肤病变		
口腔溃疡	不需要一定是医生观察到的	2
非疤痕性脱发	不需要一定是医生观察到的	2
亚急性皮肤狼疮	环形或丘疹鳞屑性的皮疹（常分布在曝光部位）	4
急性皮肤狼疮	颊部红斑或斑丘疹，有或无光过敏	6

入围标准	ANA阳性史（Hep2 免疫荧光法≥1:80）	
关节病变： ≥ 2 个关节滑膜炎 或 ≥ 2 个关节压痛 + ≥ 30 分钟的晨僵	以关节肿胀和压痛为特征。如 X 线存在骨侵蚀或 CCP 抗体滴度超过 3 倍，则不计该项。	6
神经系统病变：		
谵妄	意识改变或唤醒水平下降，和症状发展时间数小时至 2 天内，和一天内症状起伏波动，和认知力急性或亚急性改变，或习惯、情绪改变	2
精神症状	无洞察力的妄想或幻觉，但没有精神错乱	3
癫痫	癫痫大发作或部分 / 病灶性发作	5
浆膜炎：		
胸腔积液或心包积液	需影像学证据支持，如超声、X 光、CT、MRI	5
急性心包炎	≥以下两项：①心包胸痛（锐痛，吸气时加重，前倾位减轻）；②心包摩擦音；③心电图广泛 ST 段抬高或 PR 段偏移；④影像学新发或加重的心包积液	6
血液系统损害		
白细胞减少	$< 4 \times 10^9/L$	3
血小板减少	$< 100 \times 10^9/L$	4
免疫性溶血	①存在溶血证据，网织红细胞升高，血红蛋白下降，间接胆红素升高，LDH 升高；② Coomb's 试验阳性	4
肾脏病变：		
蛋白尿 > 0.5g/24h	收集的 24 小时尿液蛋白定量 > 0.5g 或尿蛋白肌酐比值提示 24 小时尿蛋白 > 0.5g	4
肾穿病理符合狼疮肾炎	Ⅱ 或 Ⅴ 型狼疮肾炎	8
	Ⅲ 或 Ⅳ 型狼疮肾炎	10
免疫学领域及标准		
抗磷脂抗体方面	抗心磷脂抗体 IgG > 40GPL 单位或抗 β 2-GP1 IgG > 40 单位或狼疮抗凝物阳性	2
补体方面：		
低 C3 或低 C4		3
低 C3 和低 C4		4
高度特异抗体方面：	ds-DNA 阳性或 Sm 抗体阳性	6

对于每条标准，均需要排除感染、恶性肿瘤、药物等原因；既往符合某标准可以计分；标准不必同时发生；至少符合一条临床标准；在每个方面，只取最高权重标准得分计入总分。总分≥10分可以分类诊断 SLE。

对存在典型临床表现和自身抗体异常的患者，SLE 不难诊断。但 SLE 的早期诊断并不容易，其原因一方面是因部分患者早期起病隐匿，首发症状不典型，易与其他疾病混淆；另一方面，部分患者临床表现较轻，或缺乏多系统损害，临床医师重视不足。SLE 的首发症状变化不一，约 50% 患者表现为关节炎，20% ～ 40% 患者表现为皮肤损害，此外，发热、乏力、消瘦、浆膜炎、雷诺现象、血液系统损害等均可作为 SLE 的首发症状。当临床医生面对一些反复持续且难以用其他疾病解释的现象，或经积极治疗但疗效仍然不佳以及多系统损害的情况时，应当提高对 SLE 的警惕，尽早进行自身抗体的检测。

第三节　鉴别诊断

1. 混合性结缔性组织病（MCTD）

长期以来人们认为系统性红斑狼疮、类风湿关节炎、系统性硬化症和皮肌炎可有重叠的表现，也可以发生互相转变，但在临床中可以看到相当多的患者并不具备典型的疾病分类条件。MCTD 被定义为存在系统性硬化症、类风湿关节炎、系统性红斑狼疮和皮肌炎相交叉的特征，但又不能独立诊断为上述各个疾病。MCTD 具有 SLE 类似的雷诺现象、ANA 阳性、关节痛、肌痛及系统损害，但 MCTD 以双手指弥漫肿胀（腊肠指）、食管运动障碍、肺间质病变、抗 U1RNP 抗体呈高滴度阳性为特征，肾小球损害少见，抗 ds-DNA 抗体和抗 Sm 抗体阴性。

2. 类风湿关节炎

类风湿关节炎和 SLE 两者有许多共同的临床及血清学指标。当类风湿关节炎仅有骨破坏，抗核抗体阴性时易于鉴别；而当出现关节外表现，抗核抗体阳性时，则难以与 SLE 进行鉴别。类风湿关节炎的关节外表现包括浆膜炎、皮肤血管炎、皮下结节、贫血、干燥综合征以及其他可见于 SLE 的表现。

类风湿关节炎关节症状与 SLE 关节症状相似，均为对称性，好发于双手小关节。但 SLE 患者的关节症状，如疼痛、肿胀、晨僵等通常比类风湿关节炎患者的症状要轻，且持续时间较短。类风湿关节炎患者关节改变为侵蚀性，存在骨侵蚀骨破坏，而 SLE 患者的关节改变通常为非侵蚀性的，症状缓解后关节畸形少见。影像学可以鉴别，此外，SLE 患者除关节症状外，可有特征性皮疹，肾受累多见，ANA 及抗 ds-DNA 抗体阳性，类风湿关节炎患者这些表现较少。

3. 系统性硬化症

除抗核抗体呈阳性外，其他 SLE 的血清异常表现也可以见于系统性硬化症，如狼疮细胞现象，抗磷脂抗体及其他核抗原。抗着丝点抗体常与 CREST 综合征相关联，此抗体也见于少数 SLE 患者。与 SLE 相比，系统性硬化症家族发病率比较低，临床上多具有指端硬化，毛细血管扩张、钙化及恶性高血压伴急性肾衰的表现，多数患者对激素及细胞毒素药物反应很差。SLE 较少与系统性硬化症有同一表现的情况，并且两者的并存情况较为少见，但少数 SLE 患者可合并局限性硬皮病、线状硬皮病，少数系统性硬化症患者可以演变为 SLE。系统性硬化症患者肺间质纤维化较 SLE 多见，X 线见肺下野有大量小结节，而血液系统损害、中枢神经系统损害较 SLE 轻。抗 Scl-70 抗体为系统性硬化症的特异性抗体，有助于两种疾病之间的鉴别诊断。

4. 多发性肌炎、皮肌炎

SLE 患者可出现肌无力、肌痛、肌酸激酶升高等表现，临床表现类似于多发性肌炎和皮肌炎，但 SLE 肌痛症状通常较轻，肌酸激酶通常仅轻度升高，面部皮疹以蝶形皮疹为特征；多发性肌炎和皮肌炎肌电图可有正锐波、纤颤电位等较特异性表现，通常缺乏肾功能、神经系统等方面损害的证据，皮肌炎可有 Cottron 皮疹、眶周皮疹等特征性皮疹，自身抗体阳性率也远少于 SLE。少数患者可同时具有 SLE 和多发性肌炎或皮肌炎的特征性表现，通常诊断为重叠综合征。

5. 血液系统恶性疾病

血液系统恶性疾病临床可表现为发热、肝脾大、淋巴结肿大、血液系统功能异常，并且会根据肿瘤细胞所在部位的不同而存在不同系统受累的表现，故而有时与 SLE 相似，也可出现 ANA 等自身抗体和免疫球蛋白升高等表现，给鉴别诊断带来了困难。但 SLE 患者的淋巴结肿大通常很少超过 2cm，免疫球蛋白为多克隆性升高。鉴别诊断最主要的证据是组织病理检测。对临床不能排除血液系统恶性疾病的患者应及早进行骨髓检测、淋巴结及受累组织的活检，有时需反复进行。

6. 药物相关性狼疮

药物性狼疮指服用某些药物后，临床上出现关节痛、皮疹、发热、浆膜炎，血中出现抗核抗体、抗组蛋白抗体的一种综合征。近 50 年来陆续发现多种可诱发狼疮样症状的药物，常见的有普鲁卡因、异烟肼、硫安布新、氯丙嗪、卡马西平、保泰松、呋喃妥因、米诺环素、青霉氨、左旋多巴、古氨酸、可乐定、维拉帕米等。诊断时需确认用药和临床出现症状的时间（如几周或几个月）。药物性狼疮的发病机制不明，它的出现和所用药物、遗传和免疫异常等多种因素有关，常见症状有发热、不适、消瘦、多关节痛、肌肉痛、皮疹、胸膜炎、心包炎、肝脾肿大等，通常病情较 SLE 患者轻，罕见中枢神经与肾功能损害，但可存在药物的神经毒性，伴发脑卒中、老年痴呆等，而面部红斑、光过敏、口腔溃疡、脱发等表现均少见。药物性狼疮可出现自身抗体，但抗核抗体谱相比 SLE 更局限，常出现单链 DNA 抗体，有时抗磷脂抗体阳性，而罕见抗 ds-DNA 抗体、抗 Sm 抗体、抗 SSA/Ro 抗体及抗 SSB/La 抗体阳性以及补体减少的情况。对于药物性红斑狼疮应及早诊断，及时停药，一般无需特殊治疗，停药数天或数周后狼疮症状即可消失，但血清学异常可持续较长时间甚至数年。对极少数停药后临床症状不消退者，可以应用阿司匹林、吲哚美辛、布洛芬等非甾体类抗炎药，对于伴有胸膜炎及心包炎等病情严重者，可适量应用肾上腺激素进行治疗。

参考文献：

[1] 叶东青 . 红斑狼疮 [M]. 北京：人民卫生出版社，2006.

[2] 栗占国，张奉春，曾小峰 . 风湿免疫学高级教程 [M]. 北京：人民军医出版社，2013.

[3] 孔海云 . 现代自身免疫病学 [M]. 北京：人民军医出版社，1996.

[4] 左晓霞，陶立坚，高洁生 . 凯利风湿病学 [M]. 北京：人民卫生出版社，2006.

[5]Edward D Harris JR，Ralph C Budd，Gary S.Firestein，et al. 凯利风湿病学 [M]. 北京：人民卫生出版社，2006.

[6] 菲尔斯坦 . 凯利风湿病学 [M]. 北京：北京大学医学出版社，2015.

[7]Anthony S Fauci，Carol A.Langford. 哈里森风湿病学 [M]. 北京：人民卫生出版社，2009.

[8] 蒋明，朱立平，林孝义 . 风湿病学 [M]. 北京：科学出版社，1995.

[9] 许德清，曾凡钦 . 红斑狼疮 [M]. 北京：中国医药科技出版社，2003.

[10] 葛均波，徐永健 . 内科学 [M]. 北京：人民卫生出版社，2013.

[11] 黄泰康，张登本 . 中医神经精神病学 [M]. 北京：中国医药科技出版社，2000.

[12] 黄泰康，孙伟正，刘丽波 . 中医血液病学 [M]. 北京：中国医药科技出版社，2000.

[13] 王承德，沈丕安，胡荫奇 . 实用中医风湿病学 [M]. 北京：人民卫生出版社，2015.

[14] 吴咸中，刘维 . 中西医结合风湿免疫病学 [M]. 武汉：华中科技大学出版社，2009.

[15] 李明，孙建方 . 结缔组织病皮肤表现图鉴与诊疗精要 [M]. 北京：北京大学医学出版社，2009.

第四章

系统性红斑狼疮的
中医治疗

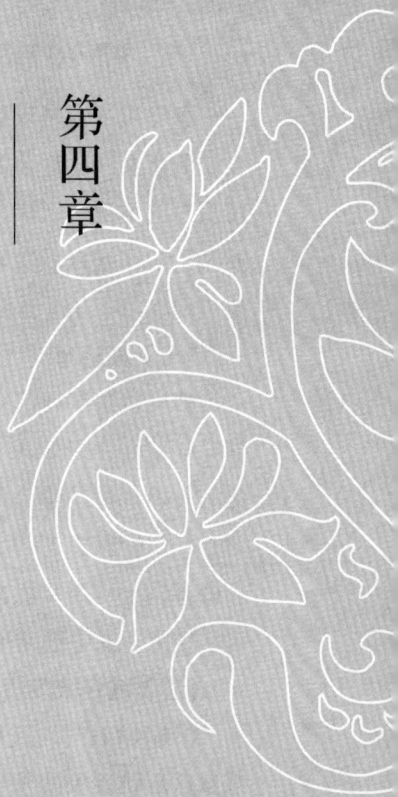

第一节　辨证论治

一、中医治疗系统性红斑狼疮的优势

糖皮质激素是现代医学治疗本病最有效的药物之一，但是长期使用糖皮质激素会产生许多副作用，同时在糖皮质激素撤减过程中往往会出现病情反复的情况。近年来的研究表明，应用中医药进行治疗可以在减少糖皮质激素的用量以及减轻糖皮质激素引起的副作用等方面扮演重要角色。主要表现在以下几个方面：

（一）减轻糖皮质激素使用剂量

糖皮质激素具抗炎、免疫抑制作用，在炎症早期可以改善红、肿、热、痛等症状。由于 SLE 病理机制复杂，变化多端，一旦疾病出现急性活动，尤其是出现危及生命的情况，不可避免地需要运用糖皮质激素等西药进行治疗，以挽救患者的生命。当患者疾病得以控制，病情稳定以后，则在中药的基础上，逐步撤减糖皮质激素的用量，通过观察，有部分患者的病情可实现完全的中医药治疗。

（二）减轻糖皮质激素不良反应

治疗 SLE 时，应用中医药有助于糖皮质激素的减量，减少糖皮质激素减量后反跳现象的发生；减少治疗过程中继发肺部感染、消化道溃疡、真菌感染、股骨头坏死等并发症的出现；促进体能康复和劳动力的恢复。总之，在以糖皮质激素等西药治疗 SLE 的同时，并用中医药治疗，能增强疗效，减少药物对患者的风险 / 效果比率，改善其生活质量。我们通过对 149 例 SLE 患者的临床疗效进行对比观察的结果发现，激素与解毒祛瘀滋阴法并用与单用激素治疗相比，激素与解毒祛瘀滋阴法并用能明显提高 SLE 的显效率和总有效率，并且对于发热、皮损、口腔溃疡、脱发、关节痛、女性月经不调的改善，以及血沉、血小板、血红蛋白、补体 C3 等指标的恢复，并用中药治疗组均明显优于单用激素治疗组。

（三）改善 SLE 相关症状，提高生活质量

中医药和西药联用，既可以各自发挥作用，又可以相辅相成，并减轻脏器损害。尤其是顽固性病例，病情较为复杂，对于西药治疗不耐受者，中西药的协同作用显得愈发重要。因为 SLE 可见多种并发症，中医药在治疗各种并发症方面具体有不同的方法能使患者症状得到改善。并且长期服用中药可以减少病情复发，巩固治疗效果。另外，医治过程中制定好的治疗方案也非常重要，好的治疗方案可以帮助病情控制，另一方面可以帮助改善患者生活质量，防止激素和免疫抑制剂对机体免疫力过度的抑制，使患者恢复劳动力，延长生存时间，降低死亡率。

二、系统性红斑狼疮的中医治疗原则和基本病机认识

（一）中医治疗原则

首先，要坚持尽早治疗原则。《金匮要略·百合狐惑阴阳毒》记载道"五日可治，七日不可治"，从另一角度强调了这一原则。从临床上看治疗及时，则病情易于控制，反之，则邪盛正虚，病趋难治。另外，施治时还应注意"急则治其标，缓则治其本"和"标本同治"的原则。对阴阳毒的治疗，需时时紧扣毒、热、瘀三个病理关键，同时兼顾调理肝肾之虚，急性发作期，重在治标，宜以清热解毒，凉血祛瘀为主；慢性缓解期，重在治本，宜以滋养肝肾为主。治疗过程中还要重视"辨证论治"和"随证治之"的原则。

（二）SLE 基本病机

SLE 的病因或临床表现，类似于古医籍中的"日晒疮""阴阳毒""痹证"等病证，从临床上看，SLE 患者多见长期低热、腰膝酸软、脱发、月经失调、舌红绛、无苔或少苔等肝肾阴虚之象，同时伴有面部红斑、口腔溃疡、关节痛、雷诺现象等毒瘀之症。经激素长期或大剂量治疗后，肝肾精血进一步损耗，"阴虚血瘀"而使血脉痹阻，筋骨失于濡养。SLE 在活动期、慢性缓解期的大部分病程阶段均表现为以肝肾阴虚为本，毒、热、瘀为标的虚实兼夹之证。所以在辨证治疗中应始终注意解毒、祛瘀、滋阴治

则的应用。但疾病的发展是一个动态过程，不同时期虚、毒、瘀的表现会有所偏颇，因此临床用药亦要有所偏重，这样才能提高疗效。

我们发现 SLE 在急性期一般热毒比较明显，所以用药要偏重于解毒；在缓解期，由于糖皮质激素、免疫抑制剂的应用，再加上热毒的煎熬，使阴液耗伤更甚，阴虚表现更明显，甚至呈现阴虚火旺或气阴两虚的情况，治疗应偏重滋阴或滋阴清热益气的原则。再者，SLE 临床表现复杂多样，根据我们临床观察，除大多数活动性 SLE 表现为阴虚毒瘀证候外，其他一些证型也会存在，如脾肾阳虚型、风湿热痹型等，应根据不同情况加以辨别。

三、系统性红斑狼疮的二型九证辨治法

（一）先分轻重两型

查阅近 30 年的文献，分类整理后发现：SLE 的不同辨证分型达 83 种之多，而出现频次较高的证型亦有 10 余种，其中热毒炽盛证、脾肾阳虚证、风湿热痹证出现频次达 20 次以上，肝肾阴虚证、阴虚内热证、气阴两虚证亦是常见的证型。不同医家的分型不尽相同，少则三五型，多则八九型；并且所依不同标准，比如：损害脏腑程度，疾病所处的活动期，气血阴阳亏虚情况，痰浊瘀血等病理产物等。在这些纷繁复杂的证型中，必定有其共性的一面，我们要抓主要矛盾，执简驭繁，纲举目张，以便临床辨证施治。中华医学会风湿病学会的《系统性红斑狼疮诊治指南（草案）》依据病情轻重程度将本病分为轻型和重型两大类，轻型 SLE 主要指诊断明确或高度怀疑者，临床症状稳定，所累及的靶器官功能正常或稳定；重型 SLE 则主要指重要器官或系统受累，包括循环、呼吸、神经、泌尿等系统，病情急性活动，或出现狼疮危象而危及生命。

将 SLE 分为轻重两型有利于疾病预后的判断，对于重型 SLE 医生应提高警惕，大剂量激素及免疫抑制剂的使用对于挽救患者的生命是极其必要的，在这期间，中药起协同作用，减少部分西药的副作用，提高患者的生活质量。对于轻型初发 SLE 患者，预后一般较好，有的可完全单用中药治疗，这样不仅可以避免激素等西药的副作用，而且能起到同样的治疗效果。

因此，在临床上对 SLE 首先分清轻型还是重型，有利于临床治疗的同时利于对病情的把握。

（二）再辨九种证型论治

SLE 能侵犯人体各个系统，上达头目，下至足膝，外侵皮肤肌肉，内犯脏腑经络，无处不到，其临床表现多种多样。《伤寒论》在使用柴胡汤时讲到"但见一证便是，不必悉具"，提示我们辨证时应抓主症，虽然四诊合参必不可少，但在临床上抓住主症辨证，其实用价值不可忽视。二型九证法论治 SLE 如下：

1. 轻型

（1）风湿痹痛

【临床表现】症见四肢关节肌肉游走性疼痛，血沉及抗"O"偏高。若腰膝酸软，关节冷痛，关节肿胀，肌肤麻木，舌红少苔，脉细数或弦细数，为虚痹；若伴有关节局部红肿热痛，舌质红，苔黄腻，脉滑或滑数，为热痹；若局部关节无明显红肿，伴畏风，遇寒痛剧，得热痛减，舌淡苔白，脉弦紧，为寒痹。

【治法】虚痹治以补肝肾，强筋骨；热痹治以祛风化湿，清热通络；寒痹治以祛风散寒通络。

【方药】虚痹：独活寄生汤加减。独活 15g，桑寄生 15g，杜仲 10g，怀牛膝 18g，秦艽 15g，防风 10g，细辛 3g，当归 10g，生地黄 15g，白芍 15g，人参 10g，茯苓 15g，川芎 6g，肉桂 10g，生姜 3 片，甘草 6g 等。

热痹：白虎加桂枝汤加减。

知母 18g，甘草 6g，石膏 30g，粳米 30g，桂枝 9g 等。

寒痹：桂枝附子汤加减。

桂枝 12g，制附子 9g（先煎），生姜 9g，大枣 30g，甘草 6g 等。

【加减】关节疼痛剧烈者，可加制川乌，一般先煎半小时以上为宜，另外可加白芍、知母等，以监制其温热之性；若风邪偏盛者，可加蕲蛇祛风通络；若湿邪偏盛，关节肿痛明显者，可加苍术、黄柏、薏苡仁等以清利湿热，还可加用豨莶草、青风藤、鬼箭羽等；若上肢、颈部关节痛者，可加桑枝、桂枝、羌活、姜黄、葛根等，下肢关节痛者，可加独活、牛膝等；若伴有雷诺氏征者，可用黄芪桂枝五物汤或当归四逆汤，以益气温阳通络。

（2）气血亏虚证

【临床表现】神疲乏力，心悸，气短，自汗，头晕眼花，舌质淡红，苔薄白，脉细弱。血常规检查一般为白细胞、血小板或红细胞偏低。

【治法】益气养血。

【方药】归脾汤加减。

黄芪 30g，白术 12g，人参 12g，当归 12g，甘草 6g，茯苓 12g，远志 10g，酸枣仁 30g，木香 10g，龙眼肉 15g，生姜 3 片，大枣 3 枚等。

【加减】黄芪用量一般较大，多为 30g 以上，还应加丹参以养血活血，赤小豆当归散也常搭配使用，不可拘泥于血小板减少易出血而忌用活血之品。另外，仙鹤草、鸡血藤、黄精等亦是常用之品。

（3）阴虚内热证

【临床表现】低热，盗汗，面颧潮红，局部斑疹黯褐，口干咽燥，腰膝酸软，脱发，眼睛干涩或视物模糊，月经不调或闭经，舌质红，苔少或光剥，脉细或细数。

【治法】滋阴清热，解毒祛瘀。

【方药】青蒿鳖甲汤加减。

青蒿 6g，鳖甲 15g，生地黄 12g，知母 6g，牡丹皮 9g 等。

【加减】肾阴虚明显者，加用六味地黄汤；若伴有低热，可加银柴胡；口干、眼干者，可加枸杞子、麦冬、谷精草等；脱发明显者，可加制首乌、墨旱莲等；腰膝酸软者，可加川牛膝、杜仲等；口腔溃疡者，可加生甘草、黄芩、黄连、干姜，以取甘草泻心汤之义。

2.重型

（1）热毒炽盛证

【临床表现】症见红斑或皮疹，斑疹色红，可伴发热，面赤，烦躁，甚或谵语神昏，关节肌肉酸痛，小便黄赤，大便秘结，舌质红，苔黄燥，脉滑数或洪数。

【治法】清热解毒，凉血消斑。

【方药】犀角地黄汤加减。

水牛角 30g，生地黄 24g，赤芍 12g，牡丹皮 9g 等。

【加减】热毒盛者，可加大青叶、蚤休、白花蛇舌草、升麻等；伴有发热者，可加羚羊角粉；红斑明显者，则选用凉血消斑之品，如凌霄花、紫草等；若伴瘙痒，可加蝉蜕、僵蚕、徐长卿等以祛风；还可加青蒿，以清透热毒。

（2）饮邪凌心证

【临床表现】症见心悸，检查有心包积液等，伴心烦神疲，面晦唇紫，肢端怕凉隐痛，重者喘促不宁，舌质暗红，苔灰腻，脉细数或细涩结代。

【治法】利水宁心，益气行血。

【方药】木防己汤合丹参饮加减。

防己 12g，生石膏 30g，桂枝 6g，人参 12g，丹参 30g，檀香 6g，砂仁 6g 等。

【加减】胸闷明显者，可加瓜蒌薤白半夏汤；伴有胸水者，可用苓桂术甘汤，以益气温阳利水。

（3）痰瘀阻肺证

【临床表现】症见胸闷，咳嗽气喘，咯痰黏稠，检查有间质性肺炎、肺部感染等，舌质红，苔黄腻，脉滑数。

【治法】宣肺化痰，祛瘀平喘。

【方药】麻杏石甘汤合千金苇茎汤加减。

麻黄 12g，杏仁 9g，生石膏 20g，生甘草 6g，鲜芦根 60g，冬瓜子 30g，薏苡仁 30g，桃仁 9g 等。

【加减】咳痰黏腻胶着者，治以清肺肃降，除千金苇茎汤外可加野荞麦根、瓜蒌皮、鱼腥草等清热化痰。此外，祛瘀活血之品亦不可少，如丹参、积雪草、郁金等；若大便干结者，可加桃仁、熟大黄，不仅活血通络，还能通便，使肺气得以宣肃。

（4）肝郁血瘀证

【临床表现】症见胁肋胀滞或刺痛，纳差，或胁下有癥块，黄疸，女性月经不调甚至闭经，肝功能检查中谷丙转氨酶、谷草转氨酶升高，抗线粒体抗体阳性等，舌质紫黯有瘀斑，脉弦细或细涩。

【治法】疏肝解郁，活血化瘀。

【方药】茵陈蒿汤合四逆散加减。

茵陈 18g，栀子 12g，大黄 6g，柴胡 12g，白芍 12g，枳壳 10g，生甘草 6g 等。

【加减】热盛者，可加龙胆草、黄柏、垂盆草等；湿盛者，可加茯苓、车前草、滑石等；还可选用川楝子、枳实、郁金以疏肝理气。若月经不调，可选用益母草、香附、丹参、当归等。

（5）脾肾阳虚证

【临床表现】症见面目四肢浮肿，伴有面色无华，畏寒肢冷，腰酸，尿浊，尿少或小便清长，尿蛋白（++ ～ +++），24 小时尿蛋白定量 ≥ 1g，舌质淡红边有齿痕或舌体嫩胖，苔薄白，脉沉细。

【治法】温肾健脾，化气行水。

【方药】真武汤合金匮肾气丸加减。

茯苓 15g，白芍 12g，制附子 9g，白术 12g，熟地黄 24g，山药 12g，山茱萸 12g，茯苓 9g，牡丹皮 9g，泽泻 9g，桂枝 9g 等。

【加减】利湿解毒加半枝莲、蚤休、白花蛇舌草；活血化瘀加桃仁、川芎、莪术等。如伴有大量或顽固性蛋白尿者，可加雷公藤，以通行十二经，达到通络散结之功。然而雷公藤在使用中应注意以下几点：①年轻未育者应慎用，如需使用，则应短时间应用，避免长期连续服用；②可配伍疏肝活血药以减轻副作用，如柴胡、垂盆草、益母草等；③雷公藤一般用量在5 ～ 15g，须久煎半小时以上，以减少其毒性。

（6）风痰内动证

【临床表现】症见眩晕头痛，面部麻木，重者突然昏扑，抽搐吐涎，临床检查可见多伴有神经系统损害，舌质暗苔白腻，脉弦滑。

【治法】涤痰息风，开窍通络。

【方药】天麻钩藤饮合止痉散加减。

天麻 9g，川牛膝 12g，钩藤 12g，石决明 18g，栀子 9g，杜仲 10g，黄芩 9g，益母草 10g，桑寄生 10g，夜交藤 12g，茯神 9g，全蝎 5g，蜈蚣 2 条等。

【加减】肝火盛，心情烦躁者，可加龙胆草、川连；心情抑郁者，可加淮小麦、炙甘草、红枣；寐差者，可加酸枣仁、夜交藤等。如发病急骤，可先以安宫牛黄丸、紫雪丹镇痉息风，开窍定惊。

四、其他证型与治法

（一）清热解毒，凉血益阴法

适用于热毒炽盛或伴有阴液受伤的证型。代表方有犀角地黄汤、清瘟败毒散、安宫牛黄丸等。常用的药物有：羚羊角粉、水牛角片、生地黄、赤芍、牡丹皮、栀子、生石膏、知母、黄芩、黄连、大黄、金银花、板蓝根、重楼、白花蛇舌草、紫草、青黛、白茅根、玄参、天花粉、石斛。

（二）滋阴降火，补益肝肾法

适用于肝肾阴虚的证型。代表方有青蒿鳖甲汤、六味地黄丸、知柏地黄丸等。常用的药物有：熟地黄、山药、山茱萸、何首乌、枸杞子、女贞子、墨旱莲、龟板、鳖甲、茯苓、牡丹皮、泽泻、青蒿、黄柏、知母、玄参、白芍、地骨皮、银柴胡。

（三）温肾健脾，通阳利水法

适用于脾肾阳虚的证型。代表方为真武汤、附子理中汤、金匮肾气丸等。常用的药物有：附子、桂枝、肉桂、干姜、菟丝子、补骨脂、巴戟天、黄芪、茯苓、党参、猪苓、防己、仙灵脾、白术、山药、冬瓜皮、车前草、炙甘草。

（四）祛风通络，清热除湿法

适用于风湿热痹的证型。代表方有白虎桂枝汤、麻杏薏甘汤、越婢加术汤。常用的药物有：石膏、威灵仙、薏苡仁、防风、秦艽、忍冬藤、羌活、桑枝、豨莶草、桂枝、川芎、苍术、黄柏、牛膝、鸡血藤、地龙。

（五）疏肝解郁，理气活血法

适用于肝郁血瘀的证型。代表方有逍遥散、鳖甲煎丸、茵陈蒿汤等。

常用的药物有：生地黄、柴胡、郁金、当归、赤芍、丹参、牡丹皮、金铃子、延胡索、川芎、香附、陈皮、佛手、益母草、白芍、枳壳、鳖甲、虎杖、桃仁、大黄、茵陈、栀子。

第二节　常见症状的辨治

一、全身症状

（一）发热

有资料表明，SLE 高热者多为稽留热，对于长期发热者，多呈不规则热，也有低热高热交替出现的情况。发热前有畏寒或不畏寒的表现，极少有寒战。糖皮质激素结合中医药治疗一般能迅速退热。治疗时须鉴别是否是感染引起的发热，如不能排除感染则应尽量避免使用激素，并予以相应的抗感染治疗。

1. 辨证

（1）高热

①热在卫分　发热，多伴见微恶风寒，无汗或少汗，面赤，斑疹隐隐，口微渴，舌边尖红，苔薄白，脉数。

②热入气分　临床多见壮热，多汗，面赤，口渴，喜饮冷，或有咽痛，咳痰黄稠，胸痛，小便黄赤，大便秘结，舌红苔黄，脉洪大或滑数。

③热炽营阴　临床多见身热夜甚，心烦躁扰，或时有谵语，或斑点隐隐，口微渴或口反不渴，舌红绛苔少或无苔，脉细数。

④热陷心包　临床见身热灼手，神昏谵语，咳喘气促，四肢厥逆，舌红绛苔黄燥，脉细滑数。

（2）低热

①阴虚低热　发热以午后或夜间为多，颧红，盗汗，手足心热或骨蒸潮热，心烦少寐，口干咽燥，大便干结，小便短赤，舌红少苔，有裂纹，脉细数。

②血虚低热　发热绵绵不断，多为低热，头晕眼花，身倦乏力，心悸眠差，面白少华，唇甲色淡，舌淡红少苔或无苔，脉弦细或细数。

③气虚低热　劳累后发热明显，常伴有面色萎黄，气短乏力，身倦懒言，自汗，舌质淡嫩苔薄，脉虚大。

④气郁低热　热势常随情志变化而起伏，精神抑郁，烦躁易怒，善太息，口苦，纳少，大便秘结，舌红，苔薄黄，脉弦数。

⑤血瘀低热　午后或晚间低热，咽干，但欲漱水不欲咽，肢体或躯干有固定痛处，面色萎黄或晦暗，皮肤粗糙，肌肤甲错，舌质青紫或有瘀点、瘀斑，脉弦或涩。

2. 治疗

（1）高热

①热在卫分　治以辛凉解表，常用方剂为银翘散，具体药物可用金银花、连翘、桔梗。夹湿者，可加藿香、郁金；津伤口渴者，加天花粉；热毒较甚，咽痛者，加马勃、玄参；肺气不利，咳嗽者，加杏仁。

②热入气分　治以清热宣肺，常用方剂有麻杏石甘汤，具体药物可用麻黄、杏仁、生石膏、甘草、鱼腥草，鱼腥草以清热化痰；甘草生津止咳，调和诸药。如胸痛较甚者，可加桃仁、郁金、瓜蒌、丝瓜络等以活络止痛；痰多而喘急者，可加葶苈子、苏子等以降气平喘；痰中带血或咯血者，加茜草炭、白茅根、侧柏炭、仙鹤草、焦栀子等以凉血止血。

③热炽营阴　治以清营养阴，透热转气，常用方剂为清营汤，具体药物可用水牛角、玄参、生地黄、麦冬、牡丹皮。水牛角苦咸寒，清解营分之热毒，为君药。热伤营阴，又以生地黄凉血滋阴，麦冬热养阴生津，玄参滋阴降火解毒，三药共用，既可防寒养阴保津，又可助君药清营凉血解毒。手足抽搐者，这是营分热盛引动肝风的标志，治疗仍用清营汤，配伍羚羊角、钩藤、菊花等凉肝息风之品。

④热陷心包　治以清热解毒，化痰开窍，常用方剂为清宫汤，具体药物可用玄参、莲子心、竹叶、连翘、水牛角、麦冬。水牛角的功用与犀角近似，但是用量要大，为犀角用量的 5～10 倍，应在清宫汤时可配伍竹

沥、胆南星、菖蒲、郁金。竹沥与胆南星都是清热药物，菖蒲虽是辛温药，但是它有芳香化痰开窍的作用。郁金辛寒，能行气，舒畅气机，气机通畅，易化痰。

（2）低热

①阴虚低热　治以养阴清火，除蒸退热，常用方剂为清骨散，具体药物可用生地黄、天冬、麦冬、知母、银柴胡、胡黄连、地骨皮、秦艽、青蒿、鳖甲、甘草。银柴胡善清虚劳骨蒸之热而无苦泻之弊，胡黄连、知母、地骨皮俱可入阴分退虚火，青蒿、秦艽善透伏热，引邪外出，鳖甲滋阴潜阳，能引诸药入阴以清热。

②血虚低热　治以益气养血，常用方剂为归脾汤，具体药物可用黄芪、党参、白术、熟地黄、当归、白芍、龙眼肉、酸枣仁、远志、茯神、木香、生甘草。熟地黄、龙眼肉甘温味厚，功擅大补阴血，以增化血之源，白芍、当归养血和行血，使补而不滞。

③气虚低热　治以益气除热，常用方剂为补中益气汤，具体药物可用黄芪、党参、甘草、生白术、茯苓、陈皮、当归、升麻、柴胡。方中重用黄芪，味甘气温，温养升发中气，振奋生化之源。升麻、柴胡升发清阳，解肌清热。此法即所谓甘温除热之法。

④气郁低热　治以清肝泄热，常用方剂为丹栀逍遥散，具体药物可用柴胡、郁金、当归、生白芍、白术、茯苓、牡丹皮、栀子、薄荷、生甘草。头胀者，加白菊花、蔓荆子；若见经前乳胀，加合欢皮、青橘叶；纳少不馨者，加生麦芽、生谷芽；咽堵如有炙脔者，加绿萼梅、紫苏梗、桔梗；热象较甚，舌红口干，便秘者，加龙胆草、黄芩；胁肋疼痛不解者，加川楝子、延胡索；若肝病犯脾，脾虚夹湿，纳减便溏，苔腻者，则应去牡丹皮、栀子，加薏苡仁等。

⑤血瘀低热　治以活血化瘀，常用方剂为血府逐瘀汤，具体药物可用当归、桃仁、红花、生地黄、赤芍、川芎、牛膝、枳壳、柴胡、桔梗、生甘草。气滞胁下有块者，加郁金、牡蛎；月经闭止，瘀热内生者，加泽兰、益母草；心烦口渴欲饮者，可加知母、石膏；口苦，苔黄腻者，可加黄芩、

半夏。

（二）乏力

大部分患者早期有乏力症状，可出现在皮损及关节疼痛之前。

1. 辨证

（1）气阴两虚　倦怠乏力，精神萎顿，少气懒言，易汗出，心烦口渴，少便溏，舌瘦小，苔光或苔少，脉数，重按无力。多见于 SLE 红细胞、白细胞减少者。

（2）脾虚湿困　倦怠乏力，见身重，口中黏腻，胸脘满闷，纳呆，大便溏薄，舌苔厚腻，脉濡。

（3）气血两虚　神疲肢倦，少气懒言，语音低怯，眩晕失眠，自汗心悸，手足麻木，唇甲色淡，舌淡，脉沉细无力。

2. 治疗

（1）气阴两虚　治以益气养阴，常用方剂为生脉饮，具体药物可用生地黄、麦冬、五味子、女贞子等。若症见毒热炽盛，症见高热，红斑红疹，烦渴，咽干，小便黄赤，舌红苔黄，脉滑数，则不宜用本方。

（2）脾虚湿困　治以健脾化湿，常用方剂为平胃散，具体药物可用苍术、厚朴、陈皮、甘草。燥湿与行气并用，而以燥湿为主。燥湿以健脾，行气以祛湿，使湿祛脾健，气机调畅，脾胃自和。

（3）气血两虚　治以气血双补，常用方剂为十全大补汤、八珍汤等，具体药物若气虚不能生血，乏力较甚，首选生黄芪 15～30g 以补气，或配伍当归以成当归补血汤，而达气血互生之力；若以阴血亏虚为主，治疗当以养血为主，常用黄精、当归、鸡血藤为主药，黄精合当归亦名黄精丹，益气养血而不燥。

二、局部表现

（一）关节疼痛

SLE 患者很多以关节病变为首发症状，而且也常常是疾病活动症象之一。以近端指间关节、膝关节、腕关节最易受累，常有对称性、游走性的特点，可有压痛及晨僵，一般不引起关节畸形。但也有少部分患者的表现为非对称性的。

1.辨证

（1）行痹　肢体肌肉关节酸痛，尤以痛处游走不定为主要特征，疼痛部位以上肢关节及肩背部为主，舌苔薄白，脉浮缓或弦细。

（2）痛痹　肢体关节疼痛，以酸楚、麻木为主，痛处较为固定，日轻夜重，关节局部不红不热，苔薄白，脉浮紧。

（3）热痹　肢体关节肿胀、疼痛，痛处嫩红灼热，疼痛剧烈而拒按，伴发热，口渴，口苦，心烦，舌红苔黄，脉滑数。

（4）着痹　肢体关节肿胀、疼痛，有明显重着感，活动不利，伴肌肤麻木不仁，得热得按则痛可稍缓，舌质淡苔白腻，脉濡。

2.治疗

（1）行痹　治以疏风除湿，可根据具体症状选择方剂，常用方剂为防风汤、蠲痹汤、黄芪桂枝五物汤等，因营卫不和最易感受风邪，具体选药方面应注意调和营卫，注意将除湿与健脾结合。

（2）痛痹　治疗多以温经散寒通络为主，常用方剂为乌头汤、附子汤、独活寄生汤等，具体选药方面应注意乌头和附子等毒性药物的使用，既发挥其疗效，又避免毒副作用的发生。

（3）热痹　治以清热疏风，常用方剂为大秦艽汤、宣痹汤等，具体药物方面常用秦艽、防风、薏苡仁、蚕沙等除湿之品，可配以豨莶草、地龙以清热通络。

（4）着痹　治以除湿宣痹通络，常用方剂为羌活胜湿汤等，具体药物方面应根据病程而定，不宜一味除湿而耗伤阴血，除湿勿太燥，可加当归、玉竹之类，柔筋缓急的同时防止伤阴。

（二）雷诺现象

雷诺现象见于 SLE 患者，典型的病变表现为双手阵发性发白、紫绀、潮红交替出现，可伴有局部疼痛，常因寒冷、吸烟、情绪变化等因素诱发该现象。如持续时间过长，也可出现指端破溃和坏死。

1. 辨证

（1）血热瘀阻　见肢端发红、灼热、肿胀、疼痛，瘀斑色红或紫，舌红绛有瘀点，脉弦数。

（2）气滞血瘀　可见间歇性发作，手足发冷，指趾苍白，渐转青紫，伴有麻木、刺痛感，得温缓解，苔白，舌质淡红，脉细弱。

（3）血虚寒凝　四肢发凉，疼痛明显，得温痛减，遇寒加重，日轻夜重，皮肤苍白或潮红、紫黯，肢端破溃，指（趾）甲增厚，舌质紫黯苔薄白，脉沉涩。

（4）瘀血毒热　血瘀日久化热，热聚生毒而致手指或足趾局部发生轻浅溃疡，甚或发生局部坏疽，其指、趾发热、发红、肿胀疼痛，舌质红，苔黄腻，脉弦涩。

2. 治疗

（1）血热瘀阻　治以清热凉血活血，常用方剂为五味消毒饮合清营汤，具体药物可用金银花、野菊花、紫花地丁、天葵子、蒲公英、水牛角、生地黄、玄参、连翘、黄连、丹参、麦冬、赤芍、牡丹皮、生甘草。脾胃虚弱、大便溏薄者慎用。

（2）气滞血瘀　治以益气温阳，活血通络，常用方剂为黄芪桂枝五物汤，具体药物可用黄芪、桂枝、白芍、生姜、大枣、当归、地龙等。

（3）血虚寒凝　治以养血散寒、温经化瘀，常用方剂为当归四逆汤，若内寒较重者，加吴茱萸、生姜温中散寒止痛。

（4）瘀血毒热　治以清热、凉血、化瘀、通络，常用方剂为四妙勇安汤，具体药物可用金银花、当归、玄参、甘草、蒲公英、紫花地丁、连翘等，此外此型患者还应注意患处局部的用药和保护。

（三）面部红斑

面部红斑最早出现于颊部，多为小片状水肿性红色斑块，或深或淡，中央略凹陷，后逐渐扩大至鼻梁，典型的皮损为双侧皮疹在鼻梁处连接，呈现蝴蝶样皮损斑块，称蝶形红斑。此症应避免光照，可根据病理变化加用外用方药。

1.辨证

（1）**热入营血**　临床表现面部红斑色鲜红，有痒痛感，日照后加重，皮肤其他部位可有红斑，伴水肿，高热，乏力，烦躁，甚则神昏谵语，口渴，大便干结，小便短赤，舌质红绛，苔黄，脉数。

（2）**阴虚内热**　临床表现面部斑疹局限，色暗红，日晒后加重，伴有长期低热，五心烦热，午后颧红，耳鸣，腰膝酸软，关节痛楚，自汗盗汗，舌质红，苔花剥，脉细数。

（3）**气滞血瘀**　临床表现面部红斑黯红，多分布于肝经循行部位，如双颧、眼下、耳廓等处，肌肤甲错，叠起皮屑，久则斑块略萎缩，月经量少伴暗红血块，舌质暗有瘀斑，脉沉涩。

2.治疗

（1）**热入营血**　治以清热凉血解毒，常用方剂为犀角地黄汤、升麻鳖甲汤等，常用水牛角代替犀角，方中升麻、鳖甲再配伍生地黄、赤芍、牡丹皮等治疗。

（2）**阴虚内热**　治以滋阴降火，凉血活血，常用方剂为知柏地黄丸，常用药物为知母、熟地黄、黄柏、山茱萸、山药、牡丹皮、茯苓、泽泻。

（3）**气滞血瘀**　治以舒肝和胃，活血化瘀，常用方剂为丹栀逍遥散，常用药物可用当归、白芍、茯苓、白术、柴胡、牡丹皮、栀子、甘草。

（四）脱发

一般为弥漫性脱发，部分患者病情稳定后可以重新长出头发。也有一些患者则表现为头发脆性增加，无光泽、干枯，易折断，常见参差不齐的短发，尤以前额部位多见，称"狼疮发"。

1.辨证

（1）**血热生风**　临床表现头发突然成片脱落，可伴有局部灼热或瘙痒，日照后加重，面部皮肤红斑色鲜艳，心烦口渴，便秘溲赤，舌红，苔薄黄，脉弦滑数。

（2）**血瘀毛窍**　临床表现头发部分或弥漫性脱落，甚至须眉俱落，常有头痛，关节痛，痛有定处，面色晦暗，口唇紫黯，舌质黯有瘀斑，脉细涩。

（3）肝肾阴虚　临床表现头发油亮脱落，皮屑较多，头皮有瘙痒感，颜面部皮肤红斑，常有口干，潮热，盗汗，耳鸣，腰膝酸软，舌红苔少，脉细数。

（4）气血两虚　临床表现头发发黄干燥，纤细易断，头发呈弥漫性脱落，日渐稀疏，皮肤斑疹色淡，伴少气乏力，语声低微，心悸怔忡，肢体麻木，舌淡，舌体瘦小，少苔，脉细弱。

2.治疗

（1）血热生风　治以清热凉血消风，常用方剂为消风散，常用药物为当归、生地黄、防风、蝉蜕、知母、苦参、胡麻仁、荆芥、苍术、牛蒡子、石膏、甘草等。

（2）血瘀毛窍　治以活血化瘀通窍，常用方剂为通窍活血汤，若夜多恶梦，可酌加酸枣仁、远志、合欢皮、生龙骨、生牡蛎等。

（3）肝肾阴虚　治以滋补肝肾，养血祛风，常用方剂为七宝美髯丹、肝肾膏。若多情志抑郁，多愁善感，加合欢皮、合欢花、石菖蒲、远志、郁金、香附。若食少，食后腹胀者，加谷芽、鸡内金、玫瑰花、厚朴花等。

（4）气血两虚　治以补气益血，常用方剂可用八珍汤。若久病后可加服十全大补丸。

三、器官损害

（一）浆膜腔积液

浆膜腔积液是 SLE 中最常见表现，其包括狼疮性心包炎、狼疮性胸膜炎，为 SLE 的诊断标准及判断病情是否处于活动期的指标之一。心包积液及胸腔积液中均可查见 ANA 及低补体，多数症状是在胸部 X 线、B 超及超声心动图检查中发现的。患者有胸闷胸痛、喘憋、心悸、烦躁不安、咳嗽等症，大量积液时患者常难以平卧，但心包填塞者少见。临床需注意与 LN 慢性肾衰或低蛋白血症引起的浆膜腔积液的鉴别诊断。

1.辨证

（1）热郁积饮　胸闷胸痛、心悸、发热、面部红斑、关节疼痛、舌红绛苔黄，脉细数。

（2）饮留胸胁　胸胁闷痛，心悸怔忡，甚则不能平卧，咳嗽气促，或有发热，舌质淡苔薄，脉沉细弱。

2.治疗

（1）热郁积饮　治以清热蠲饮，常用方剂有清营汤和葶苈大枣泻肺汤，常用药物为生地黄、玄参、麦冬、葶苈子、金银花、连翘、黄连、竹叶、丹参、大枣。胸闷明显者，加全瓜蒌、苏子；伴咳喘者，可加浙贝母、法半夏。

（2）饮留胸胁　治以清热泻肺逐饮，常用方剂为葶苈大枣泻肺汤和五苓散，常用药物为葶苈子、猪苓、泽泻、茯苓、桑白皮、地骨皮、白芥子、全瓜蒌、大枣。胸闷者，可加薤白、枳壳；胁肋胀痛者，可加郁金、姜黄。

（二）狼疮性肾炎

狼疮性肾炎（LN）是 SLE 最常见的脏器损害疾病，病变程度直接影响预后，治疗的效果常与疾病活动、LN 病理分型有关。早期诊断，早期治疗，早期控制至关重要，如果病情不能得到控制，会逐渐发展为肾病综合征，甚至肾功能衰竭。

1.辨证

（1）热毒炽盛　高热持续不退，烦渴喜冷饮。躁扰不安，甚则神昏谵语，面部对称性红斑，色泽鲜红或皮下红斑，关节疼痛，伴双下肢浮肿，或血尿，腰痛，舌质红或紫黯，苔黄，脉洪大或弦数。本型多见于 LN 活动期（急性发作期）。

（2）阴虚内热　面色潮红，发斑，两目干涩，五心烦热，咽干口燥，发脱齿摇，腰膝酸软或疼痛，或长期低热，颧红盗汗，头晕耳鸣，溲赤便干，舌嫩红少苔或光剥，脉细数。本型多见于 LN 亚急性期或轻度活动期。

（3）脾肾阳虚　两颧红斑色暗，面色㿠白，全身乏力，畏寒肢冷，腰膝酸软，纳少腹胀，便溏，小便清长，或小便短少不利，全身浮肿，腰以下肿甚，舌质淡，舌体胖大有齿痕，苔白腻，脉沉细无力。多见于 LN 临床表现为肾病综合征的患者。

（4）气阴两虚　气短神疲，自汗心悸，头晕耳鸣，口干咽燥，五心烦热，或低热盗汗，舌红少苔，脉细数无力。多见于LN非活动期。

2.治疗

（1）热毒炽盛　治以清热解毒，凉血散瘀，主要方剂为清瘟败毒饮，常用药物主要为生石膏、犀角、生地黄、牡丹皮、赤芍、玄参、连翘、黄连、黄芩、栀子、知母、鲜竹叶、桔梗、甘草。壮热烦渴者，重用石膏，加金银花、蒲公英、紫花地丁、紫背天葵；血尿明显者，加小蓟、地榆、茜草、白茅根；水肿排尿不畅者，加车前子、茯苓、猪苓、泽泻；关节肿痛者，加桑枝、鸡血藤、木瓜、川牛膝、威灵仙；神昏谵语者，加服安宫牛黄丸、紫雪丹之类。

（2）阴虚内热　治以滋阴降火，解毒凉血，主要方剂为知柏地黄汤，常用药物为生地黄、山茱萸、山药、牡丹皮、茯苓、泽泻、知母、黄柏。低热盗汗者，加地骨皮、龟板、北沙参；头晕耳鸣者，加夏枯草、石决明、生龙骨、生牡蛎、磁石；腰膝酸软，疼痛者，加川续断、杜仲、桑寄生、延胡索；尿热，血尿者，加白花蛇舌草、车前子、生茜草、白茅根；大便干结者，加玄参、麦冬、决明子、生首乌等。

（3）脾肾阳虚　治以温补脾肾，主要方剂为金匮肾气丸和理中汤，常用药物为生地黄、山药、山茱萸、茯苓、泽泻、牡丹皮、桂枝、附子、人参、干姜、白术、甘草。腰膝酸软者，加杜仲、桑寄生、狗脊；纳少腹胀者，加陈皮、厚朴、神曲、麦芽；小便短少，水肿较甚者，加冬瓜皮、大腹皮、车前子、猪苓。

（4）气阴两虚　治以益气养阴，主要方剂为参芪地黄汤，常用药物为生地黄、怀山药、山茱萸、牡丹皮、泽泻、茯苓、人参、黄芪。气虚易感冒者，加服玉屏风散；血虚而头晕目眩，唇甲苍白，心悸怔忡者，加当归、何首乌、紫河车；水肿明显者，加冬瓜皮、猪苓、车前子；低热盗汗，手足心热者，加地骨皮、龟板、知母、黄柏；大便秘结者，加玄参、麦冬、大黄；口干咽燥者，加玄参、石斛、麦冬、玉竹；阳虚而畏寒肢冷者，加肉苁蓉、巴戟天、菟丝子等。

（三）狼疮性脑病

出现于狼疮活动期，多为重症狼疮表现。本病以弥漫性狼疮性脑炎最为严重，如不及时有效的治疗，常可引起脑组织坏死，脑细胞液化，危及生命，主要表现为昏迷，抽搐，头痛，恶心呕吐，部分患者表现为癫痫发作或有脑血管病变等。

1. 辨证

（1）风痰闭阻　在发作前常有眩晕，胸闷，乏力，身体局部抽动等症（亦有无明显先兆者），发则突然跌仆，神志不清，抽搐吐涎，或伴尖叫及二便失禁的情况，也有短暂神志不清，或精神恍惚而无抽搐者。舌苔白腻，脉多弦滑。

（2）痰火内盛　发作时昏仆抽搐吐涎，牙关紧闭，或有吼叫，平时情绪急躁，心烦失眠，咯痰不爽，口苦而干，便秘，舌红苔黄腻，脉弦滑数。

2. 治疗

（1）风痰闭阻　治以涤痰息风开窍，主要方剂为定痫丸，常用药物为竹沥、姜半夏、石菖蒲、胆南星、川贝母、天麻、钩藤、全蝎、僵蚕、远志、龙齿、茯神，其中神志不清，偏于痰盛者，加天竺黄、白附子，以豁痰开窍定痫；痰火壅实，加生大黄以清热通便泻火。

（2）痰火内盛　治以清肝泻火，化痰开窍，主要方剂为龙胆泻肝汤合涤痰汤，常用药物有龙胆草、栀子、生地黄、半夏、枳实、石菖蒲、胆南星、天麻、钩藤、地龙、全蝎。大便秘结者，加生大黄以泻火通便；失眠者，加酸枣仁、夜交藤以宁心安神。

（四）血小板减少性紫癜

SLE 患者血小板减少症多与 SLE 活动性有关。血小板计数＞50000 时，患者可无症状出现，若血小板计数＜20000，可出现四肢发斑，鼻及牙龈出血，严重血小板降低时可出现颅内出血，临床应引起高度重视。

1. 辨证

（1）肝肾阴虚　紫癜呈暗红色，下肢多见。鼻、齿龈出血，便血，尿血，出血量大而猛，色暗红，可伴见手足心热，盗汗，口干，便干，舌红少苔或光苔，脉细数或弦细数。

（2）气血两虚 起病徐缓，紫癜色淡红而稀疏，时隐时现，龈衄多见，出血量少，色浅而渗血不止，伴见头晕、乏力、心悸、气短、自汗，活动后诸症加重，舌淡苔白，脉沉细无力。

（3）血热妄行 起病急骤，出血量大而猛，紫癜色鲜红而密集，舌红绛，苔黄或黄腻，脉数有力。

（4）脾肾阳虚 临床表现在气血两虚型基础上伴见畏寒怕冷，面色㿠白，舌体胖大有齿痕，脉沉迟，还可见腹胀、便溏、浮肿、腰酸等脾肾阳虚的表现。

2. 治疗

（1）肝肾阴虚 治以滋阴清热，凉血止血，主要方剂为知柏地黄丸，常用药物为知母、黄柏、当归、丹参、白芍、补骨脂。出血严重者，可酌加白茅根、藕节、仙鹤草；肝肾阴虚阳气亢盛者，去补骨脂加煅龙牡、川芎、龟板。

（2）气血两虚 治以益气健脾，摄血止血，主要方剂为归脾汤，常用药物有炙黄芪、党参、当归、龙眼肉、白术、木香、茯神、远志、酸枣仁、甘草、生姜、大枣。月经淋沥不止者，可加山茱萸、五味子，以养肝收涩止血；龈衄者，可加五倍子、藕节；肌衄者，可加仙鹤草、紫草。

（3）血热妄行 治以清热解毒，凉血止血，主要方剂为犀角地黄汤，用药时用水牛角代替犀角，常用药物为生地黄、赤药、牡丹皮、生大黄、白茅根、板蓝根、贯众。齿衄者，加生石膏、黄连以清胃热以止血；便血者，加槐角、地榆清热利湿止血；尿血者，加大蓟、小蓟、藕节以清热利尿，凉血止血；若剧烈头痛，呕吐，口腔大血泡，往往是脑出血先兆，为本病危症，需立即抢救，紧急切脾或输血小板、静点免疫球蛋白、大剂量激素冲击。

（4）脾肾阳虚 治以温补脾肾，填精补血，主要方剂为右归丸，常用药物为附子、肉桂、鹿角胶、菟丝子、杜仲、熟地黄、山茱萸、枸杞子、怀山药、当归，可加用锁阳、巴戟天、补骨脂加强温补脾肾之力。若血崩有寒者，加艾叶、炮姜、血余炭、五味子以温中止血；伴面色㿠白、头晕、乏力者，可加炙黄芪、党参以加强补气健脾之力；便黑者，可加伏龙肝、白及粉分冲以收涩止血。

四、其他症状

（一）失眠

1. 辨证

（1）肝郁化火　心烦不寐，性情急躁易怒，不思饮食，口渴喜饮，目赤口苦，小便黄赤，大便秘结，舌红，苔黄，脉弦而数。

（2）胃气不和　睡卧不安，胃脘不适，纳呆嗳气，腹胀肠鸣，大便不爽或便秘，苔黄腻，脉沉滑。

（3）心脾两虚　不易入睡，或多梦易醒，醒后难于入睡，心悸健忘，头晕目眩，肢倦神疲，食少，腹胀或便溏，面色少华，舌淡苔白，脉细弱。

（4）心肾不交　心烦不寐，入睡困难，多梦，心悸不安，头晕耳鸣，腰膝酸软，潮热盗汗，五心烦热，口舌生疮，或梦遗滑精，月经不调，舌红少苔，脉细数。

2. 治疗

（1）肝郁化火　治以疏肝泻热安神，主要方剂为龙胆泻肝汤，主要用药为龙胆草、黄芩、栀子、泽泻、车前子、当归、生地黄、柴胡、茯神、龙骨、牡蛎、甘草。胸闷胁胀，善太息者，加郁金、香附之类以疏肝开郁；如大便秘结，二三日不解者，加大黄通便泄热。

（2）胃气不和　治以消食导滞，和胃安神，主要方剂为保和丸、越鞠丸，主要用药为神曲、莱菔子、焦山楂、香附、苍术、陈皮、清半夏、栀子、连翘、茯神木、远志、合欢花、炙甘草。

（3）心脾两虚　治以补益心脾，养血安神，主要方剂为归脾汤，常用药物为炙黄芪、党参、白术、当归、茯神、远志、酸枣仁、龙眼肉、炙甘草。

（4）心肾不交　治以滋阴清热，交通心肾，主要方剂为天王补心丹、黄连阿胶汤，常用药物为生地黄、黄连、阿胶、白芍、天冬、麦冬、玄参、丹参、当归、茯神木、五味子、远志、柏子仁、酸枣仁。心火甚者，加连翘、竹叶；便秘口干阴伤较甚者，加知母、何首乌、夜交藤；心烦不寐、彻夜不眠者，加龙骨、牡蛎重镇安神。

（二）咳嗽

1. 辨证

（1）肺热咳嗽 咳嗽声粗，咯黄痰，甚或痰中带血，口鼻气热，口苦咽干，或觉咽痛，或胸痛，舌红苔黄，脉弦数。

（2）阴虚咳嗽 干咳，咳声短促，痰少而黏，或痰中带血丝，口燥咽干，或咳声嘶哑，可见手足心热，潮热，盗汗，少气神疲，胸部隐痛，舌红少苔，脉细数。

（3）肝火犯肺 气逆咳嗽阵作，咳引胁痛，咽喉干燥，面红目赤，心烦口苦，常感痰滞咽喉而咯之难出，量少质黏，舌边尖红，苔薄黄，脉弦数。

2. 治疗

（1）肺热咳嗽 治以清肺化痰，常用方剂为泻白散，常用药物为桑白皮、地骨皮、菊花、连翘、桔梗、杏仁、黄芩、芦根、甘草。

（2）阴虚咳嗽 治以养阴清肺化痰，主要方剂为沙参麦冬汤，常用药物为北沙参、南沙参、麦冬、白扁豆、桑叶、天花粉、玉竹、生地黄、甘草。

（3）肝火犯肺 治以清肝泻火，化痰止咳，主要方剂为黛蛤散，常用药物为海蛤壳、青黛、柴胡、黄芩、白芍、地骨皮、桑白皮、薄荷、甘草。

（三）心悸

1. 辨证

（1）心虚胆怯 心悸不宁，善惊易恐，坐卧不安，少寐多梦易醒，恶闻声响，舌苔薄白，脉数或弦。

（2）心脾两虚 心悸气短，头晕目眩，面色不华，神疲乏力，或纳呆腹胀，便溏，舌淡红，苔薄，脉细弱。

（3）心阳不振 心悸不安，胸闷气短，面色苍白，形寒肢冷，舌淡苔薄，脉弱或沉细。

（4）水饮凌心　心悸眩晕，胸脘痞满，形寒肢冷，小便短少，或下肢浮肿，渴不欲饮，恶心吐涎，舌苔白滑，脉弦滑。

（5）心脉瘀阻　心悸不安，胸闷不舒，心痛时作，或见唇甲青紫，舌质紫黯或有斑，脉涩或结代。

2. 治疗

（1）心虚胆怯　治以益气养心，镇惊安神，常用方剂为平补镇心丹，常用药物为人参、麦冬、五味子、山药、生地黄、熟地黄、肉桂、远志、磁石、生龙骨、生牡蛎、酸枣仁、茯神、炙甘草。心气虚者，加黄芪；心阴不足者，重用酸枣仁、五味子，并加柏子仁；痰浊蕴热，心悸而烦，善惊痰多，食少泛恶，舌苔黄腻，脉滑数者，可用黄连温胆汤，或应用加味温胆汤配伍清利养心之品。

（2）心脾两虚　治以益气健脾，补血安神，主要方剂为归脾汤，常用药物为黄芪、人参、白术、当归、龙眼肉、酸枣仁、茯神、远志、木香、生甘草。纳呆腹胀者，加陈皮、谷芽、麦芽、神曲、山楂、枳壳、鸡内金；乏力、气短、神疲者，重用人参、黄芪、白术、甘草，少佐肉桂，取少火生气之意；失眠多梦者，加合欢皮、夜交藤、五味子、柏子仁、莲子心。

（3）心阳不振　治以温补心阳，安神定悸，主要治疗方剂为桂枝甘草龙骨牡蛎汤、参附汤，常用药物为桂枝、人参、炮附子、黄芪、玉竹、麦冬、煅龙骨、煅牡蛎、炙甘草。形寒肢冷者，重用人参、附子、黄芪、肉桂；大汗出者，重用人参、黄芪、煅龙骨、煅牡蛎；兼见水饮内停者，加葶苈子、五加皮、车前子、泽泻等；夹血瘀者，加丹参、赤芍、桃仁、红花。

（4）水饮凌心　治以温阳化饮，宁心安神，主要方剂为苓桂术甘汤、真武汤，常用药物为炮附子、桂枝、茯苓、白术、猪苓、泽泻、生姜、甘草。恶心呕吐者，加半夏、陈皮、生姜皮；尿少肢肿者，重用泽泻、猪苓、茯苓，并加用大腹皮、车前子；兼有肺气不宣者，加杏仁、前胡、桔梗；兼夹瘀血者，加当归、川芎、刘寄奴、泽兰、益母草。

（5）心脉瘀阻　治以活血化瘀，理气通络，主要方剂为血府逐瘀汤，常用药物为桃仁、红花、川芎、赤芍、川牛膝、当归、生地黄、柴胡、枳壳、炙甘草。气滞血瘀者，重用柴胡、枳壳，加用香附、郁金、延胡索、陈皮；因虚致瘀者，去柴胡、枳壳，加党参、黄芪；血虚者，加何首乌、枸杞子、熟地黄；阴虚者，加麦冬、玉竹、女贞子、墨旱莲；阳虚者，加附子、肉桂、淫羊藿、巴戟天；心悸明显者，加龙骨、牡蛎、琥珀、磁石。

（四）尿血

1. 辨证

（1）**风热袭表** 发热恶风，小便呈酱油色，或仅有镜下血尿，可见眼睑及颜面浮肿，咳嗽，咽痛，舌尖红，苔薄黄，脉浮数。

（2）**热毒内盛** 小便色鲜红，发热口渴，然则寒战高热，烦躁不安，伴腰酸腰痛，或皮肤疮疡，或鼻衄、肌衄，舌红苔黄，脉滑数。

（3）**阴虚火旺** 小便短赤，或夹血丝，头晕目眩，耳鸣如蝉，神疲，颧红，潮热盗汗，口干咽痛，腰膝酸软，舌质红，苔少，脉细数。

（4）**瘀血内结** 尿色紫黯，常夹血块，排尿不畅，少腹刺痛拒按，或可触及积块，舌质紫黯，或有点斑，苔薄，脉细涩或沉细。

2. 治疗

（1）**风热袭表** 治以疏风清热，利水止血，主要方剂为银翘散，常用药物为金银花、连翘、桔梗、牛蒡子、淡竹叶、生地黄、白茅根、白花蛇舌草、蒲公英、生甘草。咳嗽明显者，加葶苈子、杏仁；咽喉肿痛者，可选用板蓝根、蚤休、蝉蜕、白僵蚕；暑热者，加滑石、黄连、黄芩；尿血不止者，可加藕节、小蓟等凉血止血；尿少水肿者，加茯苓皮、桑白皮、陈皮以行气利水消肿。

（2）**热毒内盛** 治以清热解毒，凉血止血，主要方剂为清瘟败毒饮，常用药物为水牛角、生地黄、牡丹皮、赤芍、生石膏、知母、黄连、黄芩、栀子、连翘、竹叶、大蓟、小蓟。口渴明显者，加鲜石斛、鲜沙参、鲜地黄、天花粉；皮肤疮疡者，加蒲公英、紫花地丁、白花蛇舌草；大便秘结者，加生大黄；尿血量多者，加三七粉吞服。

（3）**阴虚火旺** 治以滋阴降火，凉血止血，主要方剂为知柏地黄丸，常用药物为熟地黄、山药、山茱萸、牡丹皮、茯苓、泽泻、黄柏、知母、女贞子、墨旱莲。尿血多者，可加茜草根、侧柏叶、藕节、蒲黄凉血止血；有低热者，可加银柴胡、地骨皮、鳖甲滋阴清热；心烦少寐者，加竹叶、莲子心、麦冬、夜交藤；遗精者，加莲须、芡实。

（4）瘀血内结　治以行气活血化瘀，主要方剂为血府逐瘀汤、失笑散，常用药物为川牛膝、红花、赤芍、桃仁、蒲黄、五灵脂、枳壳、白芍、当归、生地黄，腹有癥积痞块者，可酌加大黄、生牡蛎、穿山甲、莪术；腹痛者，加延胡索、徐长卿；出血久不止者，选加茜草根、三七、琥珀粉。

（五）胃脘痛

1.辨证

（1）肝气犯胃　胃脘胀痛，痛窜胁背，嗳气痛轻，恼怒痛重，食欲减退，胸脘痞闷，善太息，大便不调，舌质红，苔薄白，脉弦。

（2）寒邪客胃　胃脘冷痛暴作，畏寒喜暖，遇寒则痛，呕吐清水痰涎，口不渴，便溏，舌淡苔白，脉弦紧。

（3）湿热中阻　胃脘灼热疼痛，嘈杂口干或口黏而苦，渴不欲饮，身重肢倦，纳呆恶心，小便黄，大便黏滞不畅，舌质红，苔黄厚腻，脉滑数。

（4）饮食伤胃　胃脘胀满疼痛，拒按，嗳腐吞酸，或呕吐不消化食物，气味腐臭，吐后痛减，不思饮食，大便不爽，苔厚腻，脉滑或实。

（5）胃阴亏虚　胃脘灼痛，口燥咽干，心烦，手足心热，食少，大便干燥，舌红少津，脉细数。

（6）脾胃虚寒　胃痛绵绵，多遇冷痛剧，喜按喜暖，倦怠乏力，口淡多涎，喜热饮食，纳少便溏，舌淡苔白，脉沉细。

2.治疗

（1）肝气犯胃　治以疏肝和胃，理气止痛，主要方剂为四逆散，常用药物为醋柴胡、醋白芍、枳实、炙甘草。肝气郁结较严重，腹痛重不缓解者，加川楝子、延胡索以疏肝理气止痛；若见胃脘嘈杂，灼热疼痛，口干口苦，烦躁易怒，舌质红苔黄，脉弦数者，此为肝郁日久化热，治以疏肝泻热，加吴茱萸、黄连、黄芩、牡丹皮、栀子以清肝泄热，和胃止痛；若嗳气、呃逆较重者,加旋覆花、沉香末、炒莱菔子以顺气降逆;若见肝郁脾虚,不思饮食,头晕乏力,脘胁胀满,脉弦细者,改用逍遥散。

(2)寒邪客胃 治以散寒止痛,温中和胃,主要方剂为高良姜汤,常用药物为高良姜、桂枝、厚朴、当归、生姜。寒邪偏重者,加川椒、荜茇;兼见风寒表证者,加苏叶、防风、荆芥;兼食积者,加焦三鲜(焦麦芽、焦山楂、焦神曲)、制大黄、枳实、鸡内金以消食导滞;呕吐清水痰涎偏重者,加吴茱萸、姜半夏,以温中散寒降逆止呕,化痰涎;若寒邪郁而化热,寒热错杂,症见胸脘痞胀,恶心呕吐,口干口苦,胃痛有灼热感,舌红苔黄腻,脉濡数,改用半夏泻心汤以辛开苦降,寒热并用。

(3)湿热中阻 治以清热化湿,理气和胃,主要方剂为清中汤,常用药物为半夏、陈皮、茯苓、黄连、栀子、草豆蔻、甘草。湿偏重者,加薏苡仁、白扁豆、藿香、厚朴、佩兰;热偏重者,加黄芩、蒲公英、苦参;便秘者,加枳实、制大黄;恶心呕吐者,加竹茹以清热和胃降逆。

(4)饮食伤胃 治以消食导滞,和胃止痛,主要方剂为保和丸,常用药物为炒麦芽、焦山楂、莱菔子、厚朴、香附、陈皮、连翘、甘草,胃脘胀痛不减,加枳实以理气止痛;若不效,并见大便不通者,可用小承气汤;兼表证者,加紫苏、荆芥;食积化热者,加黄连、黄芩;脾胃素弱食滞者,用香砂枳术丸加焦神曲。

(5)胃阴亏虚 治以滋阴养胃,主要方剂为益胃汤,常用药物为麦冬、生地黄、沙参、玉竹、半夏、甘草、粳米。若热象明显者,加桑叶清肝胃之热;可根据症状应用石斛,知母之类,以养胃阴清热;若吐酸嘈杂者,加左金丸;口燥咽干者,加玄参、天花粉;大便干燥重者,加当归;胃阴液亏耗,兼见口干、舌光绛、胸胁不舒或疼痛者,应用一贯煎。

(6)脾胃虚寒 治以补中健脾,治以黄芪建中汤,常用药物为炙黄芪、饴糖、桂枝、白芍、炙甘草、生姜、大枣。虚甚者,加人参、党参、白术以健脾益气;虚寒者,加干姜、附子、川椒以温中和胃止痛;痛甚者,合良附丸以温中止痛;脘腹胀闷、纳少者,加砂仁理气宽中;泛酸量多者,加;呕吐清涎者,加半夏、茯苓、陈皮以温中健脾。

第三节　其他疗法

一、按摩疗法

按摩古称"按跷"，我国现存最早的医学经典文献《内经》中就有有关按摩治病的记载。所谓按摩，是医者用双手操作，作用于患者体表一定部位，如疼痛的部位、穴位等，以达到治病的效果。按摩具有行气活血，疏通经络，调和营卫，平衡阴阳的作用，通过经络传导，调整脏腑功能，提高机体的抗病能力。SLE患者会存在关节僵硬，肌肉萎缩、弛缓、紧张，神经麻痹，肢体瘫痪，头痛、腰腿痛、关节痛，肢端绀冷疼痛，胃肠功能紊乱、失眠等表现，若病情处于缓解期或稳定期，皆可使用按摩进行治疗。现研究已表明，按摩可以调节大脑兴奋和抑制的过程，并有提高白细胞总数和吞噬能力的作用。

按摩手法繁多，常用有推、拿、按、摩、揉、擦、搓、理筋、分筋、弹筋等，操作手法要求熟练，以均匀、柔和、渗透、有力、持久为操作原则，根据病情、体质、年龄和病变部位、肌肉厚薄和骨骼坚脆等方面综合分析决定。而对于SLE活动期，皮肤损害明显，有出血倾向，急性关节炎，严重内脏损害以及孕妇和妇女月经期的患者不宜使用按摩疗法。

二、导引疗法

导引是一种自我身心双修的方法，强调发挥练功者主观能动性，其特点是养气、存神，加强人体的气化作用，从而起到平调阴阳气血，疏通经络，培育真气，调整内脏功能的作用。气功的要领是调身（姿势）、调心（入静）、调气（呼吸），通过姿势的调节、呼吸锻炼、身心放松、意念的集中和运用、有节律的动作等锻炼方法，可使中枢神经系统活动同步化和有序化，改善心理状态和自主神经活动协调平衡，对全身器官系统起自我按摩和疏通气血的作用，使内在丰富的抗病潜力得到充分诱导和激发。许多临床观察发现，导引对神经内分泌免疫调节网络有良好的作用，导引治疗 SLE 患者，不但改善症状，还可以使降低的补体 C3 得到改善。对高血压、心肺功能减退、功能性精神障碍的患者进行治疗发现，都有良好的效果。与他人按摩、推拿不同，导引是自我按摩辅以练气调节，具有强烈的整体性和主动性，在导引的三大要素中，关键在"调神"，即意识的纯化和训练，神能御气，通过养神、凝神、存神等措施，发挥意识的主导作用，促进脏腑安和、畅达、有序，是导引不同于其他体育锻炼手段的分界线。导引属于中医范畴，临床指导思想与中医理论一脉相承，和临床辨证、立法、选方、用药一样，要求辨证施法，因人、因时、因地、因证来选择功法。SLE 阳盛阴虚，以静功为主，结合意守涌泉、三阴交等阴窍的方法；若为阴盛阳虚，则练动功为主，结合意守百会、泥丸、命门等阳窍的方法。脾肾虚亏，初用强壮功类，后配动静相兼之法，可选周天功、养生功等。导引养生的调身、调心、调息，都应辨证施用，如阳亢火旺者，注意呼气外出，能使头脑清晰，而气虚下陷，气短心悸者，加强吸气的练习。若因不明白练功要领，动作不协调，产生"偏差"现象，出现焦虑、抑郁、烦躁、情绪不稳定、胸闷憋气、幻觉等表现，应暂停练功，不必紧张，可请教相关医师，予以调整。

三、针灸疗法

针灸疗法通过针灸腧穴，激发经气，疏通经络，调和气血及脏腑功能。针灸治病有着几千年的历史，现代针灸工具和应用方法已有很大的发展，大量事实说明，针灸不但有显著镇痛的作用，并且可以解热、抗敏、消炎、消肿、降压、解痉，抑制骨关节、神经、肌肉、皮肤病变，促进功能恢复，对多种器官组织损伤有改善作用，提高修复、代偿和抗病的功能。针灸有双向调节作用，既可使弛缓麻痹的肌肉恢复，又能使痉挛肌肉松弛；既治疗高血压，又使低血压回升；可降低高血糖，又对低血糖症有改善作用。对 SLE 多系统损伤也有应用价值，尤其是近年许多研究发现，通过神经内分泌免疫网络，针灸对免疫功能有整体调节作用，但对于 SLE 骨关节、肌肉、皮肤病变及内脏损害的情况，应区别轻重缓急，"急则治其标"；待病情稳定后，"标本兼治"，灵活应用。

四、药物外治疗法

SLE 多影响骨关节、皮肤、肌肉、血管、肌腱、口鼻黏膜，药物外治简便易行，直接作用，是综合治疗的一种重要手段。外治法有敷贴疗法、熏蒸疗法、热敷疗法、外搽疗法、中药离子导入疗法等治法。应根据病变的性质、部位、范围以及患者皮肤的承受能力，有选择的运用。外治法对于 SLE 一些内脏损害，药物性皮炎，继发感染等都有适应性。外治法可减少内治药物种类使用的频率，避免增加治疗时药物之间产生的副作用，减少激发 SLE 病情恶化的相关因素产生的影响，故而值得重视，对于一些顽固病证，内外并治，效果较好。

第四节　临床常用中成药

一、分证论治

证型	辨证要点	治法	中成药
风湿热痹证	关节红肿热痛，四肢肌肉酸痛或困重，舌质红，苔黄腻，脉滑或滑数。	祛风化湿，清热通络。	湿热痹颗粒（片），滑膜炎颗粒，豨桐胶囊（丸），四妙丸，当归拈痛丸（颗粒），风痛安胶囊
热毒炽盛证	高热，斑疹鲜红，面赤，烦躁甚或谵语神昏，关节肌肉酸痛，小便黄赤，大便秘结，舌质红，苔黄燥，脉滑数或洪数。	清热解毒，凉血消斑。	抗狼疮散，新癀片，清开灵颗粒，清热解毒胶囊，安宫牛黄丸
痰热郁肺证	胸闷，咳嗽气喘，咯痰黏稠，心烦失眠，咽干口燥，舌质暗红，苔黄腻，脉滑数。	宣肺化痰，祛瘀平喘。	清金止嗽化痰丸，蛇胆川贝液，强力枇杷露
瘀热内阻证	低热起伏，渴不欲饮，少腹或下腹胀痛拒按，带下黄稠有秽臭，困乏纳差，便溏尿黄，舌质暗红，苔腻，脉弦数。	清热活血，化瘀通络。	抗狼疮散，新癀片，滑膜炎颗粒

续表

证型	辨证要点	治法	中成药
饮邪凌心证	胸闷，气短，心悸怔忡，心烦神疲，面晦唇紫，肢端怕凉隐痛，重者喘促不宁，下垂性凹陷性水肿，舌质暗红，苔灰腻，脉细数或结代。	利水宁心，益气行血。	芪苈强心胶囊
阴虚内热证	持续低热，盗汗，面颧潮红，局部斑疹暗褐，口干咽燥，腰膝酸软，脱发，眼睛干涩或视物模糊，月经不调或闭经，舌质红，苔少或光剥，脉细或细数。	滋阴清热，解毒祛瘀。	抗狼疮散，白芍总苷胶囊，六味地黄丸，知柏地黄丸，左归丸，生脉饮口服液
气血亏虚证	神疲乏力，心悸，气短，自汗，头晕眼花，舌质淡红，苔薄白，脉细弱。	益气养血。	八珍丸，四物合剂，归脾丸，补中益气丸，十全大补口服液
脾肾阳虚证	面目四肢浮肿，面色无华，畏寒肢冷，腹满，纳呆，腰酸，尿浊，尿少或小便清长，舌质淡红，舌边有齿痕或舌体嫩胖，苔薄白，脉沉细。	温肾健脾，化气行水。	百令胶囊，昆仙胶囊，肾炎康复片，金匮肾气丸，济生肾气丸

二、辨病用药

药品名称	药物组成	功能主治	用法用量	注意事项
雷公藤多苷片	雷公藤	祛风除湿，活血通络，消肿止痛，杀虫解毒。	口服，一次1～2粒，一日2～3次。	①孕妇禁用。②肝病、严重心血管病和老年患者慎用。③白细胞及血小板减少或贫血者慎用。④服药期间，引起月经紊乱，精子活力及数目减少，影响生育；生育年龄有孕育要求者不宜服用。⑤服药后出现面部浮肿，蛋白尿，尿中可见红细胞管型，肌酐和尿素氮升高者，应立即停药，及时处理。⑥宜饭后服用。

药品名称	药物组成	功能主治	用法用量	注意事项
雷公藤片	雷公藤	祛风除湿，活血通络，消肿止痛，杀虫解毒。	口服，一次2～3片，一次2～3次。	①孕妇禁用。②肝病、严重心血管病和老年患者慎用。③白细胞及血小板减少或贫血者慎用。④服药期间，引起月经紊乱，精子活力及数目减少，影响生育；生育年龄有孕育要求者不宜服用。⑤服药后出现面部浮肿，蛋白尿，尿中可见红细胞管型、肌酐和尿素氮升高者，应立即停药，及时处理。⑥宜饭后服用。
昆明山海棠片	昆明山海棠	祛风除湿，舒筋活络，清热解毒。	口服，一次2片，一日2～3次。	①孕妇、哺乳期妇女或患有肝脏疾病等严重全身疾病者禁用。②处于生长发育期的幼儿、青少年及生育年龄有孕育要求者不宜使用，或全面权衡利弊后遵医嘱使用。③患有骨髓造血障碍者禁用。④胃、十二指肠溃疡活动期禁用。⑤严重心律紊乱者禁用。
正清风痛宁缓释片	青风藤中提取的有效成份盐酸青藤碱	祛风湿，通经络，利水消肿。	口服，一次1～2片，一日2次。	①孕妇及哺乳期妇女忌服。②有哮喘病史及对青藤碱过敏者禁用。

参考文献

[1] 王承德.实用中医风湿病学[M].北京：人民卫生出版社，2009.

[2] 王永炎.中医内科学[M].北京：人民卫生出版社，1999.

[3] 周仲瑛.中医内科学[M].北京：中国中医药出版社，2009.

[4] 姜泉.系统性红斑狼疮[M].北京：科学技术文献出版社，2011.

[5] 姚乃礼.中医症状鉴别诊断学[M].北京：人民卫生出版社，2010.

[6] 卢君健 . 红斑狼疮中西医结合诊断 [M]. 北京：人民卫生出版社，2007.

[7] 朱仁康 . 中医外科学 [M]. 北京：人民卫生出版社，1987.

第五章

系统性红斑狼疮的西医治疗

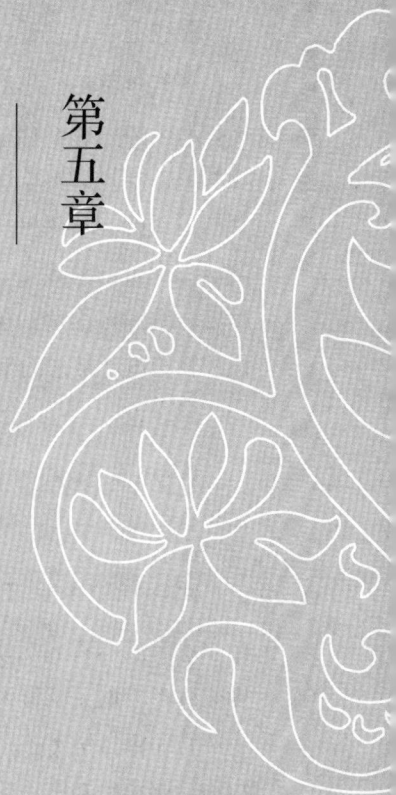

第一节　治疗原则

要注重患者宣教，正确认识疾病，消除恐惧心理，明白规律用药的意义，学会自我认识疾病活动的征象，配合治疗，遵从医嘱，定期随诊，懂得长期随访的必要性；避免过多的紫外线暴晒，使用防紫外线用品，避免过度疲劳。目前虽还没有根治的办法，但恰当的治疗可以使大多数患者达到病情缓解。强调早期诊断和早期治疗，以避免或延缓不可逆的组织脏器的病理损害。SLE 是一种高度异质性的疾病，临床医生应根据病情的轻重程度，掌握好治疗的风险与效益之比。既要清楚药物的不良反应，又要明白药物给患者带来的生机。

第二节　分型治疗

一、轻型系统性红斑狼疮的治疗

患者虽有疾病活动，但症状轻微，仅表现光过敏、皮疹、关节炎或轻度浆膜炎，而无明显内脏损害。药物治疗包括：

1.非甾体抗炎药（NSAIDs）：可用于控制关节炎。应注意消化道溃疡、出血，肾功能和肝功能等方面的不良反应。

2.抗疟药：可控制皮疹和减轻光敏感，常用氯喹 0.25g，每日 1 次，或羟氯喹 0.2～0.4g/d。主要不良反应是眼底病变，用药超过 6 个月者，应每半年检查眼底。有心动过缓或有传导阻滞者禁用抗疟药。

3.沙利度胺：对抗疟药不敏感的顽固性皮损可选择此药，常用量 50～100mg/d，1 年内有生育意向的患者忌用。

4.可短期局部应用激素类软膏治疗皮疹，但脸部应尽量避免使用强效激素类外用药，一旦使用，不应超过 1 周。

5.小剂量激素（泼尼松≤ 10mg/d）有助于控制病情。

6.权衡利弊，必要时可用硫唑嘌呤、甲氨蝶呤等免疫抑制剂。应注意轻型 SLE 可因过敏、感染、妊娠生育、环境变化等因素而加重，甚至进入狼疮危象。

二、对中度活动型系统性红斑狼疮的治疗

个体化糖皮质激素治疗是必要的，通常泼尼松剂量 0.5 ～ 1mg/（kg·d）。需要联用其他免疫抑制剂，如：

1. 甲氨蝶呤

甲氨蝶呤为二氢叶酸还原酶拮抗剂，通过抑制核酸的合成发挥细胞毒作用。剂量 7.5 ～ 15mg，每周 1 次。主要用于以关节炎、肌炎、浆膜炎和皮肤损害为主的 SLE，其不良反应有胃肠道反应、口腔黏膜糜烂、肝功能损害、骨髓抑制，偶可见甲氨蝶呤导致的肺炎和肺纤维化。

2. 硫唑嘌呤

硫唑嘌呤为嘌呤类似物，可通过抑制 DNA 合成发挥淋巴细胞的细胞毒作用。用法 1 ～ 2.5mg/（kg·d），常用剂量 50 ～ 100mg/d。不良反应包括：骨髓抑制、胃肠道反应、肝功能损害等。少数对硫唑嘌呤极敏感者，短期用药就可出现严重脱发和造血危象，引起严重粒细胞和血小板缺乏症，轻者停药后血象多在 2 ～ 3 周内恢复正常，重者则需按粒细胞缺乏或急性再生障碍性贫血处理。

三、重型系统性红斑狼疮的治疗

治疗主要分 2 个阶段，即诱导缓解，并共同治疗。诱导缓解目的在于迅速控制病情，阻止或逆转内脏损害，力求疾病完全缓解，但应注意过分免疫抑制诱发的并发症，尤其是感染。常用药物包括：

1. 糖皮质激素

通常重型 SLE 的激素标准剂量是泼尼松 1mg/kg，每日 1 次，病情稳定后 2 周或疗程 8 周内，开始以每 1 ～ 2 周减 10% 的速度缓慢减量，减至泼尼松 0.5mg/（kg·d）后，减药速度按病情适当调慢；如果病情允许，泼

尼松维持治疗的剂量尽量<10mg。在减药过程中，如果病情不稳定，可暂时维持原剂量不变，或酌情增加剂量或加用免疫抑制剂联合治疗。可选用的免疫抑制剂如环磷酰胺、硫唑嘌呤、甲氨蝶呤等，联合应用以便更快地诱导病情缓解和巩固疗效，并避免长期使用较大剂量激素导致的严重不良反应。SLE的激素疗程较漫长，应注意保护下丘脑-垂体-肾上腺轴，避免使用对该轴影响较大的地塞米松等长效和超长效激素。激素的不良反应除感染外，还包括高血压、高血糖、高血脂、低钾血症、骨质疏松、无菌性骨坏死、白内障、体质量增加、水钠潴留等。治疗开始应记录血压、血糖、血钾、血脂、骨密度，照射胸部X线片等作为评估基线，并定期随访。

2. 环磷酰胺

环磷酰胺是主要作用于 S 期的细胞周期非特异性烷化剂，通过影响DNA 合成发挥细胞毒作用。其对体液免疫的抑制作用较强，能抑制 B 细胞增殖和抗体生成，且抑制作用较持久，是治疗重症 SLE 的有效的药物之一，尤其是在 LN 和血管炎的患者中，环磷酰胺与激素联合治疗能有效地缓解疾病，阻止和逆转病变的发展，改善远期预后效果。目前普遍采用的标准环磷酰胺冲击疗法是：$0.5 \sim 1.0g/m^2$ 体表面积，加入 250mL 生理盐水中静脉滴注，每 3 ～ 4 周进行 1 次。多数患者 6 ～ 12 个月后病情缓解，而在巩固治疗阶段，常需要继续环磷酰胺冲击治疗，延长用药间歇期至约 3 个月 1 次，维持 1 ～ 2 年。由于每个人对环磷酰胺的敏感性存在个体差异，年龄、病情、病程和体质的不同使患者对药物的耐受性有所区别，所以治疗时应根据患者的具体情况，掌握好剂量、冲击间隔期和疗程，做到既要保证疗效，又要避免不良反应。白细胞计数对指导环磷酰胺治疗有重要意义，治疗中应注意避免白细胞过低的情况，一般要求白细胞低谷$\geqslant 3.0 \times 10^9/L$。环磷酰胺冲击治疗对白细胞的影响有一定规律，大剂量冲击前需查血常规，1 次大剂量环磷酰胺进入体内后，第 3 天左右白细胞开始下降，7 ～ 14 天降至低谷，之后白细胞逐渐上升，至 21 天左右恢复正常。对于间隔期少于 3 周者，应更密切注意监测血象。除白细胞减少和诱发感染外，环磷酰胺冲击治疗的不良反应包括：性腺抑制（尤其是女性的卵巢功能衰竭），胃肠道反应，脱发，肝功能损害，少见远期致癌作用（主要是淋巴瘤等血液系统肿瘤），如出血性膀胱炎、膀胱纤维化和长期口服而导致的膀胱癌。

3. 霉酚酸酯（MMF）

霉酚酸酯为次黄嘌呤单核苷酸脱氢酶抑制剂，可抑制嘌呤从头合成途径，从而抑制淋巴细胞活化。治疗 LN 有效，能够有效地控制Ⅳ型 LN 活动。其不良反应总体低于环磷酰胺，但尚不能替代环磷酰胺。其常用剂量为 1 ~ 2g/d，分 2 次口服。值得注意的是随着 MMF 剂量的增加，感染风险也随之增加。

4. 环孢素

环孢素可特异性抑制 T 淋巴细胞产生白细胞介素 -2（IL-2），发挥选择性细胞免疫抑制作用，是一种非细胞毒免疫抑制剂。对 LN（特别是 V 型 LN）有效，环孢素剂量 3 ~ 5mg/（kg·d），分 2 次口服。用药期间注意肝、肾功能及高血压、高尿酸血症、高血钾等，有条件者应测血药浓度，调整剂量，血肌酐较用药前升高 30%，需要减药或停药。环孢素对 LN 的总体疗效不如环磷酰胺冲击疗法，对血液系统累及的治疗有其优势。

四、狼疮危象的治疗

治疗目的在于挽救生命，保护受累脏器，防止后遗症。通常需要大剂量甲泼尼龙冲击治疗，针对受累脏器的对症治疗和支持治疗，以帮助患者度过危象。后继的治疗可按照重型 SLE 治疗的原则，继续诱导缓解和维持巩固治疗。大剂量甲泼尼龙冲击治疗通常指：甲泼尼龙 500 ~ 1000mg，每天 1 次；加入 5% 葡萄糖 250mL，缓慢静脉滴注 1 ~ 2 小时，连续 3 天为 1 个疗程，疗程间隔期 5 ~ 30 天，间隔期和冲击后需给予泼尼松 0.5 ~ 1mg/（kg·d），疗程和间隔期长短视具体病情而定。甲泼尼龙冲击疗法对狼疮危象常具有立竿见影的效果，疗程及间隔期的长短应视病情而异。甲泼尼龙冲击疗法只能解决急性期的症状，疗效不能持久，必须与其他免疫抑制剂，如与环磷酰胺冲击疗法配合使用，否则病情容易反复。需强调的是，在大剂量冲击治疗前、治疗中、治疗后应密切观察有无感染发生。

1. 急进性肾小球肾炎

表现为急性进行性少尿、浮肿、蛋白尿，或血尿、低蛋白血症、贫血、肾功能进行性下降、血压增高、高血钾、代谢性酸中毒等。B超肾脏体积常增大，肾脏病理往往呈新月体肾炎。治疗包括纠正水电解质、酸碱平衡紊乱、低蛋白血症，防治感染，纠正高血压，心力衰竭等并发症，保护重要脏器，必要时需要透析支持治疗。在评估 SLE 活动性和全身情况及有无治疗反应指征的同时，应抓住时机行肾脏穿刺，判断病理类型和急慢性指标，制定治疗方案。对明显活动、非肾脏纤维化或硬化等不可逆病变为主的患者，应积极使用激素 [泼尼松 ≥ 1mg/（kg·d）]，或使用大剂量甲泼尼龙冲击疗法，同时用环磷酰胺冲击治疗。

2. 神经精神性红斑狼疮

必须排除化脓性脑膜炎、结核性脑膜炎、隐球菌性脑膜炎、病毒性脑膜脑炎等中枢神经系统感染。弥漫性神经精神狼疮在控制 SLE 的基础药物上强调对症治疗，包括抗精神病药物；癫痫大发作或癫痫持续状态时需积极抗癫痫治疗，注意加强护理；抗心磷脂抗体相关神经精神狼疮，应加用抗凝、抗血小板聚集药物。有全身血管炎表现的明显活动证据，应用大剂量甲泼尼龙冲击治疗。中枢狼疮包括横贯性脊髓炎在内，可使用地塞米松10mg 或联用甲氨蝶呤 10mg 鞘内注射，每周 1 次，共 2 ～ 3 次。

第三节 关于系统性红斑狼疮治疗的其他相关指南和共识

一、2012 年美国风湿病学会（ACR）/ 欧洲抗风湿病联盟（EULAR）狼疮肾炎治疗指南解读

1. 治疗目标

LN 治疗的最终目标为长期保护肾脏功能，预防疾病复发，避免治疗相关的损害，改善生活质量，提高生存率。应尽量达到完全缓解，即尿蛋白肌酐

比<50mg/mmol（尿蛋白<0.5g/d），且肾功能正常或接近正常（GFR 在正常范围 ±10% 以内）。部分缓解定义为蛋白尿降低≥ 50% 和肾功能正常或接近正常。治疗目标最好在治疗开始后 6 个月内达到，最迟不能超过 12 个月。

2. 治疗策略

治疗可分两阶段进行，ACR 称为诱导缓解和维持缓解，EULAR 命名为初始治疗和后续治疗。

（1）Ⅰ型和Ⅱ型 LN　ACR 推荐Ⅰ型和Ⅱ型 LN 患者一般不需要免疫抑制剂治疗（C 级）。EULAR 认为尿蛋白>1g/d 的Ⅱ型 LN 患者若存在肾小球源性血尿，可单用低到中剂量激素 [泼尼松 0.25 ～ 0.5mg/（kg·d）] 或联合应用硫唑嘌呤（azatharaprine，AZA）1 ～ 2mg/（kg·d）。另外，对于出现电镜足细胞病（微小病变）或间质性肾炎的Ⅰ型 LN 患者，也可考虑单用糖皮质激素或与免疫抑制剂联合应用进行治疗。

（2）Ⅲ型和Ⅳ型 LN　ACR 推荐所有Ⅲ型和Ⅳ型 LN 的诱导缓解期均可予 0.5～1g/d 的大剂量激素冲击治疗 3 天，之后行序贯泼尼松 0.5 ～ 1mg/（kg·d）治疗，几周后逐渐减量至最小有效维持量，同时选择环磷酰胺（cyclophosphamide，CTX）或霉酚酸酯（mycophenolate mofetil，MMF）治疗。CTX 剂量可采用 500 ～ 1000mg/m² 体表面积，每月 1 次静脉输注，共治疗 6 个月；或采用 500mg，每 2 周 1 次静脉输注，共治疗 12 次。MMF 使用剂量则根据不同人种进行选择，剂量为 2 ～ 3g/d（亚洲人剂量为 2g/d），口服，治疗 6 个月，6 个月后评估疗效，如病情改善，则可将 MMF 改为 1 ～ 2g/d 或应用 AZA，按照 2mg/（kg·d）的剂量维持治疗。如病情未改善，则可行第 2 轮大剂量激素冲击治疗，重新序贯和减量，同时将 CTX 及 MMF 方案互换，剂量同上，再治疗 6 个月；如仍未缓解，可考虑应用利妥昔（抗 CD20）单抗、贝利单抗（belimumab，anti-BLyS/BAFF）或钙调磷酸酶抑制剂（如环孢素 A 或他克莫司等）等二线治疗方案。

与 ACR 观点不同，EULAR 建议对于Ⅲ型和Ⅳ型 LN 患者，可先给予甲泼尼龙 500 ～ 750mg/d，治疗 3 天之后，序贯泼尼松 0.5mg/（kg·d），共4 周，在之后的 4 ～ 6 个月期间，将激素用量减至≤ 10mg/d 维持。部分严重的肾病或肾外狼疮序贯剂量可提高至 0.7 ～ 1mg/(kg·d)，前 3 个月治疗无改善者推荐再次激素冲击治疗。

关于免疫抑制剂的用法，EULAR 和 ACR 基本一致，但是由于 EULAR 主要针对欧洲白种人，因此 MMF 的推荐剂量为 3g/d，CTX 则采取小剂量用法（每 2 周 500mg 静脉输注 1 次）。对于部分有不良预后因素（如急性肾功能恶化，病理提示有严重细胞性新月体及纤维素样坏死等）的患者，可加大 CTX 使用剂量，如静脉用 0.75 ～ 1g/m² 体表面积共 6 个月或口服 2 ～ 2.5mg/(kg·d) 共 3 个月。如无上述预后不良因素，AZA 2mg/(kg·d) 也可用于有 MMF 和 CTX 禁忌的患者作为初始治疗，但复发率往往更高。经初始治疗 6 个月如患者病情改善，则进入后续治疗阶段，可改为 MMF 2g/d 或 AZA 2mg/(kg·d) 联合小剂量泼尼松 5 ～ 7.5mg/d 治疗，维持至少 3 年。随后如病情持续稳定，可首先考虑停用激素。对于初始治疗无改善者，可将 MMF 和 CTX 方案互换，或直接给予利妥昔单抗。

（3）V 型 LN　对于合并 Ⅲ 型或 Ⅳ 型的 V 型 LN，治疗推荐与单纯的 Ⅲ 型或 Ⅳ 型一致。对于单纯的 V 型 LN，ACR 和 EULAR 一致认为诱导缓解治疗首选 MMF（2 ～ 3g/d）+ 泼尼松 [0.5mg/(kg·d)]，6 个月后如改善则改用 MMF 1 ～ 2g/d 或 AZA 2mg/(kg·d) 维持治疗，如无改善改用 CTX、钙调磷酸酶抑制剂或利妥昔单抗。

（4）Ⅵ 型 LN　以替代治疗为主，不推荐积极应用激素和免疫抑制剂治疗，激素和免疫抑制剂依照患者其他脏器受累情况使用。EULAR 指南中提及了替代治疗方式的选择：仍在使用免疫抑制剂的患者尽量避免腹膜透析，以避免增加感染发生率；而对于抗磷脂抗体阳性的患者，如采取血液透析应警惕血管通路血栓形成。另外，如考虑行肾移植术，需选择患者狼疮活动度在较低水平至少 3 ～ 6 个月的时机进行。

（5）其他　EULAR 推荐指出，对于抗磷脂抗体综合征相关肾病（APS-associated nephropathy）患者，需给予羟氯喹（hydroxychloroquine，HCQ）和（或）抗凝、抗血小板治疗。ACR 提出血栓性微血管病（thrombotic microangiopathy，TMA）患者首选血浆置换治疗。

3. 辅助治疗

因 HCQ 可减少肾病复发，降低心血管事件，改善预后而被推荐作为 LN 基础治疗药物。当患者 24 小时尿蛋白含量 ≥ 0.5g，或尿蛋白肌酐比 > 50mg/mmol，或有高血压时，应使用血管紧张素转化酶抑制剂（antiotensin-converting enzyme inhibitor，ACEI）或受体阻断剂（angiotensin eceptor lockers，ARB），并控制血压在 130/80mmHg 以下。

血低密度脂蛋白（low density lipoprotein，LDL）> 2.6mmol/L（100mg/dL）时，推荐使用他汀类药物。

EULAR 还对一些治疗细节做出陈述，如钙剂和维生素 D 的补充，预防接种需采用死疫苗，血白蛋白 < 20g/L 或抗磷脂抗体综合征患者需抗凝治疗等。

4. 随诊和预后

活动性 LN 在治疗期间应规律随诊，初治或复发 2 ~ 4 个月内应 2 ~ 4 周随诊 1 次，之后根据治疗反应调整随诊间隔。每次随诊需监测体重、血压、血肌酐、白蛋白、GFR、尿蛋白、尿沉渣、补体、抗双链 DNA、抗磷脂抗体、血脂等。其中血肌酐（或 GFR）、尿蛋白、血红蛋白和血压是 LN 长期预后的预测因素。每 3 ~ 6 个月全面评估全身狼疮活动度。

如病情恶化或对免疫抑制剂及生物制剂应答欠佳（尿蛋白降低 < 50%，持续蛋白尿超过 1 年或 GFR 恶化等），或疾病复发，都可考虑重复肾脏穿刺，明确是否有组织学进展或变化，以指导下一步治疗和预后。

二、中国系统性红斑狼疮患者围产期管理建议

系统性红斑狼疮（SLE）是一种全身性的自身免疫性疾病，主要发病人群是处于生育年龄阶段的女性。随着对 SLE 诊治水平的提高，过去的 20 多年里 SLE 患者的存活率有大幅度提高，据统计，SLE 患者的 20 年存活率已经达到 60% 以上。由于女性 SLE 患者的生育能力本身与非 SLE 的同龄女性相比没有差异，因此，随着这些患者生存时间的延长，婚育已经成为重要的临床问题。但由于性激素在 SLE 发病中的作用，SLE 患者在妊娠

期间会出现病情复发或加重，有约 1/3 的患者最终以剖宫产的方式终止妊娠，近 1/3 以上的患者出现早产，20% 以上的患者发生子痫，近 30% SLE 患者的胎儿出现宫内发育迟缓（IUGR）。因此，SLE 患者的妊娠本身属于高危妊娠。此外，有半数以上的 SLE 患者在妊娠期间会出现病情复发或加重，危及胎儿及孕妇的安全。我国妊娠合并 SLE 患者的母婴死亡率高达 8.9%。因此，规范 SLE 患者的围产期管理对提高 SLE 患者的妊娠成功率、降低母婴死亡率十分重要，也十分必要。中国系统性红斑狼疮研究协作组，在参照国际上发表的相关研究资料和管理推荐的基础上，结合我国的实际情况，制定该建议，旨在加强对 SLE 患者的妊娠管理，提高我国 SLE 患者的妊娠成功率和母婴存活率。

（一）对 SLE 患者及家属的宣传教育

SLE 患者的妊娠过程是一个病理过程，妊娠过程与疾病之间相互影响，会造成疾病复发、加重，导致妊娠失败与胎儿丢失，危及孕妇生命；即使经过医生的积极努力治疗、严密监测，发生不良妊娠转归、孕妇死亡的危险依然存在，因此告知患者及其亲属相关知识，取得患者的理解和配合，是争取最佳妊娠结果的重要环节之一。

（二）SLE 患者的避孕措施

SLE 患者的妊娠必须是有计划的。所有处于生育年龄的 SLE 患者都应采取严格的避孕措施。SLE 患者可以采取的避孕措施包括宫内节育器（IUD）、工具避孕、口服避孕药物等。IUD 适用于除小剂量糖皮质激素（泼尼松 15mg/d 或相当剂量以下）外不服用免疫抑制剂的患者；口服避孕药适用于病情稳定、抗磷脂抗体阴性、无肾病综合征、没有血栓病史的患者，推荐使用以含孕激素为主的口服避孕药；所有 SLE 患者都可以采用工具避孕，但通常单独的工具避孕达不到严格避孕的效果，应配合其他避孕措施共同使用。

（三）SLE 患者的妊娠时机

1. SLE 患者必须同时满足下述条件才可以考虑妊娠：①病情不活动且保持稳定至少 6 个月；②糖皮质激素的使用剂量为泼尼松 15mg/d（或相当

剂量）以下；③24 小时尿蛋白排泄定量为 0.5g 以下；④无重要脏器损害；⑤停用免疫抑制药物如环磷酰胺、甲氨蝶呤、雷公藤、霉酚酸酯等至少 6 个月；对于服用来氟米特的患者，建议先进行药物清除治疗后，再停药至少 6 个月后才可以考虑妊娠。

2. 以下情况属于妊娠禁忌证：①严重的肺动脉高压（估测肺动脉收缩压＞50mmHg，或出现肺动脉高压的临床症状）；②重度限制性肺部病变 [用力肺活量（FVC）＜1 升]；③心功能衰竭；④慢性肾功能衰竭 [血肌酐（SCr）＞2.8mg/L]；⑤既往有严重的子痫前期或即使经过阿司匹林和肝素治疗仍不能控制的 HELLP 综合征；⑥过去 6 个月内出现脑卒中；⑦过去 6 个月内有严重的狼疮病情活动。

（四）SLE 患者妊娠期间的随诊频率及随诊内容

1. SLE 患者的风湿科随诊内容：一旦经产科确定妊娠后，SLE 患者需立即到风湿免疫专科进行随诊。妊娠期间每次随诊的内容包括详细的病史与体格检查，同时还应进行全面的实验室检查，包括血常规、尿常规、24 小时尿蛋白排泄定量、肝功能、肾功能、生化及电解质水平检测、血糖、血尿酸水平、血清补体、免疫球蛋白定量、抗 ds-DNA 抗体水平进行监测，对疾病的整体情况或有无复发进行评估；对合并抗磷脂综合征的患者，应定期监测抗心磷脂（ACL）抗体、狼疮抗凝物（LA）、抗 β2 糖蛋白 -1 抗体水平。

2. SLE 妊娠患者的风湿科随诊频率：在确定妊娠后，应根据患者的具体情况考虑整个妊娠过程中的随诊频率。推荐在妊娠 28 周前，每 4 周 1 次，自第 28 周开始每 2 周随诊 1 次。对于临床表现或血清学检查提示有病情复发可能时，应缩短随访间隔。

对于血清抗 SSA 抗体或抗 SSB 抗体阳性、前次胎儿发生心脏异常的患者，建议在妊娠 16 ～ 24 周间，每 2 周行 1 次胎儿心脏超声检查，监测胎儿心脏结构及传导情况；若无异常，建议在 24 周后每 3 ～ 4 周进行 1 次胎儿心脏超声检查。如果发现胎儿出现心脏异常或传导功能异常，建议每 1 ～ 2 周进行 1 次胎儿心脏超声检查，直至胎儿出生。如果发现胎儿出现心脏Ⅰ、Ⅱ度房室传导阻滞，可以使用地塞米松或倍他米松进行治疗；建议地塞米松剂量为4mg/d或倍他米松4mg/d，一直使用至终止妊娠时；并建议在37周时终止妊娠。对于发现有心肌病变的胎儿，可试用丙种免疫球蛋白静脉输注1g/d。但对于完全房室传导阻滞，上述治疗几乎均不可逆转，因此发现早期的房室传导阻滞十分重要。

羟基氯喹（HCQ）可以减少抗SSA抗体和（或）抗SSB抗体阳性母亲所生胎儿发生心脏传导阻滞的发生率，因此，建议在这些患者中使用HCQ，剂量为200mg，2次/天。

3. SLE患者的产科随诊内容及频率：在确定妊娠后，应根据患者的具体情况考虑整个妊娠期间的随诊频率。推荐妊娠28周前，每4周随诊1次，自第28周始每2周随诊1次。但由于患者在孕28周后病情变化较快，因此随诊间隔应由产科医师根据具体情况确定。在明确妊娠后，需要进行胎儿B超声检查，明确胎儿的确切胎龄。产科随访内容包括常规产科检查、血压监测、胎心监测，在妊娠16周后应每月进行1次胎儿B超声检查，以监测胎儿的生长情况以及是否有畸形。如果出现胎儿发育迟缓或子痫前期表现，则应该缩短随诊间隔；在妊娠28周后，应每2周进行1次脐带动脉血流Doppler检查，监测胎儿血供情况；自28周始，原则上应每2周进行胎儿监测。如有异常可每周进行脐带动脉血流Doppler检查和胎儿监测。

（五）SLE患者的分娩方式选择

1.对于在整个妊娠过程中病情稳定的患者，可以采取自然分娩的方式来结束妊娠，但对于妊娠期间病情不稳定或出现产科并发症的患者，可以采取剖宫产。出现以下情况时，应尽早终止妊娠：①妊娠前3个月即出现明显的SLE病情活动；②孕妇SLE病情严重，危及母体安全时，无论孕期大小都应尽早终止妊娠；③孕期检测发现胎盘功能低下，危及胎儿健康，经产科与风湿科治疗后无好转者；④出现以下并发症时：重度妊娠高血压、精神和（或）神经异常、脑血管意外、弥漫性肺部疾病伴呼吸衰竭、重度肺动脉高压、24小时尿蛋白排泄定量在3g以上；⑤对于病情平稳的患者，如果胎龄已满38周，胎儿已发育成熟时，建议终止妊娠。

2. SLE 患者终止妊娠时糖皮质激素的使用：对于病情稳定的、每日口服糖皮质激素剂量相当于泼尼松 5mg/d 者进行人工流产、正常分娩或剖宫产手术时均不需要额外增加激素的剂量，但对于每日口服激素剂量在泼尼松 5mg/d（或相当剂量）以上者，均应该在围手术期调整糖皮质激素的使用剂量。对于进行人工流产、中期引产手术或正常生产的患者，当在原使用糖皮质激素的基础上，在手术当日或产程启动时服用泼尼松 5mg（或相当剂量）或于产程启动时或于手术前 0.5 小时，静脉注射甲基泼尼松龙 5mg 或氢化可的松 25mg，次日恢复原口服剂量即可；进行剖宫产手术的患者，当在原糖皮质激素剂量的基础上，在手术当中静脉输注甲基泼尼松龙 10 ～ 15mg 或氢化可的松 50 ～ 75mg，术后次日起改为静脉注射氢化可的松 20mg，每 8 小时 1 次，术后第 3 天恢复至术前用量即可。

（六）SLE 患者的哺乳

由于母乳中含有大量对胎儿有益的物质，而且母乳喂养有利于儿童的心理与生理健康发育，有利于产妇的恢复，因此推荐 SLE 患者进行母乳喂养。口服泼尼松（龙）或甲基泼尼松龙、HCQ 与非甾体抗炎药（NSAIDs）的患者都可以进行母乳喂养。服用阿司匹林和华法林以及使用肝素治疗的 SLE 患者可以正常哺乳。服用环磷酰胺、霉酚酸酯、甲氨蝶呤、来氟米特、硫唑嘌呤、环孢素 A、他克莫司的 SLE 患者不宜哺乳。但对于服用泼尼松剂量超过 20mg/d 或相当剂量者，应弃去服药后 4 小时内的乳汁，并在服药 4 小时后再进行哺乳。

（七）SLE 患者妊娠期间病情复发的治疗

有近 50% 的患者在妊娠期间会出现病情活动或复发，对于病情轻度活动的患者，可以将糖皮质激素加量至中等剂量的泼尼松（或相当剂量的其他糖皮质激素，但不建议使用含氟的糖皮质激素）4 周，然后逐渐减量至泼尼松 15mg/d 以下维持。妊娠前没有使用 HCQ 的患者应加用 HCQ 治疗，推荐剂量为 200mg，2 次/天；病情中重度活动的患者，可采用大剂量泼尼松治疗或使用甲基泼尼松龙冲击治疗；使用大剂量糖皮质激素的时间应尽量短，以控制病情为宜，并尽快将泼尼松的剂量减至 15mg/d 以下，没有使用 HCQ 的患者应加用，推荐剂量为 200mg，2 次/天。如果病情需要加用免疫抑制剂，尤其是肾脏病变严重需要进行免疫抑制治疗时，可使用硫唑嘌呤、环孢素或他克莫司。

（八）合并抗磷脂综合征 SLE 妊娠患者的治疗

抗磷脂抗体与不良妊娠转归关系密切，因此应该根据患者的既往妊娠情况来进行治疗。对于抗磷脂抗体持续中、高滴度阳性，没有血栓与不良妊娠史的患者，应在妊娠前即口服小剂量阿司匹林，推荐剂量为 75mg/d，一直服用至妊娠结束后 6~8 周；对于既往有血栓史的患者，妊娠前应服用华法林，调整剂量至国际标准化比值（INR）2~3 之间。一旦确认妊娠时，即停止使用华法林，改为治疗剂量的普通肝素或低分子肝素注射治疗；对于有 1 次或以上死胎、2 次以上妊娠前 12 周内出现胎儿丢失、1 次或以上因胎盘功能异常造成早产但没有血栓史的患者，在妊娠前即应服用小剂量阿司匹林（75mg/d），在明确妊娠后开始注射预防剂量的普通肝素或低分子肝素，直至分娩后 6 周。手术前 1 天，停止注射肝素，手术前 1 周，停用阿司匹林。

（九）SLE 患者妊娠期间的药物使用

1. 糖皮质激素

建议使用不含氟的糖皮质激素剂型控制 SLE 患者病情，使用剂量应视患者的病情轻重程度而定；尽量使用最小的可控制疾病的剂量，建议维持剂量不超过每日相当于泼尼松 15mg 的剂量；对于胎儿疾病，如新生儿狼疮，或为促进胎儿肺部发育成熟，可以使用含氟的糖皮质激素。

2. 免疫抑制剂

SLE 患者妊娠期间可以使用的免疫抑制剂包括：硫唑嘌呤、环孢素 A、他克莫司；禁用的免疫抑制剂有甲氨蝶呤、霉酚酸酯、来氟米特、环磷酰胺、雷公藤等。已经服用这些药物的患者，建议在停药半年后再考虑妊娠。服用来氟米特者应先口服考来烯胺（消胆胺）8g，3 次/天，服用 11 天后，在至少 14 天间隔内检测 2 次血浆中来氟米特的浓度，应在 0.02mg/L（0.02μg/mL）以下，如果血浆浓度高于此水平，还需再进行 1 个周期的考来烯胺治疗，也可口服或通过胃管给予活性炭混悬液 50g，每 6 小时 1次，连续使用 24 小时，以清除体内药物。进行药物清除治疗后再停药半年尚可考虑妊娠。

3. HCQ

HCQ 是经临床使用经验证实为安全的药物，对于抗磷脂抗体阳性的患者，在妊娠后应该使用 HCQ，以减少血栓形成的危险，对于抗 SSA 抗体或抗 SSB 抗体阳性的 SLE 患者，建议服用，以降低胎儿心脏传导阻滞的发生率，推荐剂量为 200mg，2 次/天。

4. NSAIDs

在妊娠中期使用是安全的，但在妊娠早期和后期不建议使用。

5. 对乙酰氨基酚

可用于缓解 SLE 妊娠患者的关节疼痛等症状，可以在妊娠期间安全使用。

6. 降压药物

伴有高血压的 SLE 患者可以使用的降压药物，包括：β 受体阻滞剂（如阿替洛尔、美托洛尔、普萘洛尔、拉贝洛尔）、中枢性 α 受体拮抗剂（甲基多巴、可乐定）、扩血管药物（如尼非地平、氨氯地平、肼苯哒嗪）以及利尿药物（如呋噻米）。禁用血管紧张素转换酶抑制剂或血管紧张素转化酶受体抑制剂。对于重度高血压，除可以使用拉贝罗尔、尼非地平、肼苯哒嗪外，还可以应用静脉降压药物，如硫酸镁。由于妊娠期间药物代谢活性的变化，在常规剂量降压效果不佳时，建议咨询心脏科医师，调整药物剂量及使用频次。

（十）新生儿狼疮的治疗

新生儿狼疮（NLE）是指抗 SSA/Ro 抗体和（或）抗 SSB/La 抗体阳性母亲分娩的新生儿，出现心脏传导功能异常、皮疹、肝功能损害或血液等其他系统异常的临床综合征。对所有妊娠的 SLE 患者都应进行抗 SSA/Ro 抗体和（或）抗 SSB/La 抗体的检测，对于这两种抗体中其中一种阳性，尤其是高滴度者，或既往有过 NLE 生育史的孕妇，均应密切监测，警惕其胎儿发生 NLE 的危险。对 SLE 患者的新生儿，除了常规新生儿检查外，还应进行心脏超声、心电图、血液、肝功能等多方面的评估。

1. 心脏损害

NLE 患儿出现的心脏传导阻滞可以是致命的。对于Ⅲ度心脏传导阻滞的患儿，绝大多数都需要植入永久性心脏起搏器，尤其是出生时心率 < 55 次 / 分者。出生后出现的Ⅰ度和Ⅱ度传导阻滞有发展成Ⅲ度传导阻滞的危险。对于在胎儿期就已经发现的Ⅱ度传导阻滞，即便经过治疗病情已经逆转，仍有进展到Ⅲ度传导阻滞的危险，因此生后仍需密切监测。对于胎儿期发现过任何心脏传导功能异常的新生儿，出生后都应请儿童心脏病专家会诊，并密切随诊。对于胎儿期间没有发生心脏损害的抗 SSA 抗体和（或）抗 SSB 抗体阳性 SLE 患者所生新生儿，不需要进行心脏方面的特殊监测。

2. 皮疹

出现皮疹的新生儿应避免紫外线照射，外出使用防晒物品。多数皮疹在 6 ～ 8 个月内可自行缓解，少数可以局部使用糖皮质激素，对持续毛细血管扩张者可考虑进行激光治疗。

3. 血液系统

轻度的白细胞下降或血小板减低，可以自行恢复正常，一般不需治疗。少数血液系统受累严重的患儿需使用泼尼松 1 ～ 2mg/（kg·d）或相当剂量的糖皮质激素，或静脉输注丙种球蛋白（总量 2g/kg）治疗。

4. 其他情况

对有严重肝功能异常、胆汁淤积或者神经系统损害的患儿可试用糖皮质激素、丙种球蛋白和（或）免疫抑制剂治疗。

（十一）新生儿监测

一些 NLE 的症状不会在出生后立即表现出来，因此对抗体滴度高的母亲所生新生儿或既往有 NLE 分娩史的母亲所生的新生儿，应密切随访，最初在新生儿出生后 2 周、满月后每月、至出生后 6 个月都应进行随访，此后每 3 个月随访 1 次，至少至 1 岁。

三、中华医学会皮肤性病学分会免疫学组皮肤型红斑狼疮诊疗指南治疗部分

（一）基本治疗

皮肤型红斑狼疮是一组呈慢性过程、反复发作的自身免疫疾病，因此要重视对患者的教育，包括正确认识疾病，做好长期治疗的准备，积极配合医生治疗等，避免不良刺激，做好定期随访；注意防寒、避光，如带太阳镜、用防晒霜、防晒服装等。治疗一般采用"阶梯式治疗"的方法，即根据病情，选择适当的治疗方法。

（二）局部治疗

1. 糖皮质激素

局部及皮损内应用糖皮质激素是广泛采用的治疗手段之一。根据皮损部位及类型选择外用糖皮质激素，皮肤薄嫩处选择弱或中效制剂，肥厚及疣状皮损选用强效或超强效制剂，或在皮损内局部注射糖皮质激素。

2. 钙调磷酸酶抑制剂

如他克莫司软膏和吡美莫司乳膏，对 SCLE、ACLE 有效，对 DLE 疗效略差。

3. 维 A 酸类制剂

如他扎罗汀凝胶和维 A 酸乳膏等，可用于角化明显的 DLE。

（三）治疗药物

1. 抗疟药物

抗疟药是系统治疗的第一线用药，尤其对 DLE、肿胀性红斑狼疮和 SCLE 的有效率可达 80% 以上。主要有羟氯喹，成人口服 200 ～ 400mg/d，体重不超标者最多可用到 6.5mg/(kg·d)；氯喹，成人 125 ～ 250mg/d，最多 3.5 ～ 4mg/(kg·d)；奎纳克林（米帕林)100 ～ 200mg/d，最多 2.5mg/(kg·d)；羟氯喹或氯喹可与奎纳克林联合应用。用药期间应每 3 ～ 6 个月进行眼科检查，注意眼部不良反应。

2. 糖皮质激素

DDLE、SCLE 及部分 NLE 需要糖皮质激素治疗，一般选用中小剂量，

如泼尼松 0.5mg/（kg·d），病情控制后缓慢递减。ACLE 诊断为 SLE 或可发展为 SLE 的参照 SLE 诊疗指南进行治疗。

3. 免疫抑制剂

此类药主要用于常规药物疗效不佳的患者。可选用如下免疫抑制剂：硫唑嘌呤 1 ～ 2mg/（kg·d）、甲氨蝶呤（7.5 ～ 25mg/ 周）、吗替麦考酚酯 35mg/（kg·d）、环孢素（2.5 ～ 5mg/d）等，使用过程中应注意观察不良反应并及时调整用药。

（四）其他系统治疗

1. 沙利度胺

治疗复发或难治性皮肤红斑狼疮，成人 100 ～ 200mg/d，口服，维持可用 25 ～ 50mg/d，计划妊娠或妊娠期妇女禁用。

2. 氨苯砜

氨苯砜主要用于 SLE 大疱型皮损的治疗，也用于常规治疗效果不理想的 DLE 和 SCLE，成人 100 ～ 200mg/d，口服。

3. 植物提取药

此类药一般为某类药物的混合物，并不是单一成分，如雷公藤多苷、白芍总苷等，此类药物具有一定的免疫抑制和（或）免疫调节作用。用法：雷公藤多苷 30 ～ 60mg/d；白芍总苷 0.6g，每日 3 次；火把花根片，2 片，每日 3 次；昆明山海棠，2 片，每日 3 次，口服。雷公藤多苷、火把花根片、昆明山海棠类药物对性腺有一定不良反应，育龄期女性患者应慎用。

4. 维 A 酸类药物

维 A 酸类药物主要用于慢性及亚急性皮肤型红斑狼疮的治疗，尤其对疣状狼疮的疗效肯定。如阿维 A 0.5 ～ 1mg/（kg·d），异维 A 酸 1mg/（kg·d），分 2 次口服。计划妊娠或妊娠期妇女禁用。

5. 生物制剂

如静脉注射用人免疫球蛋白、利妥昔单抗、贝利单抗、阿巴西普单抗、抗 IL-6 单抗和抗 IL-10 单抗等，可用于重症患者如 ACLE。

6. 其他金制剂

如金诺芬，成人 6 ～ 9mg/d，柳氮磺吡啶 0.75 ～ 1.5g/d。氯苯吩嗪，成人 100mg/d。

（五）随访

CLE 患者应该常规定期随访。随访时应进行常规的实验室检查（如血、尿常规），3 ～ 6 个月复查肝、肾功能，6 ～ 12 个月复查免疫功能。评估病情是否稳定、是否有发展为 SLE 的相关症状。注意药物的不良反应。服用糖皮质激素者应定期检查血压、血糖等，如服用羟氯喹或氯喹者应每 3 ～ 6 个月进行眼科检查。

（六）预后

CLE 的皮损经治疗多能消退，部分 CCLE 可遗留萎缩性瘢痕和色素沉着或脱失，个别患者 DLE 皮损可长期存在。新皮损的出现或皮损的加重往往提示病情活动。CCLE 与 SCLE 患者因无重要脏器受累预后大多良好，ACLE 患者的预后取决于重要脏器受累程度。

参考文献

[1] 中华医学会风湿病学分会. 系统性红斑狼疮诊断及治疗指南 [J]. 中华风湿病学杂志，2010，14（5）：342-346.

[2] 王立，张文. 解读 2012 年美国风湿病学会 / 欧洲抗风湿病联盟狼疮肾炎治疗指南 [J]. 中华临床免疫和变态反应杂志，2013，7（1）：1-4.

[3] 中国系统性红斑狼疮研究协作组专家组. 中国系统性红斑狼疮患者围产期管理建议 [J]. 中华医学杂志，2015，95（14）：1056-1060.

[4] 中华医学会皮肤性病学分会免疫学组. 皮肤型红斑狼疮诊疗指南（2012）[J]. 临床皮肤科杂志，2012，41（6）：390-392.

第六章

系统性红斑狼疮的常用中药与方剂

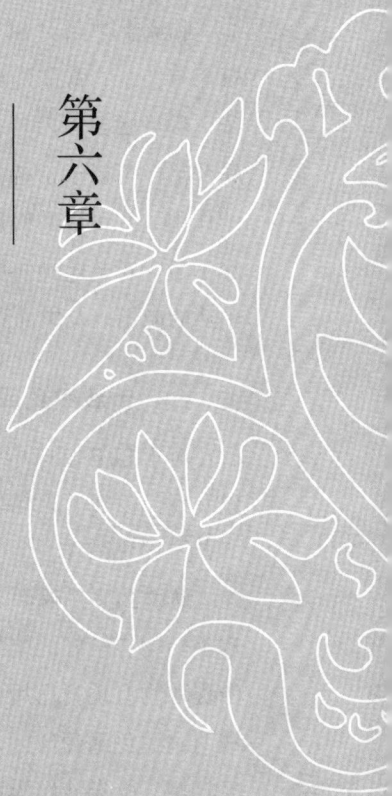

第一节　常用中药

临床上中药对 SLE 治疗从清热养阴到清热解毒，从益气养血到健脾补肾兼有涉及，常需随证选用。毒性药对 SLE 临床应用也有很好的作用，临床上尽量做到发挥其有用性而减弱其毒性。对 SLE 难治性病例，中西药物联合治疗可以迅速控制病情，既可以各自发挥作用，又可以起到相辅相成的作用，并可以减轻脏器损害。尤其是顽固性病例，病情复杂及对西药治疗不耐受者，这种协同作用愈发重要。本章节分别从 SLE 常用中药、有毒中药的应用以及中西药协同应用等方面进行论述。

一、一般中药应用

对于 SLE 临床中常用的中药从性味归经、功效、临床应用、本草溯源以及现代药理学研究等方面分别给予论述。

（一）解表药

解表药多用麻黄、桂枝、防风、桑叶、菊花、蝉蜕等。现代研究表明本类药物有较好的抗感染作用。麻黄挥发油对流感病毒有抑制作用，其甲醇提取物有抗炎作用，其煎剂有抗病原微生物的作用。桂枝煎剂及乙醇浸液对金黄色葡萄球菌，白色葡萄球菌，皮肤常见致病真菌，伤寒杆菌，痢疾杆菌，肠炎沙门氏菌，霍乱弧菌，流感病毒等均有抑制作用。SLE 患者由于抵抗力弱，很容易发生感冒和交叉感染，而感染往往使病情加重。中药在此时可充分发挥其优势，当患者有感冒以及咽痛等症状时，及时使用麻黄连翘赤小豆汤及一些解表剂可以起到很好的治疗作用。

1. 桂枝

【性味归经】味辛、甘，性温。归心、肺、膀胱经。

【功能主治】发汗解肌，温通经脉，助阳化气，平冲降逆。

【临床应用】桂枝与不同的药物配伍，其功用亦不同，配以黄芪则通阳行痹，如黄芪桂枝五物汤，临床上常用该方治疗 SLE 伴有雷诺氏征，配以附子则温补肾阳，化气行水，如八味肾气丸，临床上常用该方加减治疗脾肾阳虚型 SLE。清代柯琴《伤寒来苏集·伤寒附翼》谓："桂枝赤色，通心温经，能扶阳散寒，甘能益气生血，辛能解散外邪。"临床上常配以此药治疗 SLE 阳虚发热，沈丕安常在其验方中加入桂枝起到反佐的作用，治疗发热伴有虚寒之象的患者。

【用法用量】内服：煎汤 1.5 ～ 6g，大剂量有的用至 15 ～ 30g。

【古籍摘要】

《神农本草经》："味辛，温。主治上气咳逆，结气，喉痹，吐吸，利关节，补中益气。"

【现代研究】桂枝煎剂 4.25g/kg、2.12g/kg、1.06g/kg 灌服，对酵母性发热大鼠有解热作用；对安痛定造成体温低下模型的大鼠有升温作用，说明桂枝对体温有双向调节作用，桂枝水煎液灌胃，对正常小鼠耳廓微静脉有扩张作用；对浸冻所致"寒凝血瘀"模型小鼠的肛温及耳廓微循环的血流速度有较快的恢复作用，表明其有改善微循环的作用；并且既往有实验表明桂枝有显著抗凝血作用，可以抑制血小板聚集。

2. 麻黄

【性味归经】味辛、微苦，性温，归肺、膀胱经。

【功能主治】发汗散寒，宣肺平喘，利水消肿。

【临床应用】临床上 SLE 患者由于本身病情的进展以及长期运用免疫抑制剂，在天气变换之际，常常不胜风寒，易于外感，外感亦是诱发 SLE 病情活动的原因之一。麻黄宣肺利尿平喘，故临床上常用麻黄加连翘、赤小豆等来治疗 SLE 夹有外感，尿蛋白阳性及 24 小时尿蛋白升高的患者。同时配用石膏等药物来治疗 SLE 合并肺脏受累或者 SLE 夹感属痰热郁肺者。

【用法用量】2 ～ 9g。解表生用，平喘炙用；捣绒则缓和发汗，小儿、年老体弱者宜用麻黄绒或炙用。

【古籍摘要】

①《神农本草经》："主中风，伤寒头痛，温疟。发表出汗，去邪热气，止咳逆上气，除寒热，破癥坚积聚。"

②《本草正义》："麻黄轻清上浮，专疏肺郁，宣泄气机，是为治感第一要药。"

【现代研究】麻黄发挥作用的有效成分主要为麻黄碱、伪麻黄碱和挥发油等。麻黄及其所含麻黄碱能兴奋肾上腺素能神经 β1受体，使心率加快，心肌收缩力增强，心排血量增加，发挥正性肌力作用。伪麻黄碱能抑制过敏介质的释放，并选择性收缩鼻黏膜血管，发挥抗炎、抗过敏的作用，从而缓解感冒鼻塞、流涕等症状，故常在多种感冒复方中使用。麻黄所含白飞燕草苷元对实验性关节炎有抑制作用。

（二）清热药

临床上根据 SLE 不同的表现选用不同的清热法及清热药，清热法如清热养阴、清热凉血、清热解毒、清热祛风、清热活血、清热化瘀、清热泻火、清热通络、清热疏肝等。用药时，虚热者重用生地黄、加青蒿、地骨皮、知母、牡丹皮养阴清热，热象明显者加生石膏、寒水石、滑石、鸭跖草等清热凉血；红斑者，加大青叶、茜草、凌霄花清热祛风，瘀斑瘀点甚者，加水牛角、鬼箭羽、广郁金、莪术清热化瘀；尿血者加白茅根、侧柏叶清热凉血止血；口腔溃疡者，加莲子心、黄连、白花蛇舌草清热泻火；关节痛，加忍冬藤、虎杖清热通络等；肝损者，加黄芩、柴胡、白芍、茵陈清热化湿，疏肝利胆。

1. 清热泻火药

清热泻火药常用知母、石膏、天花粉、栀子、夏枯草等。清热泻火药又称"泻火药"或"降火药"，此类药物多属性质寒凉，适用于各种热证、火证。发热是系统性红斑狼疮病程中主要的临床表现之一，无论是在 SLE 急性发作期还是在缓解期均可见到，急性发作期多以高热为主，后期则多为低热，故而在治疗过程中清热亦是其主要的治法之一，清热泻火药多用于热在气分等证。现代药理学研究表明此类药物大多数具有抑制体温中枢降低体温的作用，有些清热药则还有较广谱的抗菌、抗病毒、抗真菌的作用，除此之外，还有一些药物具有增强细胞免疫的作用。常用知母、石膏相配而成的白虎汤治疗 SLE 的高热，加牛膝配成玉女煎治疗 SLE 的牙龈肿痛等。

（1）石膏

【性味归经】味辛、甘，性寒。归肺、胃经。

【功能主治】解肌清热，除烦止渴。

【临床应用】本品有较强的清热泻火作用，主要用于 SLE 的急性发作期，内因热毒炽盛，气营两燔而具有高热不退，满面红赤，红斑红疹，口渴喜冷饮，脉红数的表现。本品辛寒，能清透肌肤营卫之热，量大功专，既可使麻黄、生姜之性走窜散邪而不助热，又可直清肌肤营卫中的郁热，更可使风水得以泄越。如越婢汤，赵锡武常用此方加减治疗局限性皮肤红斑型。入于越婢加术汤中，可治疗狼疮肾病综合征之风水相搏证。

【用法用量】生石膏煎服，15～60g，宜先煎。

【古籍摘要】

①《神农本草经》：“主中风寒热，心下逆气，惊喘，口干舌焦，不能息……产乳，金疮。”

②《名医别录》：“除时气头痛身热，三焦大热，皮肤热，肠胃中膈热，解肌发汗；止消渴烦逆，腹胀暴气喘息，咽热。”

【现代研究】石膏对实验性发热有明显的解热作用，其退热作用强而快，但不持久，而知母退热作用虽弱但持久，故二者常相须为用。石膏还可增强机体免疫功能，这种作用可能与含有大量 Ca^{2+} 有关。此外，石膏还有止渴及镇痛作用，其中枢镇痛作用可能与 Ca^{2+} 及内阿片肽释放有关。作为治疗 SLE 主药的生石膏为硫酸钙的结晶，现代药理证实其具有补钙、保护骨质的作用，在清热凉血生津的同时可作为防治骨质疏松的基础治疗。

（2）知母

【性味归经】味苦、甘，性寒。归肺、胃、肾经。

【功能主治】清热泻火，滋阴润燥。

【临床应用】在 SLE 病程中，发热是最为常见的症状之一，有急性期的实热，亦有缓解期的虚热，知母因而常被应用于治疗，《本草原始》云其：“凉心去热，治阳明火热。”此药常与石膏相须为用，主治阳明热盛者，如白虎汤；又本品苦寒，可应用于桂枝芍药知母汤或白虎加桂枝汤中，一则可清热除烦，滋阴润燥而荣关节，二则反佐温热药物，祛邪而不伤阴津。《本草原始》又言其"泻肺火，滋肾水"，故可与贝母合用，改善SLE肺间质改变所致的燥咳、痰黏稠等症状。

【用法用量】煎服，6～12g。

【古籍摘要】

①《神农本草经》："主消渴热中，除邪气，肢体浮肿，下水，补不足，益气。"

②《用药法象》："泻无根之肾火，疗有汗之骨蒸，止虚劳之热，滋化源之阴。"

③《本草纲目》："知母之辛苦寒凉，下则润肾燥而滋阴，上则清肺金而泻火，乃二经气分药也。"

【现代研究】知母有解热作用，单味知母解热作用不如白虎汤的作用强，且对多种杆菌、球菌、皮肤真菌以及白色念珠菌均有一定的抑制作用，而知母总多糖对急慢性炎症均有明显的抑制作用。

（3）栀子

【性味归经】味苦，性寒。归心、肺、三焦经。

【功能主治】泻火除烦，清热利湿，凉血解毒。

【临床应用】本品可配伍茵陈、大黄，以清热利湿退黄，用治肝胆湿热郁蒸之黄疸，如茵陈蒿汤；又可与金银花、连翘等配伍，以清热解毒，凉血泻火，用治气血两燔证，如清瘟败毒饮，适用于SLE热毒炽盛者；并且适用于SLE之肝郁血瘀证。

【用法用量】煎服，5～10g。

【古籍摘要】

①《神农本草经》："主五内邪气，胃中热气……白癞赤癞疮疡。"

②《本草正》："栀子，若用佐使，治有不同：加茵陈除湿热黄疸，加豆豉除心火烦躁，加厚朴、枳实可除烦满，加生姜、陈皮可除呕哕，同元胡破热滞瘀血腹痛。"

【现代研究】本品提取物对结扎胆总管动物的 GOT 升高有明显的降低作用，栀子及其所含环烯醚萜有利胆作用；其提取物及藏红花苷、藏红花酸、格尼泊素等可使胆汁分泌量增加；栀子及其提取物有利胰及降胰酶作用，京尼平苷降低胰淀粉酶的作用最显著；栀子煎剂及醇提取物有降压作用，其所含成分藏红花酸有减少动脉硬化发生率的作用；栀子的醇提取物还有镇静的作用；本品对金黄色葡萄球菌、脑膜炎双球菌、卡他球菌等有抑制作用，其水浸液在体外对多种皮肤真菌有抑制作用。

2. 清热解毒药

清热解毒类中药常用金银花、连翘、蒲公英、蚤休、大青叶、白花蛇舌草、板蓝根、半边莲等，性味多苦寒，可清解热毒或火毒。多种情况可以造成热毒，比如：外感热邪，风湿内郁等。热毒可以直接阴伤耗血，损及脏腑，蚀于筋骨，凝滞于肌肤，故而外感风寒湿热，日晒或药物等原因均可以造成 SLE。狼疮性肾炎患者经过大剂量糖皮质激素及免疫抑制剂治疗后会导致免疫力减低，容易感染细菌、病毒，细菌、病毒侵入人体，会造成机体一系列免疫反应被激活，使疾病恶性循环。因此，狼疮性肾炎发生和发病过程中，感染、炎症都是不可忽视的重要诱因。临床中狼疮性肾炎合并感染，尤其皮肤、呼吸道的感染，症见咽喉反复肿痛，口舌生疮或皮肤疮肿，舌红苔黄的患者常可加用清热解毒类的药物。清热解毒药具有抗菌、抗病毒、抗内毒素、抗炎、抗氧自由基的功能，并且可以降低致炎细胞因子，增强机体免疫，保护细胞器功能，维护细胞钙稳态功能的作用。金银花还能抑制细胞的免疫作用，恢复巨噬细胞功能，调节淋巴细胞作用，显著增强 IL-2 的产生。其他药物，如大青叶水煎剂对小鼠脾淋巴细胞的增殖反应有上调作用，与细菌脂多糖（LPS）、刀豆蛋白 A（ConA）协同对小鼠脾淋巴细胞增殖活性有促进作用，并能促进小鼠腹腔巨噬细胞的吞噬功能，还能促进淋巴细胞 IL-2 的分泌，调节小鼠免疫功能；白花蛇舌草能刺激网状内皮系统，增强白细胞吞噬功能。

（1）蒲公英

【性味归经】味苦、甘，性寒。归肝、胃经。

【功能主治】清热解毒，消肿散结，利尿通淋。

【临床应用】范永升教授认为，蒲公英清热解毒作用和缓，质轻无毒，兼能养阴和胃，可以清理狼疮余毒，且不伤正气；热毒是始终贯穿于 SLE 的基本病机，根据病程的不同发展阶段以及热毒的轻重程度，合理选择应用清热解毒药物是具有重要意义的。蒲公英对于狼疮皮疹、轻型狼疮、狼疮缓解期以及狼疮伴有胃部疾病者，均有较好的治疗作用，配合西药应用则能增强解毒功效。

【用法用量】煎服，10～30g。

【古籍摘要】

《本草纲目》：“养阴滋肾、疏肝解郁、和胃止痛。”

【现代研究】蒲公英对清醒大鼠的胃酸分泌有抑制作用，可降低无水乙醇所致小鼠胃黏膜损伤指数，对胃黏膜损伤具有恢复作用。蒲公英主要作用于 T 淋巴细胞，可增强细胞免疫功能，对预防感染有重要意义。并且可以显著提高外周血细胞免疫力，对环磷酰胺诱发的微核突变有拮抗作用（$p<0.01$），对环磷酰胺诱导实验性小鼠精子畸形具有明显抑制作用；该药具有广谱抑菌作用，可在临床中替代部分抗生素；还可以抗血栓形成。蒲公英本身具有抗炎作用，在减轻西药毒副作用同时又可以提高疗效。

（2）白花蛇舌草

【性味归经】味苦、甘，性寒。归胃、大肠、小肠经。

【功能主治】清热解毒消痈，利湿通淋。

【临床应用】本品常与半枝莲、蒲公英同用，共奏清热解毒利湿之功，用于治疗 SLE 出现面部红斑以及有肾脏损害的患者。

【用法用量】煎服，15～30g，大剂量可用至 60g。

【古籍摘要】

《广西中草药》：“清热解毒，活血利尿。治扁桃体炎，咽喉炎，阑尾炎，肝炎，痢疾，尿路感染，小儿疳积。”

【现代研究】白花蛇舌草含甾醇、熊果酸、齐墩果酸，具有增强机体免疫、抗肿痛、镇静、镇痛和抑菌作用，有临床报道称单纯使用白花蛇舌草治疗双肾功能衰竭伴氮质血症具有较好的疗效。

（3）重楼

【性味归经】味苦，性微寒，有小毒。归肝经。

【功能主治】清热解毒，消肿止痛，凉肝定惊。

【临床应用】本品与黄连、赤芍、金银花等同用可清热解毒，消肿止痛。适用于 SLE 之热毒炽盛者。

【用法用量】煎服，9～15g。

【古籍摘要】

①《神农本草经》："主惊痫，摇头弄舌，热气在腹中，癫疾，痈疮，阴蚀，下三虫，去蛇毒。"

②《本草汇言》："蚤休，凉血去风，解痈毒之药也。但气味苦寒，虽云凉血，不过为痈疽疮疡血热致疾者宜用，中病即止。又不可多服久服。"

【现代研究】本品有广谱抗菌作用，对痢疾杆菌、伤寒杆菌、大肠杆菌、肠炎杆菌、绿脓杆菌、金黄色葡萄球菌、溶血性链球菌、脑膜炎双球菌等均有不同程度的抑制作用，尤其对化脓性球菌的抑制作用优于黄连，对亚洲甲型流感病毒亦有较强的抑制作用。蚤休苷有镇静、镇痛作用；所含甾体皂苷和氨基酸有抗蛇毒作用。本品的水煎剂或乙醇提取物有明显的镇咳、平喘作用，还有抗肿瘤作用。此外，蚤休粉有明显的止血作用。

（4）升麻

【性味归经】味辛、甘，性微寒。归肺、脾、胃、大肠经。

【功能主治】发表透疹，清热解毒，升阳举陷。

【临床应用】升麻常与鳖甲同用，常用于 SLE 面部红斑等症的治疗，既能清热解毒，又可载药上行，以达病所。

【用法用量】煎服，用于升阳，3～6g，宜蜜炙、酒炒；用于清热解毒，可用至 15g，宜生用。

【古籍摘要】

①《神农本草经》："主解百毒，辟温疾、障邪（一作'瘴气邪气'）。"

②《名医别录》："主中恶腹痛，时气毒疠，头痛寒热，风肿诸毒，喉

痛口疮。"

【现代研究】升麻具有抑菌及抗炎作用，且实验证明升麻中的升麻素有中枢抑制作用。此外，升麻还具有轻度的镇痛和解热作用。

（5）大黄

【性味归经】味苦，性寒。归脾、胃、大肠、肝、心经。

【功能主治】泻下攻积，清热泻火，解毒，活血祛瘀。

【临床应用】大黄解毒通腑，常用于 SLE 热毒炽盛，大便干结者。其次，常与茵陈、栀子配伍，以治湿热黄疸，狼疮性肝损害。与附子等药同用，可治疗狼疮性肾炎，兼见血肌酐、尿素氮偏高者。

【用法用量】内服：煎汤，3～12g；泻下通便，宜后下，不可久煎。

【古籍摘要】

①《神农本草经》："大黄，味苦寒，主……宿食，荡涤肠胃，推陈致新，通利水谷，调中化食。"

②《医学启源》："大黄味苦气寒，其性走而不守，泻诸实热不通，下大便，荡涤肠胃中热，专治不大便。"

【现代研究】药理学研究证实大黄煎剂有明显的泻下作用，并且可以保护肠黏膜。大黄对动物实验性肝损伤有明显保护作用，此外，大黄素对机体免疫功能具有双向调节作用。

（6）积雪草

【性味归经】味苦、辛，性寒。归肝、脾、肾经。

【功能主治】清热解毒利水，活血消肿止痛。

【临床应用】积雪草常用于治疗 SLE 伴有蛋白尿增多和狼疮性肾炎的患者。现代研究证实积雪草能降低蛋白尿，抑制纤维增生，延缓肾脏部分纤维化及硬化型狼疮性肾炎病情的进展。

【用法用量】内服：煎汤，15～30g。

【古籍摘要】

①《证类本草》："主大热，恶疮，痈疽，浸淫，赤熛，皮肤赤，身热。陶隐居云：方药亦不用，想此草当寒冷尔。"

②《本草求原》："除热毒，治白浊，浸痔疮，理小肠气。"

【现代研究】

①抑制纤维组织增生：积雪草苷能抑制胶原纤维，具有抑制纤维组织增生的作用；

②促进皮肤生长：兔肌注可促进皮肤生长，局部白细胞增多，结缔组织血管网增多，黏液分泌增加，皮毛增生加速，并有抑制皮肤溃疡的作用；

③镇静安定作用：积雪草中所含的苷对小鼠、大鼠有镇静、安定作用，此作用主要针对中枢神经系统中的胆碱能系统的影响；

④对皮肤组织的作用：积雪草苷能治疗皮肤溃疡，如顽固性创伤、皮肤结核、麻风等。通过对小鼠、豚鼠、兔肌肉注射或皮下植入等方式进行实验，发现积雪草苷可促进皮肤生长、局部白细胞增多、结缔组织血管网增生、黏液分泌增加、毛及尾的生长加速等。

3.清热燥湿药

清热燥湿类中药常用黄芩、黄连、黄柏、苦参等，用于治疗湿热证及火毒证。黄芩具有抗免疫反应作用，对Ⅰ型变态反应（过敏反应）作用尤为显著。黄芩苷体内实验表明，黄芩苷对小鼠腹腔巨噬细胞具有双向调节作用，低剂量可显著增加巨噬细胞吞噬中性红和溶菌酶含量，高剂量则起抑制作用。常用于治疗 SLE 发热，寒热发作，寒轻热重，口干口苦，胸闷脘痞等湿热阻滞的症状。

苦参

【性味归经】味苦，性寒。归心、肝、胃、大肠、膀胱经。

【功能主治】清热燥湿，祛风杀虫，利尿。

【临床应用】苦参燥湿解毒，与蒲公英同用，可用于治疗 SLE 伴有口腔溃疡的患者；与龙胆草、栀子、茵陈等同用，用于治疗 SLE 肝损害所致的黄疸；与蛇床子、枯矾煎汤外洗，可用治 SLE 伴有阴道炎者。

【用法用量】内服：煎汤，3～10g；或入丸、散。外用：适量煎水熏洗。

【古籍摘要】

①《神农本草经》："主心腹结气，癥瘕积聚，黄疸，溺有余沥，逐水，

除痈肿，补中，明目，止泪。"

②《名医别录》："养肝胆气，安五脏，定志益精，利九窍，除伏热肠澼，止渴，醒酒，小便黄赤，疗恶疮，下部蟨，平胃气，令人嗜食。"

【现代研究】苦参具有多方面的作用，氧化苦参碱肌注与氢化考的松相似，能明显对抗巴豆油、角叉莱胶大鼠和冰醋酸小鼠诱发的渗出性炎症。本品亦有平喘及祛痰作用，此外，药理学研究证实苦参具有免疫抑制作用。

4.清热凉血药

清热凉血类中药常用生地黄、玄参、牡丹皮、赤芍、紫草、水牛角等。常用于治疗SLE营分血热证，具有以下表现高热持续不退，甚至神昏惊厥，口渴喜冷饮，面部或躯干红斑丘疹，尿黄赤，大便秘结，关节肌肉疼痛，舌质红苔黄，脉滑数或洪数。在治疗SLE红斑时，清热凉血药常和清热解毒药、清热泻火药同用，可以使热入血分的症状得以减轻。

（1）水牛角

【性味归经】味苦、咸，性寒。归心、肝、脾、胃经。

【功能主治】清热、凉血、解毒。

【临床应用】水牛角尤长于解毒化斑，故一切热病，不论邪入心营之高热神昏，或邪犯血分，出血发斑，此药皆为要药。此药亦可用于热毒壅盛的疮疡肿毒。水牛角长于解血中毒热，常代替犀角与生地黄合而用之，相使相助，共奏清热凉血、解毒化斑之功。

【用法用量】内服：煎汤，10～30g，大剂量可用至60g。

【古籍摘要】

①《名医别录》："疗时气寒热头痛。"

②《陆川本草》："凉血，解毒，止衄。治热病昏迷，麻痘斑疹，吐血衄血，血热溺赤。"

【现代研究】临床上多用水牛角代替犀角，但须加大用量，一般为30～45g。现代药理研究发现水牛角含肽类及多种氨基酸、微量元素，其提取物及水煎剂有强心作用，其注射液有降血压作用。本品有增加血小板计数、缩短凝血时间、降低毛细血管通透性、抗炎等作用。煎服可镇惊、

154

解热。本品对被大肠杆菌、乙型溶血性链球菌攻击的小鼠有明显的保护作用，对下丘脑－垂体－肾上腺皮质系统有兴奋作用，这些研究成果也为水牛角作为犀角之替代品提供理论依据。

（2）牡丹皮

【性味归经】味苦、辛，性微寒。归心、肝、肾经。

【功能主治】清热凉血，活血祛瘀。

【临床应用】牡丹皮治疗热入血分证时，多配伍水牛角、生地黄等，适用于治疗 SLE 热毒炽盛者；治疗热伏阴分证，可配伍鳖甲、知母、生地黄等，兼达养阴透热之功。

【用法用量】内服：煎汤，6 ～ 12g。

【古籍摘要】

①《神农本草经》："主寒热，中风瘛疭、痉、惊痫邪气，除癥坚瘀血留舍肠胃，安五脏，疗痈疮。"

②《珍珠囊》："治肠胃积血、衄血、吐血、无汗骨蒸。"

③《药性论》："治冷气，散诸痛，治女子经脉不通，血沥腰疼。"

【现代研究】牡丹皮的甲醇提取物有抑制血小板作用，其所含牡丹酚及其以外的糖苷类成分均有抗炎作用，牡丹酚有镇静、降温、解热、镇痛、解痉等中枢抑制作用，以及抗动脉粥样硬化、利尿、抗溃疡等作用。

（3）赤芍

【性味归经】味苦，性微寒。归肝经。

【功能主治】清血分实热，散瘀血留滞。

【临床应用】临床上常用赤芍合生地黄、玄参等以清营凉血，活血祛瘀，用来治疗 SLE 中红斑症状以及阴虚血热的证候。芍药地黄汤、犀角地黄汤的原方均为芍药，虽未言及白芍与赤芍之别，但赤芍多用于温热病的治疗。《中医药高级丛书·方剂学》指出："现代临床多用赤芍药，因赤芍功能清营凉血，活血祛瘀，其治疗热病出血、发斑的效果较白芍为优。但若热伤阴血较甚，也可用白芍，不必过分拘泥。"这种观点比较客观，并贴近临床应用。

【用法用量】内服：煎汤，6～15g。

【古籍摘要】

①《神农本草经》："主邪气腹痛，除血痹，破坚积，寒热疝瘕，止痛，利小便，益气。"

②《名医别录》："通顺血脉，缓中，散恶血，逐贼血，去水气，利膀胱大小肠，消痈肿，时行寒热，中恶，腹痛，腰痛。"

【现代研究】药理作用包括解痉，轻度扩张血管，镇痛，抗炎，抑制血小板聚集，抗血栓形成。

（4）玄参

【性味归经】味甘、苦、咸，性微寒。归心、肝、肾经。

【功能主治】清热凉血，养阴生津。

【临床应用】适用于 SLE 之气阴两虚或热毒炽盛伴阴液受损的证型。本品咸寒入血分而能清热凉血。临床上常配生地黄、丹参、连翘等药治疗 SLE 热入营分等证，还可以配石膏、知母等药治疗 SLE 气血两燔，发斑发疹，如化斑汤。

【用法用量】内服：煎汤，10～15g。

【古籍摘要】

①《神农本草经》："主腹中寒热积聚，女人产乳余疾，补肾气，令人目明。"

②《药性论》："能治暴结热，主热风头痛，伤寒劳复，散瘤瘿瘰疬病。"

【现代研究】本品水浸剂、醇浸剂和煎剂均有降血压作用。其醇浸膏水溶液能增加小鼠心肌营养性血流量，并可对抗垂体后叶素所致的冠脉收缩。本品对金黄色葡萄球菌、白喉杆菌、伤寒杆菌、乙型溶血性链球菌、绿脓杆菌、福氏痢疾杆菌、大肠杆菌、须发癣菌、絮状表皮癣菌、羊毛状小芽孢菌和星形奴卡氏菌均有抑制作用。此外，本品还有抗炎、镇静、抗惊厥作用。

（5）紫草

【性味归经】味甘、咸，性寒。归心、肝经。

【功能主治】凉血活血，解毒透疹。

【临床应用】董燕平教授运用凉血消斑法治疗系统性红斑狼疮时常用生地黄与紫草作为对药，并指出本对药常于冬季使用，因紫草有帮助吸收紫外线的作用。

【用法用量】内服：煎汤，5～10g。

【古籍摘要】

《本草纲目》："紫草入心包络、肝经血分，治斑疹、痘毒，活血凉血，利大肠。"

【现代研究】本品煎剂、紫草素、二甲基戊烯酰紫草素、二甲基丙烯酰紫草素对金黄色葡萄球菌、大肠杆菌、枯草杆菌等具有抑制作用；紫草素对大肠杆菌、伤寒杆菌、痢疾杆菌、绿脓杆菌及金黄色葡萄球菌均有明显抑制作用，其乙醚、水、乙醇提取物均有一定的抗炎作用。新疆产紫草根煎剂对心脏有明显的兴奋作用，新疆紫草中提取的紫草素及石油醚部分有抗肿瘤作用。本品尚有抗生育、清热等作用。

（6）凌霄花

【性味归经】味辛，性微寒。归肝、心包经。

【功能主治】祛瘀通经，凉血祛风。

【临床应用】SLE 患者急性期常见瘀热互结，气阴耗伤，应透热化瘀，益气养阴，此期可选用《备急千金要方》之犀角地黄汤，其中凌霄花具有祛瘀通经，透热泻营之功效，在化瘀养阴方面有独特作用。周仲英教授在治疗 SLE 急性期瘀热互结之证时也常用凌霄花。

【用法用量】内服：煎汤，3～15g。外用适量。

【古籍摘要】

①《神农本草经》："主妇人产乳余疾，崩中，癥瘕，血闭，寒热，羸瘦。"

②《本草纲目》："凌霄花及根，甘酸而寒，茎叶带苦，行血分，能去血中伏火，故主产乳崩漏诸疾及血热生风之证也。"

【现代研究】凌霄花具有改善血液循环，抑制血栓形成的作用。

5.清虚热药

清虚热药常用青蒿、白薇、地骨皮、银柴胡等。此类药多用于 SLE 低热不退，脱发，阴虚潮热，女性月经不调等症。SLE 患者常常出现发热的情况，可能是 SLE 活动的表现，但应除外感染因素，尤其是在免疫抑制治疗中出现的发热，更应警惕感染。青蒿常与鳖甲配伍应用，如青蒿鳖甲汤更善于治疗 SLE 低热不退。

（1）青蒿

【性味归经】味辛、苦，性寒。归肝、胆、肾经。

【功能主治】退虚热，凉血，解暑，截疟。

【临床应用】青蒿苦寒清热，辛香透散，长于入阴分，能透阴分之伏热出于表，其又入肝经，走血分，能清退虚热，凉血而除骨蒸烦热，能促进机体细胞的免疫作用，本品退热迅速而持久，可用于 SLE 高热或低热不退的阶段，临床应用不必过分强调夜热早凉、舌红少苔等阴伤表现，只要有发热，无恶寒之象时皆可使用。

【用法用量】内服：煎汤，6 ～ 30g。

【古籍摘要】

①《本草纲目》："治疟疾寒热。"

②《本草新编》："青蒿，专解骨蒸劳热，尤能泄暑热之火，泄火热而不耗气血，用之以佐气血之药，大建奇功，可君可臣，而又可佐可使，无不宜也。但必须多用，因其体既轻，而性兼补阴，少用转不得力。又青蒿之退阴火，退骨中之火也，然不独退骨中之火，即肌肤之火，未尝不共泻之也，故阴虚而又感邪者，最宜用耳。又青蒿最宜沙参、地骨皮共用，则泻阴火更捷，青蒿能引骨中之火，行于肌表，而沙参、地骨皮只能凉骨中之火，而不能外泄也。"

【现代研究】青蒿主要含青蒿素、青蒿乙素、青蒿丙素、青蒿酸等成分，有抗疟、抗菌、抗寄生虫、解热及调节免疫等功能。青蒿素、青蒿醚、青蒿琥酯均能促进机体细胞的免疫作用，青蒿素又可减慢心率，抑制心肌收缩力，降低冠脉流量，降低血压。青蒿对多种细菌、病毒具有杀伤作用。

有较好的解热、镇痛作用,与金银花有协同作用,退热迅速而持久。青蒿中的蒿甲醚有辐射防护作用;青蒿素治疗实验性矽肺可以取得明显的疗效;对于青蒿琥酯的作用,既往研究表明青蒿琥酯在体外对人肝癌细胞有明显的细胞毒作用,通过对小鼠肝癌进行体内实验结果表明青蒿琥酯有抗肝肿瘤作用,并与5～氟尿嘧啶有协同抗癌作用。此外,青蒿的特殊毒性实验结果提示,青蒿素可能有遗传毒性,青蒿琥酯钠有明显的胚胎毒作用,妊娠早期给药,可致胚胎骨髓发育迟缓。

(2)地骨皮

【性味归经】味甘,性寒。归肺、肝、肾经。

【功能主治】凉血除蒸,清热降火。

【临床应用】本品常与秦艽、鳖甲等配伍,可滋阴养血,清热除蒸,用治阴亏血虚证。适用于 SLE 之肝肾阴虚证。

【用法用量】内服:煎汤,9～15g。

【古籍摘要】

①《神农本草经》:"主五内邪气,热中消渴,周痹。"

②《汤液本草》:"泻肾火,降肺中伏火,去胞中火,退热,补正气。"

【现代研究】本品的乙醇提取物、水提取物及乙醚残渣水提取物、甜菜碱等均有较强的解热作用;地骨皮煎剂及浸膏剂具有降血糖和降血脂作用;地骨皮浸膏剂、煎剂、酊剂及注射剂均有明显降压作用,且伴有减慢心率的作用。地骨皮水煎剂有免疫调节作用,又有抗微生物作用,其对伤寒杆菌、甲型副伤寒杆菌及福氏痢疾杆菌有较强的抑制作用;对流感亚洲甲型京科 68-1 病毒株有抑制其致细胞病变的作用。地骨皮的 70% 乙醇渗漉法提取物可明显提高痛阈,对物理性、化学性疼痛有明显的抑制作用。

(三)祛湿药

祛湿常用茯苓、猪苓、佩兰、葶苈子、杏仁、防己、白术、泽泻、赤小豆等药。湿证在系统性红斑狼疮病程中亦较常见,如风湿热痹所致的关节肿胀、疼痛,又如水饮停聚而致的水肿、浆膜腔积液,以及在狼疮性肾炎、肾病综合征或肾功能衰竭期所见到的全身水肿及四肢水肿等,以上情况均适用于祛湿法。狼疮急性发病过程常因血管炎症渗出，发生组织水肿，临床症状表现为湿邪弥漫，症见舌苔黄白厚腻，故必须及时治湿。若病迁延不愈，发展至肺纤维化、肝纤维化、肾小球新月体形成及肾硬化，则属顽痰胶结，必须施以消痰散结重剂进行治疗。现代药理学研究表明，部分利水药中所含的苷类能抑制胸膜、心包膜血管通透性，加速末梢微血管的血流，使积液渗出减少，并促进积液吸收，对于狼疮患者浆膜腔积液有很好的治疗作用。祛湿药中的利水渗湿药有不同程度的利尿作用，有临床报道指出此类药中含有钾、钠、镁、铁、氯、磷等离子，且中药利尿，作用较缓慢且持久，故在利尿的同时不会造成电解质紊乱及低血钾的情况。

1. 茯苓

【性味归经】味甘、淡，性平。归心、脾、肾经。

【功能主治】利水渗湿，健脾安神。

【临床应用】常与人参、白术、甘草同用，以益气健脾，渗湿止泻。治疗脾虚湿盛证，如参苓白术散，常用治疗 SLE 之气阴两虚证以及 SLE 中因服用激素等导致的脾胃不和等证。

【用法用量】内服：煎汤，9 ～ 30g。

【古籍摘要】

①《神农本草经》："主胸胁逆气，忧恚，惊邪，恐悸，心下结痛，寒热烦满，咳逆，口焦舌干，利小便。"

②《医学启源》："除湿，利腰脐间血，和中益气为主。"

【现代研究】本品煎剂有镇静、抗溃疡、防止肝细胞坏死；茯苓醇浸剂有明显的利尿作用，能促进尿中钾、钠、氯等电解质排出。

2. 葶苈子

【性味归经】味苦、辛，性大寒。归肺、膀胱经。

【功能主治】泻肺平喘，利水消肿。

【临床应用】临床上常用葶苈大枣泻肺汤加减治疗 SLE 伴有胸水者。

【用法用量】内服：煎汤，5 ～ 10g。

【古籍摘要】

①《神农本草经》:"主癥瘕积聚结气,饮食寒热,破坚逐邪,通利水道。"

②《名医别录》:"下膀胱水,伏留热气,皮间邪水上出,面目浮肿。身暴中风热痱痒,利小腹。"

③《日华子本草》:"利小肠,通水气虚肿。"

【现代研究】葶苈子中的醇提取物能加强心肌收缩力。本品还具有利尿作用,对湿性胸膜炎、胸腔积液等有较好治疗疗效。

3. 赤小豆

【性味归经】味甘、酸,性平。归心、小肠经。

【功能主治】利水消肿,解毒排脓,利湿退黄。

【临床应用】赤小豆加麻黄、连翘、杏仁即为麻黄连翘赤小豆汤,临床常用于治疗狼疮性肾炎兼感外邪气而出现咳嗽,水肿者;此外赤小豆加当归组为赤小豆当归散,此方可解毒利水活血,多用于 SLE 伴红斑结节者。

【用法用量】内服:煎汤,9～30g。

【古籍摘要】

①《神农本草经》:"主下水,排痈肿脓血。"

②《本草纲目》:"赤小豆,其性下行,通乎小肠,能入阴分,治有形之病,故行津液,利小便。"

【现代研究】赤小豆有抑菌作用,对金色葡萄球菌、福氏痢疾杆菌有抑制作用。

4. 防己

【性味归经】味苦、辛,性寒。归膀胱、肾、脾经。

【功能主治】祛风湿,止痛,利水。

【临床应用】为治水气、饮邪之要药,其与椒目相合,辛宣苦降,分消水饮,导饮下趋,如己椒苈黄丸,该方在临床上常用于治疗狼疮性肾炎引起的水肿,或浆膜腔积液。防己善祛风湿止痛,因其性寒,在临床上常与石膏、桂枝等配伍治疗 SLE 湿热痹阻型关节肿痛患者,如《吴鞠通医案》

之木防己汤。

【用法用量】内服：煎汤，4.5～9g。

【古籍摘要】

①《神农本草经》："明目除邪，利大小便。"

②《本草原始》："主治男子肢节中风，毒风不语，散结气痈肿，温疟，风水肿，去膀胱热。"

③《本草求真》："防己，辛苦大寒，性险而健，善走下行，长于除湿，通窍，利道，能泻下焦血分湿热及疗风水要药，故凡水湿喘嗽……脚气水肿，风肿，疮肿，恶疮及湿热流入十二经，以致二阴不通者，皆可用此调治。"

【现代研究】防己具有一定的抗炎和镇痛的作用。

5. 猪苓

【性味归经】味甘、淡，性平。入肾，膀胱经。

【功能主治】利水渗湿。

【临床应用】猪苓甘淡渗泄，利水作用较强，凡水湿滞留者均可应用此药。与阿胶、滑石等配伍则可治疗水热互结，郁热伤阴而致小便不利的证候，如猪苓汤，临床上常用该方治疗此型狼疮性肾炎水肿，又可与葶苈大枣泻肺汤合用治疗浆膜腔积液。

【用法用量】内服：煎汤，6～12g。

【古籍摘要】

①《本草原始》："猪苓，利水道……主肿胀满，腹急痛……泻膀胱。"

②《本草备要》："苦泄滞，淡利窍，甘助阳。入膀胱肾经。升而能降，开腠发汗，利便行水，与茯苓同而不补。"

【现代研究】本品具有利尿作用，其利尿作用机制可能是抑制肾小管对电解质及水的重吸收。猪苓多糖腹腔注射100mg/kg，可增强小鼠腹腔巨噬细胞的吞噬功能。此外，猪苓多糖还可加强体液免疫功能。

6. 薏苡仁

【性味归经】味甘、淡，性微寒。归脾、胃、肺、大肠经。

【功能主治】利水渗湿，清热除痹，健脾补肺。

【临床应用】薏苡仁常用于 SLE 湿热痹痛、四肢拘挛、关节肿胀等症。薏苡仁可缓解肌肉挛缩疼痛，无论热证、寒证都可应用。偏热者，配络石藤、豨莶草；偏寒者，配麻黄，方如麻杏苡甘汤；湿重者，再加配苍术，如《张氏医通》的薏苡仁汤。湿郁肌表经络而身热身痛者，可配竹叶、滑石，方如薏苡竹叶散。湿温初起，或暑湿流连气分，头痛身重，肢体酸楚者，常与滑石、白蔻仁配伍，方如三仁汤，可用于 SLE 狼疮肾轻症水肿，尤以脚气水肿、小便不利等症较为适宜。

【用法用量】内服：煎汤，15 ～ 30g，大剂量可用 60 ～ 90g。

【古籍摘要】

①《神农本草经》："主筋急，拘挛不可屈伸，风湿痹，下气。"

②《药品化义》："薏米，味甘气和，清中浊品，能健脾阴，大益肠胃。主治脾虚泻，致成水肿，风湿盘缓，致成手足无力，不能屈伸。盖因湿胜则土败，土胜则气复，肿自消而力自生。取其入肺，滋养化源，用治上焦消渴，肺痈肠痈。又取其味厚沉下，培植部，用治脚气肿痛，肠红崩漏。若咳血久而食少者，假以气和力缓，倍用无不效。"

【现代研究】本品煎剂、醇及丙酮提取物对癌细胞有明显抑制作用，薏苡仁内酯对小肠有抑制作用，其脂肪油能使血清钙、血糖量下降，并有解热、镇静、镇痛的作用。

7. 虎杖

【性味归经】味微苦，性微寒。归肝、胆、肺经。

【功能主治】利湿退黄，清热解毒，散瘀止痛，化痰止咳。

【临床应用】本品常配伍茵陈、黄柏、栀子以清热利湿，用于 SLE 之肝郁血瘀证。虎杖解毒利湿祛瘀，常用于 SLE 中肝损害的患者，能够有效改善谷丙转氨酶等指标的异常。

【用法用量】内服：煎汤，9 ～ 15g。

【古籍摘要】

《名医别录》："微温。主通利月水，破留血结。"

【现代研究】本品有泻下、祛痰止咳、降压、止血、镇痛的作用。煎剂对金黄色葡萄球菌、绿脓杆菌等多种细菌均有抑制作用，对某些病毒亦有抑制作用。

（四）活血药

活血常用川芎、当归、桃仁、红花、莪术等药。瘀血伴随红斑狼疮病程的始终，尤其在发生血管炎和微血栓形成后，引起组织坏死，此为造成严重免疫病理损伤的直接原因，所以活血化瘀应贯穿于治疗的整个过程。即使外在的瘀血征象不明显，仍应坚持治瘀，使血液循环保持畅通。必须强调的是，红斑狼疮患者出现皮肤、黏膜、内脏出血现象，主要是在瘀血（血液高凝状态）基础上发生血管炎和血管内凝血的情况，从而引起血管坏死所致，此类出血多有紫黑色血块，患者舌象多夹明显瘀斑。如 SLE 患者常见的雷诺现象、面部及双手红斑以及四肢皮肤网状青斑等，都与瘀血相关，因此活血亦是治疗不可或缺的治法之一。现代药理学研究表明，活血药可以扩张血管，加速血流，还能抑制血小板聚集，从而预防血栓形成，减轻血流凝滞状态，此外活血药还具有调节血管通透性以及消炎的作用。

1. 川芎

【性味归经】味辛，性温。归肝、胆、心包经。

【功能主治】祛风止痛，活血行气。

【临床应用】常用于 SLE 中出现的风湿痹痛，筋挛拘急等症的治疗。川芎辛散温通，能祛风通络止痛，可用于治疗风湿痹痛，常与独活、秦艽、防风、桂枝等药配伍同用，如《备急千金要方》独活寄生汤。此外，可用于 SLE 精神狼疮中的头痛以及 SLE 患者月经不调等疾病的治疗。

【用法用量】内服：煎汤，6～12g。

【古籍摘要】

①《神农本草经》："主中风入脑头痛，寒痹，筋挛缓急，金创，妇人血闭无子。"

②《药性论》："治腰脚软弱，半身不遂，主胞衣不出，治腹内冷痛。"

③《医学启源》："补血，治血虚头痛。王好古：搜肝气，补肝血，润肝燥，补风虚。"

【现代研究】川芎嗪能扩张冠状动脉，增加冠状动脉血流量，改善心肌的血氧供应，并降低心肌的耗氧量；同时，川芎嗪还可扩张脑血管，降低血管阻力，显著增加脑及肢体血流量，改善微循环；降低血小板表面活性，抑制血小板凝集，预防血栓的形成。川芎所含阿魏酸的中性成分小剂量促进、大剂量抑制子宫平滑肌；水煎剂对动物中枢神经系统有镇静作用，并有明显而持久的降压作用；可加速骨折局部血肿的吸收，促进骨痂形成；除此之外，川芎有抗维生素 E 缺乏的作用；抑制多种杆菌，抗组织胺以及利胆的作用。

2. 丹参

【性味归经】味苦，性微寒。归心、心包、肝经。

【功能主治】活血调经，祛瘀止痛，凉血消痈，除烦安神。

【临床应用】丹参在治疗 SLE 中应用广泛。本品常与川芎、当归、益母草等同用，以治疗血热瘀滞证，适用于 SLE 之肝郁血瘀证。丹参同样常用于 SLE 心脏损害者以及血管炎病变者的临床治疗。

【用法用量】内服：煎汤，6～30g。

【古籍摘要】

①《神农本草经》："主心腹邪气，肠鸣幽幽如走水，寒热积聚；破癥除瘕，止烦满，益气。"

②《吴普本草》："治心腹痛。"

③《名医别录》："养血，去心腹痼疾结气，腰脊强，脚痹；除风邪留热，久服利人。"

【现代研究】本品能扩张冠脉，增加冠脉血流量，改善心肌缺血，促进心肌缺血或损伤的恢复，缩小心肌梗死范围，提高耐缺氧能力，对缺氧心肌有保护作用；能改善微循环，促进血液流速；能扩张血管，降低血压；能改善血液流变性，降低血液黏度，抑制血小板聚集和凝血功能。同时，丹参可以激活纤溶，对抗血栓形成，保护红细胞膜；调节血脂，抑制动脉粥样硬化斑块的形成；保护肝细胞损伤，促进肝细胞再生，有抗肝纤维化作用；促进骨折和皮肤切口的愈合；保护胃黏膜，抗胃溃疡；对中枢神经有镇静和镇痛作用；具有改善肾功能、保护缺血性肾损伤的作用。此外，还具有抗炎、抗过敏的作用；对金黄色葡萄球菌、多种杆菌、某些癣菌以及钩端螺旋体等有不同程度的抑制作用。

3. 桃仁

【性味归经】味苦、甘，性平，有小毒。归心、肝、大肠经。

【功能主治】活血祛瘀，润肠通便，止咳平喘。

【临床应用】本品可配伍鳖甲、黄芩、柴胡，以化瘀消癥，化痰散结。可用于疟母、癥瘕的治疗，如鳖甲煎丸，适用于 SLE 之肝郁血瘀证的治疗。桃仁临床同样常用于 SLE 血管炎病变以及大便干燥者。

【用法用量】内服：煎汤，5 ～ 10g，捣碎用。

【古籍摘要】

①《神农本草经》："主瘀血，血闭瘕邪气。"

②《药类法象》："治大便血结、血秘、血燥，通润大便。七宣丸中用之，专疗血结，破血。"

【现代研究】本品提取液能明显增加脑血流量，降低血管阻力，改善血流动力学。提取物能改善动物的肝脏表面微循环，并促进胆汁分泌。实验表明，桃仁可明显延长小鼠的出血及凝血时间，煎剂对体外血栓有抑制作用，水煎液有纤维促进作用，水煎剂及提取物有镇痛、抗炎、抗菌、抗过敏作用。桃仁中含45% 的脂肪油，可润滑肠道，利于排便；还能促进初产妇子宫收缩及出血。桃仁中的苦杏仁苷有镇咳平喘及抗肝纤维化的作用。

4. 鬼箭羽

【性味归经】味苦，性寒。归肝经。

【功能主治】破血通经，散瘀止痛，解毒杀虫。

【临床应用】鬼箭羽有解毒、通络、活血的作用，与雷公藤、昆明山海棠等为同一科属，可用于 SLE 关节肌肉疼痛。

【用法用量】内服：煎汤，6 ～ 15g。

【古籍摘要】

①《神农本草经》："主女子崩中下血，腹满汗出。"

②《日华子本草》："通月经，破癥结，止血崩、带下，杀腹脏虫，及产后血绞肚痛。"

【现代研究】鬼箭羽可调节免疫，有研究表明芪箭消瘿汤（黄芪、鬼箭羽等）可调节桥本氏甲状腺炎的自身免疫紊乱，减弱组织形态及超微结构的病理改变，对小鼠实验性自身免疫性甲状腺炎疗效显著。

（五）祛风湿药

祛风常用防己、桂枝、川乌、草乌、附子、细辛、羌活、独活等药。系统性红斑狼疮患者其本质乃为正气不足，于外易为外邪侵袭；于内则为脏腑功能失调，气血逆乱，筋脉失养。病程中常可见到的肌肉酸痛不适、关节游走性疼痛等。祛风湿药物大部分有抗炎作用和镇痛作用，可用于治疗以关节炎表现为主的患者。现代药理学研究表明祛风除湿通络类药对关节炎具有消炎、镇痛作用，此外，还有解热、促进血液循环等作用。

1. 土茯苓

【性味归经】味甘、淡，性平。归肝、胃经。

【功能主治】清热利湿，凉血解毒，祛风止痛。

【临床应用】临床上常用土茯苓治疗 SLE 出现的关节痛以及肾脏损害。

【用法用量】内服：煎汤，15～60g。

【古籍摘要】

①《本草纲目》："健脾胃，强筋骨，去风湿，利关节，止泄泻，治拘挛骨痛。"

②《本草正义》："土茯苓，利湿去热，能入络，搜剔湿热之蕴毒。其解水银、轻粉毒者，彼以升提收毒上行，而此以渗利下导为务，故专治杨梅毒疮，深入百络，关节疼痛，甚至腐烂，又毒火上行，咽喉痛溃，一切恶症。"

【现代研究】本品可通过影响致敏 T 淋巴细胞释放淋巴因子的炎症过程而选择性地抑制细胞免疫反应。

2. 秦艽

【性味归经】味辛、苦，性平。归胃、肝、胆经。

【功能主治】祛风湿，通络止痛，退虚热，清湿热。

【临床应用】本品常与青蒿、地骨皮、知母同用，以滋阴养血，清热除蒸。配伍独活、桑寄生可起到祛风湿，止痹痛，益肝肾，补气血的作用，并且可用于治SLE关节疼痛之痹证。

【用法用量】内服：煎汤，6～12g。

【古籍摘要】

《神农本草经》："主寒热邪气，寒湿风痹，肢节痛，下水，利小便。"

【现代研究】本品具有镇静、镇痛、解热、抗炎的作用，能抑制反射性肠液的分泌；能明显降低胸腺指数，有抗组胺作用，对病毒、细菌、真菌皆有一定的抑制作用。秦艽所含的秦艽碱甲能降低血压，升高血糖；成分中的龙胆苦苷能抑制CCl_4所致转氨酶升高，并具有抗肝炎作用。

3. 牛膝

【性味归经】味苦、甘、酸，性平。归肝、肾经。

【功能主治】活血通经，补肝肾，强筋骨，利水通淋，引火（血）下行。

【临床应用】本品可配伍独活、桑寄生、防风等，以祛风湿，止痹痛，益肝肾，补气血。牛膝适用于SLE之风湿痹证的治疗，对于SLE存在的下肢关节疼痛以及SLE出现牙龈肿痛表现者均可应用于治疗。

【用法用量】内服：煎汤，6～15g。

【古籍摘要】

《神农本草经》："主寒湿痿痹，四肢拘挛，膝痛不可曲伸，逐血气，伤热火烂，堕胎。"

【现代研究】牛膝总皂苷对子宫平滑肌有明显的兴奋作用，怀牛膝苯提取物有明显的抗生育、抗着床及抗早孕的作用。抗生育的有效成分为蜕皮甾醇。牛膝醇提取物对实验小动物心脏有抑制作用；煎剂对麻醉犬心肌亦有抑制作用，对小鼠离体肠管呈抑制作用，对豚鼠肠管有加强收缩作用。

牛膝中所含的蜕皮甾醇有降脂作用，并能明显降低血糖。怀牛膝能降低大鼠全血黏度、血细胞比容、红细胞聚集指数，并有抗凝作用。并且牛膝具有抗炎、镇痛作用，能提高机体免疫功能。

（六）补益药

补益常用人参、黄芪、白术、甘草、大枣、山药、阿胶、山茱萸等药。系统性红斑狼疮是一种慢性迁延性疾病，久病致虚，因此后期多有不同程度的脏腑虚损症状，故而在慢性期及缓解期常用补益药。现代药理学研究表明补气类药能增强人体的免疫功能，如黄芪、白术能促进造血功能，增加白细胞数量，党参则有增加红细胞数量之功，红枣能提高血清白蛋白和增强肌力等；而养血类药物中所含的蒽醌衍生物等成分能促进骨髓造血，具有使红细胞、白细胞、血小板提前生成的作用；部分温阳药中所含的苷、甾醇等具有雄性激素作用而无雌激素作用，从而可以调节狼疮患者体内雌雄激素比例；一些温阳药有类皮质激素样功效，并有降压、利尿的作用，对狼疮肾炎有很好的疗效。

养阴常用生地黄、麦冬、玄参、鳖甲、知母、百合等药，本类药物药性多甘寒质润。现代研究表明，滋阴药物中所含的多糖及糖苷能调节人体的免疫功能，增强网状内皮系统的吞噬功能，使淋巴活性细胞增多，增强杀伤能力，提高低下的细胞免疫能力，药物中所含的黏液质能促进唾液腺、胃腺分泌功能，对 SLE 继发干燥综合征，或服用激素后出现的阴液不足现象有较好的治疗作用。此外有些滋阴药还能抑制体温中枢，有较好的降低体温的作用，对系统性红斑狼疮长期慢性低热有较好的控制作用，而另一些滋阴药能够扩张血管，减少毛细血管的通透性，对系统性红斑狼疮的基本病理变化，如血管炎有良好的控制作用，从而起到凉血止血、消瘀通络的功效。

1. 生地黄

【性味归经】味甘、苦，性寒，归心、肝、肾经。

【功能主治】清热凉血，养阴生津。

【临床应用】肾阴不足是 SLE 病机之关键所在，滋阴护肾当是重要治疗原则。在疾病稳定期，多表现为正虚邪恋或邪退正虚的虚象，此时应以扶助正气为主，更加强调滋肾固本。滋补肾阴，首推生地黄。因生地黄除上述功效外，亦有"除痹，通血脉、化瘀滞"之功。生地黄既可配金银花、玄参、黄连等药以清营血热，亦可配伍赤芍、紫草等药以凉血止血，治疗热毒斑疹；如李裕蕃在临床上常喜重用生地黄治疗 SLE 血分瘀热证的患者，用量有时甚至可达 200g，此用法可供参考。

【用法用量】内服：煎汤，9～15g，大剂量 30～60g。

【古籍摘要】

①《神农本草经》："逐血痹，除痹。生者优良。"

②《本经逢原》："干地黄，内专凉血滋阴，外润皮肤荣泽，病人虚而有热者宜加用之。"

③《本草备要》："消瘀通经，平诸血逆。"

【现代研究】生地黄主要含甾醇类和多糖类成分，具有调节免疫功能的作用；生地黄甾体类成分，对肾上腺皮质束状带、网状带的萎缩有保护作用；同时，生地黄具有抗炎、降温、调节免疫、促进巨噬细胞吞噬的作用。生地黄所含的地黄多糖 B 能明显提高正常 T 细胞的增殖反应能力，促进 IL-2 的分泌。同时，熟地黄能抑制体液免疫，对肾上腺皮质功能和性腺功能有促进作用，并有刺激骨髓，加速造血干细胞增殖、分化从而显著生血的作用。现代药理学研究发现生地黄能对抗连续服用地塞米松后血浆皮质酮浓度下降的情况，并能防止肾上腺皮质萎缩，与糖皮质激素合用可减少激素引起的阴虚阳亢的副作用。

2. 白芍

【性味归经】味苦、酸、甘，性微寒。归肝、脾经。

【功能主治】养血调经，平肝止痛，敛阴止汗。

【临床应用】本品与桂枝、生姜、大枣同用，能调和营卫，用于治疗风寒表虚有汗证，如桂枝汤，临床上有用该方加味治疗 SLE 气虚发热者的情况。该药配知母又可和营养阴清热，如桂枝芍药知母汤，临床上常用其治疗风湿热痹证。此外，对于 SLE 因使用糖皮质激素出现胃脘作痛者，常加入白芍、甘草和中缓急止痛。

【用法用量】内服：煎汤，5～15g，大剂量15～30g。

【古籍摘要】

《神农本草经》："主邪气腹痛，除血痹，破坚积，治寒热疝瘕，止痛，利小便，益气。"

【现代研究】白芍总苷能促进实验小鼠腹腔巨噬细胞的吞噬功能，且对脂多糖诱导的大鼠腹腔巨噬细胞产生白细胞介素具有低浓度促进和高浓度抑制的作用，对巨噬细胞产生的前列腺素也具有双向调节作用，从而发挥免疫调节及防治关节炎的效应。此外，其对环磷酰胺诱导的小鼠细胞免疫和体液免疫异常改变亦分别具有双向调节作用，有研究表明白芍总苷可能对肝细胞具有保护作用，从而具有降低转氨酶的作用。

3. 当归

【性味归经】味甘、辛，性温。归肝、心、脾经。

【功能主治】补血，活血，止痛，润肠。

【临床应用】当归补血活血，加桂枝、细辛等而成的当归四逆汤，临床常用于治疗SLE血虚寒凝所致的关节痛以及网状青斑。当归为补血之要药，常与补气药相合，以生血养血，可用于SLE的贫血证。此外，当归合益母草常用于治疗SLE月经不调者。

【用法用量】内服：煎汤，5～15g。

【古籍摘要】

①《汤液本草》："当归，入手少阴，以其心主血也；入足太阴，以其脾裹血也；入足厥阴，以其肝藏血也。头能破血，身能养血，尾能行血，用者不分，不如不使。若全用，在参、芪皆能补血；在牵牛、大黄，皆能破血，佐使定分，用者当知。从桂、附、茱萸则热；从大黄、芒硝则寒。惟酒蒸当归，又治头痛，以其诸头痛皆属木，故以血药主之。"

②《本草求真》："当归气味辛甘，既不虑其过散，复不虑其过缓，得其温中之润，阴中之阳，故能通心而血生，号为血中气药。"

【现代研究】小鼠口服当归水浸液后能显著促进血红蛋白及红细胞的生

成，且当归多糖有对抗糖皮质激素引起的免疫抑制作用。此外研究还表明此药对心肌具有保护作用。

4. 黄芪

【性味归经】味甘，性微温。归脾、肺经。

【功能主治】补气升阳，益卫固表，托毒生肌，利水退肿。

【临床应用】黄芪益气固表，常与白术、防风配伍，用于治疗 SLE 气虚易感、气虚自汗者。黄芪健脾利水，与白术、防己等药配伍，则常用于狼疮性肾炎的脾肾两虚证。黄芪益气升阳，常与补肾药、固涩药相伍，治疗 SLE 的蛋白尿。黄芪配桂枝、生姜，温经行血，临床上常用于治疗 SLE 的关节肌肉酸楚及肢体麻木。此外，此药与人参同用，有强大的补气作用；与附子同用，可温中助阳；与白术同用能补气健脾；与当归同用则能益气生血。因此临床上黄芪常用于 SLE 的脾肾两亏、气阴两虚、气血两亏等证。

【用法用量】内服：煎汤，9～30g。

【古籍摘要】

①《本草求真》："黄芪，入肺补气，入表实卫，为补气诸药之最。"

②《本草汇言》："黄芪，补肺健脾，实卫敛汗，驱风运毒之药也。故阳虚之人，自汗频来，乃表虚而腠理不密也，黄芪可以实卫而敛汗；伤寒之证，行发表而邪汗不出，乃里虚而正气内乏也，黄芪可以济津而助汗。"

【现代研究】黄芪总苷对细胞免疫和体液免疫均有一定的增强作用，黄芪多糖能促进抗体形成，且对抗强的松龙等免疫抑制剂的影响。有研究表明黄芪能显著提高心排出量、心脏指数、每搏量及每搏指数，动物试验亦证明有正性心力作用。此外，黄芪能促进机体造血功能，增加白细胞数量，还能减少尿蛋白排出，并有利尿功能。

5. 麦冬

【性味归经】味甘、微苦，性微寒。归胃、肺、心经。

【功能主治】养阴润肺，益胃生津，清心除烦。

【临床应用】本品与沙参、玉竹、天花粉等同用，可益胃养肺，滋阴生津。用治肺胃阴虚证，如沙参麦冬汤。适用于 SLE 之气阴两虚证。

【用法用量】内服：煎汤，6～15g。

【古籍摘要】

《神农本草经》："主心腹结气，伤中伤饱，胃络脉绝，羸瘦短气。"

【现代研究】用麦冬煎剂肌内注射家兔，结果显示注射药物能升高家兔血糖，正常兔口服麦冬的水、醇提取物则有降血糖作用。麦冬能增强网状内皮系统吞噬能力，升高外周白细胞，提高免疫功能；可增强垂体肾上腺皮质系统作用，提高机体适应性；可显著提高实验动物耐缺氧能力，增加冠脉流量，对心肌缺血有明显保护作用，并能抗心律失常及改善心肌收缩力，改善左心室功能，并可抗休克。

6. 石斛

【性味归经】味甘，性微寒。归胃、肾经。

【功能主治】益胃生津，滋阴清热。

【临床应用】石斛与枸杞子、熟地黄等同用，具有滋肾阴，降虚火作用，适用于 SLE 之气阴两虚证或热毒炽盛伴有阴液受损的证型。另外，临床上石斛常用于 SLE 合并眼部损害的患者，如结膜炎、葡萄膜炎等，并可以治疗伴有继发性干燥综合征的患者。

【用法用量】内服：煎汤，6～12g。

【古籍摘要】

《神农本草经》："主伤中，除痹，下气，补五脏虚劳，羸瘦，强阴。"

【现代研究】石斛能促进胃液的分泌，从而助消化，使胃肠蠕动亢进而通便；但若用量增大，反使肠肌麻痹。石斛还有一定的镇痛解热作用，其作用与非那西汀相似，可提高小鼠巨噬细胞的吞噬作用；用氢化可的松抑制小鼠的免疫功能之后，石斛中所含的石斛多糖能恢复小鼠免疫功能。石斛水煎对晶状体中的异化变化有阻止及纠正作用；并且对半乳糖性白内障不仅有延缓作用，而且有一定的治疗作用。

7. 女贞子

【性味归经】味甘、苦，性凉。归肝、肾经。

【功能主治】滋补肝肾，乌须明目。

【临床应用】临床上常与墨旱莲配伍，以补益肝肾，滋阴止血。用于肝肾阴虚所致的目暗不明，须发早白等症。适用于 SLE 之肝肾阴虚证，常用来治疗 SLE 患者脱发的症状。

【用法用量】内服：煎汤，6～12g。

【古籍摘要】

《神农本草经》："主补中，安五藏，养精神，除百疾。"

【现代研究】女贞子可增强非特异性免疫功能，对异常的免疫功能具有双向调节作用。可改善化疗和放疗所致的白细胞减少的情况。可降低实验动物的血清胆固醇，有预防和消减动脉粥样硬化斑块和减轻斑块厚度的作用，能减少冠状动脉粥样硬化病变数，并减轻其阻塞程度。该药能明显降低高龄鼠脑、肝中丙二醛含量，提高超氧化物歧化酶（SOD）活性，具有一定抗衰老作用。此外，女贞子还可以起到强心、利尿、降血糖、保肝、止咳、缓泻、抗菌、抗肿瘤的作用。

8. 甘草

【性味归经】味甘，性平。归脾、胃、心、肺经。

【功能主治】补中益气，止痛缓急，清热解毒，祛痰止咳，调和药性。

【临床应用】甘草有"国老"之称，在 SLE 中用甘草，一取其糖皮质激素和盐皮质激素样作用，用量为 9～15g；二取其和胃之功效，以减轻激素对脾胃的影响；三取其解毒之功，可解 SLE 热毒等；四用炙甘草益气养心，配伍人参、桂枝等来治疗 SLE 心悸等症。

【用法用量】内服：煎汤，3～15g。

【古籍摘要】

《本草纲目》引李杲曰："甘草，阳不足者补之以甘，甘温能除大热，故生用则气平，补脾胃不足，而大泻心火；炙之则气温，补三焦元气，而散表寒，除邪热，去咽痛，缓正气，养阴血。凡心火乘脾，腹中急痛，腹皮急缩者，宜倍用之。其性能缓急，而又协和诸药，使之不争，故热药得之缓其热，寒药得之缓其寒，寒热相杂者，用之得其平。"

【现代研究】本品有糖皮质激素和盐皮质激素样作用，能镇静、保肝、解毒、解热、抗炎、抗心律失常、降脂、抗动脉粥样硬化及增强非特异免疫功能等作用。

9. 鳖甲

【性味归经】味咸，性寒。归肝、肾经。

【功能主治】滋肾潜阳，软坚散结。

【临床应用】临床上鳖甲常与青蒿同用以治疗 SLE 的热郁阴分证；与升麻同用以滋阴解毒，用于治疗面部斑疹。

【用法用量】内服：煎汤，9～24g，宜先煎。

【古籍摘要】

《神农本草经》："主治心腹癥瘕，坚积，寒热，去痞息肉。"

【现代研究】鳖甲内含鳖甲多糖、骨胶原、肽类、十多种氨基酸及微量元素，有一定的抗疲劳和促进免疫功能，且能抑制结缔组织增生，增加血浆蛋白。鳖甲所含的微量元素是酶和蛋白质等发挥其重要生理功能的关键组成部分，能够稳定和激活激素、核酸、细胞膜等；此外，鳖甲还能提高机体免疫力，延长抗体存在时间，最终达到"扶正散结"以疗疾之目的。

（七）行气药

常用枳壳、陈皮、延胡索等药。主要用于治疗肝脾、肝胃不和之证，以疏通气机，使阴阳气血畅达，从而恢复脏腑功能。

延胡索

【性味归经】味辛、苦，性温。归心、肝、脾经。

【功能主治】活血，行气，止痛。

【临床应用】本品可"行血中之气滞，气中血滞，故能专治一身上下诸痛"，无论何种痛证，皆可配伍使用。多用于 SLE 之肝郁血瘀所致的中脘胁胀痛不适。

【用法用量】内服：煎汤，3～10g，研粉吞服，每次 1～3g。

【古籍摘要】

①《雷公炮炙论》："心痛欲死，速觅延胡（以延胡索作散，酒服之，

立愈也）。"

②《本草纲目》："延胡索，能行血中气滞，气中血滞，故专治一身上下诸痛，用之中的，妙不可言。盖延胡索活血化气，第一品药也。"

【现代研究】延胡索中含有的延胡索乙素有显著的镇痛、催眠、镇静与安定作用，成分中的甲素和丑素的镇痛作用也较为明显，并有一定的催眠、镇静与安定作用。该药的醇提物能扩张冠脉，降低冠脉阻力，增加冠脉血流量，提高耐缺氧能力。总碱能对抗心律失常，抗心肌缺血，扩张外周血管，降低血压，减慢心率，养胃全碱有抗胃溃疡、抑制胃分泌的作用。延胡索含有的乙素和丑素有松弛肌肉的作用。

（八）安神药

安神药常用夜交藤、龙骨、牡蛎、酸枣仁、柏子仁、淮小麦等。SLE患者失眠者常见，尤其是应用激素后，多表现为阴虚火旺而致的失眠。范永升教授治疗 SLE 失眠者常加北秫米、半夏、淮小麦，夜交藤等；《内经》云："胃不和则卧不安。"又云："阳气盛则阳跷陷，不得入于阴，阴虚，故目不瞑。"以北秫米、半夏调阴阳、和胃安神，淮小麦养心气，护心阴而安神，夜交藤养心安神而又祛风通络。

1. 夜交藤

【性味归经】味甘、微苦，性平。入心、肝经。

【功能主治】养心安神，通络祛风。

【临床应用】夜交藤养心安神，通络祛风的作用，常用于治疗 SLE 失眠者。本品常可配伍生地黄、百合以养血安神；配伍茯神、酸枣仁、柏子仁等药以加强其养血安神之效；配鸡血藤、青风藤等其他藤类药以养血通络。

【用法用量】内服：煎汤，15～30g。

【古籍摘要】

①《本草纲目》："风疮疥癣作痒，煎汤洗浴。"

②《本草正义》："夜交藤，濒湖止称茎叶，治风疮疥癣，作浴汤甚效，今以治夜少安寐，盖取其能引阳入阴耳。"

【现代研究】夜交藤的主要成分是蒽醌及二苯乙烯苷类。夜交藤能提高细胞免疫功能，并具有抗肿瘤、降脂的作用，对预防动脉粥样硬化及脂肪肝有一定的疗效，同时还有降压、利尿抑菌之功效。杨俊业对小鼠用睡眠多导图描记法进行分组实验，结果表明夜交藤袋泡剂和水煎剂具有明显的镇静催眠作用，连续服用催眠作用增强。

2. 淮小麦

【性味归经】味甘，性平。归心经。

【功能主治】养心安神。

【临床应用】本品善于养心以宁神志，临床常配合炙甘草、大枣等药同用，补益心脾，宁心安神，柔肝缓急，以治疗 SLE 失眠、抑郁以及自汗、盗汗者。淮小麦为药食两用，无毒之品，常用至 30g。

【用法用量】内服：煎汤，常用 30g。

【古籍摘要】

《本草纲目》："除客热，止烦渴咽燥，利小便，养肝气，止漏血唾血。"

【现代研究】本品主含淀粉及酶类蛋白质、脂肪、钙、磷、铁、维生素等。

（九）平肝息风药

平肝息风药包括牡蛎、钩藤、天麻、全蝎、僵蚕等药。现代药理研究证明，平肝息风药多具有降压、镇静、抗惊厥的作用。能抑制实验性癫痫的发生，可使实验动物自主活动减少，部分药物还有解热、镇痛的作用。狼疮性脑病所表现的抽搐、项强、两目上视等症，以及血虚筋脉失养所致的头昏眼花、肢体麻木或震颤、肌肉跳动等症，都可用平肝息风药进行治疗。

临床上多用于狼疮性脑病的治疗。狼疮性脑病多有头痛、癫痫样抽搐、精神障碍等症状，天麻、钩藤、白蒺藜、胆南星、半夏、石菖蒲、蝉蜕、地龙等药，具有镇静、抗癫痫的作用，与清热药、活血药、重镇药等配合使用，能改善头晕头痛的症状，也能减少癫痫抽搐的发作次数，长期使用能改善脑电图的异常波形。

平肝息风药中，治疗 SLE 常用的虫类药有乌梢蛇、蕲蛇、僵蚕、全蝎、蝉蜕、地龙等。根据叶天士"久病入络"理论以及"藉虫蚁血中搜逐，以攻通邪结"的理论，常用僵蚕、全蝎、蝉蜕等药以息风镇惊，从而治疗狼疮的精神症状，并且现代药理研究证明了虫类药分别在镇静、抗惊厥、抗菌、抗肿瘤、强心、利尿、降血压、平喘、溶栓、免疫功能等方面的独到作用机理。此外白花蛇舌草、僵蚕、全蝎、蝉蜕、地龙等都有抗惊厥作用。蛇类药具有促进营养神经的磷质产生的功能，对控制因神经系统病变引起的痉挛、麻木、抽搐有舒缓作用，可良好的促进失调的神经恢复。全蝎、蜈蚣可抑制多种细菌和皮肤真菌的生长，对结核杆菌的作用尤为显著。但虫类药，其性峻猛，易伤正气，故临床上常宜加顾护脾胃之药。

1. 天麻

【性味归经】味甘，性平。归肝经。

【功能主治】息风止痉，平肝阳，祛风通络。

【临床应用】天麻与半夏、白术、茯苓等药配伍，可治疗 SLE 属风痰上扰证的眩晕、抽搐；与钩藤、全蝎、僵蚕、防风等配伍，可治疗 SLE 狼疮性脑损害的头痛、眩晕等症状。

【用法用量】内服：煎汤，3～9g；研粉冲服，每次 1～1.5g。

【古籍摘要】

《神农本草经》："杀鬼精物，蛊毒恶气，久服益气力，长阴肥健。"

【现代研究】天麻有效成分为天麻素、香草醛、对羟基苯甲醛、多糖等多种成分，具有镇静、镇痛、抗惊厥、抗炎、改善记忆及延缓衰老等作用。

2. 全蝎

【性味归经】味辛，性平，有小毒。归肝经。

【功能主治】息风止痉，解毒散结，通络止痛。

【临床应用】全蝎临床上与威灵仙、秦艽、桑寄生等祛风湿药配伍可治疗 SLE 关节肌肉疼痛；与天麻、僵蚕等平肝息风药合用可治疗 SLE 神经系统损害；与川芎、丹参等活血化瘀药联用可搜风通络止痛。

【用法用量】内服：煎汤，3～6g；研末吞服，每次 0.6～1g。

【古籍摘要】

①《开宝本草》："诸风隐疹，及中风……手足抽掣。"

②《本经逢原》："蝎产于东方，色青属木，治厥阴诸风掉眩，及小儿胎惊发搐，最为要药。"

【现代研究】鲜全蝎主要含有蝎毒、三甲胺、甜菜碱、硫磺酸、棕榈酸、软硬脂酸、胆甾醇及铵盐、卵磷脂，还含有苦味酸贱（为与蝎毒同存在于毒腺中的柱状苦味酸盐）等化合物和混合物。全蝎和蝎身煎剂 2g/kg 给予小鼠模型连续灌胃 6 天，可使小鼠网状内皮系统对碳粒的廓清作用大大降低；连续灌胃 7 天，能使小鼠血清半数溶血值大为降低，说明其对非特异性免疫功能和体液免疫功能均具有抑制作用。此外，全蝎抑制免疫功能的有效成分有可能不仅仅是蝎毒，其他成分尚在研究探索中。

二、有毒中药应用

1. 雷公藤

【性味归经】味苦辛，性寒，有大毒。归肝、肾经。

【功能主治】祛风除湿，清热解毒，活血通络。

【临床应用】雷公藤能抑制 SLE 机体变态反应，调节免疫功能。凡疾病经确诊且排除了禁忌证之后，均可使用雷公藤，每日用量 9～15g 为宜，可连用至数月，大多数病例用后都能较快改善症状，效果比较满意。使用时需防其对肝功能、造血功能、性器官的损害，孕妇忌服。

【用法用量】内服：煎汤，9～15g。

【古籍摘要】

①《本草纲目拾遗》："治翻胃噎膈、疟疾、吐血便血、喉痹、食积心疼、虚饱腹胀、阴囊肿大、跌打闪胸、发背疔疮乳痈、产后遍身浮肿。"

②《浙江药用植物志》："主治麻风病，毒蛇咬伤。"

【现代研究】雷公藤有抗炎、镇痛、抗肿瘤、抗生育的作用，能降低血液黏滞性、抗凝、纠正纤溶障碍、改善微循环，并可以降低外周血阻力。对多种肾炎模型有预防和保护作用，有促进肾上腺合成皮质激素样作用。

对免疫系统的主要表现为抑制作用，可减少器官移植后的急性排异反应。雷公藤红素可有效地诱导肥大细胞白血病细胞的凋亡，雷公藤甲素能抑制白介素、粒细胞／巨噬细胞集落刺激因子的表达。

【毒性及其预防】不良反应：使用雷公藤，轻者可出现恶心，呕吐，食少，食管下部烧灼感，口干，肠鸣，腹痛，腹泻，便秘，便血；白细胞、血小板减少；头晕，乏力，嗜睡；月经紊乱，闭经；作用于睾丸生殖上皮，抑制精原细胞减数分裂；心悸，胸闷，心律不齐，心电图异常；湿疹样皮炎，皮疹，色素沉着，干燥，瘙痒，口周疱疹，口角炎，黏膜溃疡，少数见脱发及指（趾）甲变薄及软化。以上副反应一般停药后不再出现，自行恢复正常，轻者可不必停药，采用对症治疗。长期服用雷公藤，对系统性红斑狼疮患者骨骼系统有显著影响，使得发生骨质疏松和骨折的危险度增加。若服用过量，可致中毒，主要表现为剧烈呕吐，腹中绞痛，腹泻，脉搏细弱，心电图改变，血压下降，体温降低，休克，尿少，浮肿；后期发生骨髓抑制、黏膜糜烂、脱发等，个别可有抽搐。主要死因为循环及肾功能衰竭。中毒的一般疗法为：及时洗胃，催吐，输液，纠正酸中毒，对症支持疗法。如中毒，可在 1 小时内，用新鲜羊血或白鹅血 200～300mL，口服 1～2 次；或用鲜萝卜 125g，莱菔子 250g 炖服；或用绿豆 125g，甘草 50g 水煎分服。临床使用雷公藤时可配伍甘草、女贞子等药，减少其对肝脏的毒性，也可联用甘草酸二铵等保肝类西药。

2. 附子

【性味归经】味辛、甘，性大热，有毒。归十二经。

【功能主治】回阳救逆，补火助阳，逐风寒湿邪。

【临床应用】附子常用于 SLE 慢性期中的狼疮性肾炎、低蛋白血症、慢性肾功衰竭等情况。实验室检查中，多有尿素氮、肌酐升高，白蛋白、血红蛋白降低。常见下肢或全身水肿，腹胀满，呕恶，腰膝酸软，尿少，面色无华，畏寒肢冷，神疲乏力，舌淡胖苔白，脉沉细弱。

【用法用量】内服：煎汤，3～15g。本品有毒，宜先煎 0.5～1 小时，至口尝无麻辣感为度。

【古籍摘要】

《神农本草经》："主风寒咳逆邪气，温中，金创，破癥坚积聚，血瘕，寒温，踒（御览作痿）躄拘挛，脚痛，不能行步。"

【现代研究】附子主要活性成分为二萜类生物碱，包括双酯型、单酯型和脂型生物碱，附子具有强心、抗心律失常、扩张血管、增强肾上腺皮质系统的作用；并且具有增强免疫系统、镇痛、增加血氧等作用。

【毒性及其预防】附子宜熟用，生附子易中毒不宜使用。附子经煮沸 1 小时以上后，其对心脏的毒性作用会降低，但强心作用仍保存。因此，含有附子的汤药最低限度须久煎至 1 小时以上，若附子生用过量，可引起心肺及呼吸麻痹而死亡的情况，故临床多用制附子。附子中毒的症状为四肢麻木（从手指开始），眩晕和衰弱感，出汗，流涎，恶心，更严重者为心悸、心律不齐、血压下降，抽搐、昏迷。救治方法：轻者做一般处理，如洗胃、保暖等，较重者需注射阿托品。中药用生姜 12g、甘草 15g 水煎服，或对轻症中毒患者，可用绿豆 90 ～ 120g，浓煎服用。很多实验证明，甘草或干姜与熟附片同煎煮，不仅加强温里作用，且可减少附子毒性。习惯上附子忌与贝母、瓜蒌、白及、半夏、白蔹等药同用。附子临床使用时应从小剂量开始，逐渐加量，若需久服，应间断服用，此法对老年及肝肾功能不全者更为适用，可防蓄积性中毒。

3. 雄黄

【性味归经】味苦，性平寒。归心、肝、胃经。

【功能主治】解毒杀虫，燥湿祛痰，截疟。

【临床应用】最早应用雄黄复方治疗阴阳毒的文献见于汉代的《金匮要略》。宋耀鸿认为"阴阳毒"乃"邪毒"，凡具备阴阳毒病典型临床表现，SLE 属邪毒郁结、血脉瘀滞型者均可用雄黄配伍川椒、升麻、鳖甲等治疗。川椒辛热，用量不宜超过 4g，雄黄 1g 可研末分 2 次冲服。林有坤等应用雄黄治疗狼疮肾病大鼠模型，取得了较好疗效，故认为雄黄治疗狼疮肾安全有效。

【用法用量】0.05 ～ 0.1g，入丸散用。

【古籍摘要】

《神农本草经》："主寒热，鼠瘘恶创，疽痔死肌，杀精物，恶鬼，邪气，百虫毒，胜五兵。"

【现代研究】实验研究谓雄黄有激素样作用，可以有效控制狼疮鼠肾脏病变，改善其肾功能。

【毒性及其预防】雄黄的毒性来源于其中的杂质 As_2O_3，即砒霜。砷（As）为细胞原浆毒物，易与组织细胞内酶系中巯基结合，抑制含巯基酶的活性，引起细胞代谢障碍，形成对胃肠系统、心血管系统、中枢神经系统的毒性，导致口腔、食道、胃黏膜糜烂、肿胀出血，亚急性黄色肝萎缩、中毒性肝炎、心脏脂肪浸润、中枢神经系统缺氧、肾小球损伤等。长期大量使用雄黄可致畸、突变、致癌等。近年来，国内外报道的雄黄引起不良反应或事件病例主要为变态反应以及长期大量服用引起的慢性砷中毒情况。临床主要表现为：①消化系统功能障碍。主要为上消化道黏膜损伤，表现为上腹饱胀不适、疼痛、恶心、呕吐，呕吐物呈咖啡色，随后便血。部分病例为药物性肝病、急性黄疸及肝功能损害。②血液系统反应。主要为血小板减少症和单纯红细胞再生障碍性贫血，表现为尿血、衄血等。③皮肤损害。皮肤色素沉着、皮肤角化过度、疣状增生及皮肤癌。色素沉着可发生在身体任何部位，但以躯干、臀部和大腿等非暴露部位多见，呈雨点状或广泛的花斑状黑色或棕褐色斑点。④精神失常、呼吸困难、语言不清、四肢抽搐等。雄黄有毒，故不宜过量，使用过程中应及时监测血常规、肝功能。

三、针对激素副作用的中药应用

目前，激素仍是西医治疗 SLE 的主要药物，虽疗效显著，但毒副作用较为常见，长期或大剂量使用，会引起病毒细菌感染、高血糖、骨质疏松、失眠、胃溃疡、股骨头坏死等一系列副作用和并发症，严重的副作用和并发症可导致患者死亡。联合中药治疗有助于激素的减量，也能减轻其副作用和并发症。

SLE 患者会表现不同的临床症状，出现不同的中医证型，激素治疗应根据具体情况制定治疗剂量及疗程。在激素足量或大量冲击阶段多表现为热毒炽盛证或阴虚内热证，应使用滋阴解毒祛瘀之法，药用青蒿、生地黄、麦冬、牡丹皮、鳖甲、升麻等；在激素减量阶段，表现为气阴两虚证甚或阴阳两虚证，采用滋阴益气温阳之法，药用女贞子、山茱萸、黄芪、菟丝子、仙灵脾等，以利于激素撤减；在激素维持量阶段，若表现为脾肾阳虚证，应着重温肾补脾，药用黄芪、菟丝子、仙灵脾等，以巩固疗效，防止反跳和复发；其间常视瘀、毒之多少予以兼顾治疗。

经现代实验研究，不同的中药，含有不同的成分。补气药中的人参、黄芪、党参、甘草等，补阳药中的熟附子、肉桂、鹿茸、冬虫夏草、杜仲、补骨脂、菟丝子、淫羊藿、仙茅、肉苁蓉等，另白花蛇舌草、穿心莲、柴胡、秦皮、秦艽、防己、五加皮、薏苡仁、蒲黄、延胡索、法半夏、桔梗、雷公藤及火把花根等，这些中药均有类皮质激素样作用，可根据证候选用。长期激素治疗的患者，易于感冒和反复感染，可选择补气养阴等扶正之品或具有良好抑杀菌作用的中药，如黄芪、太子参、金银花、半枝莲等配合治疗。大量激素可引起兴奋、失眠，中药宜镇心安神，可予以酸枣仁汤或夜交藤、淮小麦等中药治疗。激素能诱发和加重胃、十二指肠溃疡，可加入和胃理气的药物，如蒲公英、厚朴花、佛手等；激素可诱发严重骨质疏松，从而出现激素性股骨头坏死，治疗可加入补肾、壮骨、活血的药物，如补骨脂、杜仲、鹿角胶、丹参等等。

四、针对环磷酰胺副作用的中药应用

环磷酰胺（CTX）冲击疗法，在狼疮性肾炎（LN）的治疗中取得了较好的疗效。但由于 CTX 是细胞毒药物，能抑制骨髓造血功能，许多患者在治疗过程中往往因出现白细胞减少症，而不得不中断治疗。临床上中药治疗狼疮性肾炎常用滋阴养肾、清热解毒、活血化瘀方法治疗，常用墨旱莲、益母草、女贞子、地骨皮、牡丹皮等药以滋阴清热养肾，由于白细胞减少症在中医亦属"虚证"范畴，调补脾肾、补益气血则是治疗关键，故而在临床上常加用当归、鸡血藤、首乌、桑椹等养血药以及黄芪、人参、白术等补气药。

第二节 常用方剂

SLE 可以伤及全身多个脏器，但临床上 SLE 患者常以某脏器病变为主要表现。古籍中对于 SLE 认识多是单方面的，或从红斑，或从水肿，或从关节症状进行论述，现将一部分 SLE 临床中常用的方剂按疾病不同主症进行分类，分别给予论述。

一、按临床主症

（一）皮肤损害为主（红斑）

1. 升麻鳖甲汤

【出处】《金匮要略·百合狐惑阴阳毒病》。

【组成】升麻二两，当归一两，蜀椒（炒去汗）一两，甘草二两，鳖甲手指大一片，雄黄半两（研），上六味，以水四升，煮取一升，顿服之，老小再服取汗。

【煎服方法】水煎服

【功能主治】清热解毒，活血化瘀。

【方解】升麻鳖甲汤具有清热、解毒、散瘀之功能。从升麻鳖甲汤的配伍意义看，方中升麻、甘草均用二两，升麻辛凉宣散，升清解毒，透邪外出；生甘草与升麻同用，有加强清热解毒之功。蜀椒、雄黄辛温，解毒辟秽，有助散邪之效。阳毒用之，以阳从阳，欲其速散，这正是仲景因势利导思想的体现；炙鳖甲味甘、咸，性寒，起到养阴的作用，可攻逐瘀滞之邪毒；当归温通走散，助鳖甲以行血脉。全方简洁严谨，共奏清热解毒、活血化瘀之妙用。阴毒不用蜀椒、雄黄，是因为阴毒病位较深，往往阴分已伤，用之有劫阴之弊。

【临床应用】SLE 的常见症状有面部红斑、网状青斑、发热、关节痛、咽痛等，均与《金匮要略》条文中所述证候相符。文中表示"五日可治，七日不可治"，以此示后人，说明对阴阳毒病要早期发现，早期诊断，早期治疗。

升麻鳖甲汤在临床运用上多见于治疗 SLE 面部斑疹，此症状多为热毒炽盛型。此时多因热毒瘀于血分，故以升麻鳖甲汤行清热解毒，活血散瘀之功。在临床治疗中常配伍它药，获效较佳。范永升教授对于皮肤红斑明显者，常以升麻鳖甲汤加青蒿、紫草、凌霄花、蚤休等药物以凉血解毒化斑。

【名家论述】

《金匮要略·百合狐惑阴阳毒病》："阳毒之为病，面赤斑斑如锦纹，咽喉痛，唾脓血，五日可治，七日不可治，升麻鳖甲汤主之。""阴毒之为病，面目青，身痛如被杖，咽喉痛，五日可治，七日不可治，升麻鳖甲汤去雄黄、蜀椒主之。"（第15条）

【现代研究】升麻鳖甲汤能显著降低 MRL/lpr 小鼠血清 Th2 类细胞因子，包括 IL-10（Interleukin 10）、IL-4（Interleukin 4）水平，显著提高 MRL/lpr 小鼠 IFN-γ（Interferon-γ）/IL-4 比值。还可显著提高小鼠 IL-12/IL-10 比值，并且可减轻肾组织的炎性病理改变情况，故而提示升麻鳖甲汤对 Th1/Th2 细胞因子失衡的调节作用可能是其改善 SLE 肾损害的作用机制之一。

2. 化斑汤

【出处】《温病条辨》。

【组成】石膏一两，知母四钱，生甘草、玄参各三钱，犀角二钱，粳米一合。

【煎服方法】水煎服。

【功能主治】清热凉血，化瘀祛斑。主治气血两燔之发斑。

【方解】本方由白虎汤加犀角、玄参而成。此热淫于内，治以咸寒，佐以苦甘法也，前人悉用白虎汤。作化斑汤者，以其为阳明证也，阳明主肌肉，斑家遍体皆赤，自内而外，故以石膏清肺胃之热，知母清金保肺，而治阳明独胜之热，甘草清热解毒和中，粳米清胃热而保胃液，白粳米阳明燥金之岁谷也。本论独加玄参、犀角者，以斑色正赤，木火太过，其变最速。但用白虎燥金之品，清肃上焦，恐不胜任，故加玄参启肾经之气，上交于肺，庶水天一气，上下循环，不致泉源暴绝也。犀角咸寒，禀水木火相生之气，为灵异之兽，具阳刚之体，主治血毒蛊疰，邪鬼瘴气，取其咸寒，救肾水，以济心火，托斑外出，而又败毒辟瘟也；再病至发斑，不独在气分矣，故加二味凉血之品。

【临床应用】化斑汤常用于 SLE 急性活动期，表现为高热持续不退，面部红斑或手有红斑，关节肌肉疼痛，尿短赤，舌红苔黄，脉滑数或弦数等。

【名家论述】

《温病条辨》："太阴温病，不可发汗，发汗而汗不出者，必发斑疹汗出过多者，必神昏谵语，发斑者，化斑汤主之。"

（二）发热

1. 白虎汤

【出处】《伤寒论》。

【组成】知母六两，石膏一斤（碎），甘草二两（炙），粳米六合。

【煎服方法】水煎服。

【功能主治】清热生津。主治阳明气分热盛证。

【方解】方中石膏辛甘大寒，可清热；知母辛苦寒滑而润，二药同用，可清阳明独盛之热。炙甘草、粳米益气和中，并可免寒凉之药伤胃之弊。

【临床应用】白虎汤在临床中常用于 SLE 活动期或伴发感染，以高热表现为主者。症见壮热不退，体温多在 39℃以上，面赤，鼻衄，口渴喜饮，汗出，热不退，或见斑疹隐隐，伴关节红肿热痛，舌红苔黄，脉洪大或滑数有力。本证发热多见疾病初期，病程尚短，正气未伤，为患者不慎感受外邪或机体内热，受痰浊、瘀血、水湿等邪气郁而化火所致。本方在临床上常配伍栀子、寒水石、黄芩、蒲公英、连翘、野菊花等药，以清气分实热，如沈丕安认为初起发热，热在气分而又有红斑红疹者，可用白虎汤加大剂量生地黄。由于本类药物多属寒凉之品，热邪虽易伤津耗液，但用之过早亦能致邪恋而不解，若过量则亦易损伤脾胃，故应适量，中病即止。

【名家论述】

《伤寒论·阳明病》："伤寒，脉浮滑，此表有热，里有寒，白虎汤主之。"（第181条）

"三阳合病，腹满身重，难以转侧，口不仁，面垢，谵语，遗尿。发汗则谵语下之则额上生汗，手足逆冷。若自汗出者，白虎汤主之。"（第219条）

"伤寒，脉滑而厥者，里有热，白虎汤主之。"（第350条）

"伤寒，脉浮，发热无汗，其表不解，不可与白虎汤。"（第170条）

2. 清瘟败毒饮

【出处】《疫疹一得》。

【组成】生石膏大剂六两至八两，中剂二两至四两，小剂八钱至一两二钱；小生地大剂六钱至八钱，中剂三钱至五钱，小剂二钱至四钱；乌犀角大剂六钱至八钱，中剂三钱至五钱，小剂二钱至四钱；真川连大剂四钱至六钱，中剂二钱至四钱，小剂一钱至一钱五分；栀子、桔梗、黄芩、知母、赤芍、玄参、连翘、甘草、牡丹皮、鲜竹叶。

【煎服方法】水煎服。犀角可用水牛角代替。

【功能主治】清热解毒，凉血化斑。

【方解】清瘟败毒饮之所以有较强的清热泻火作用，在于其综合犀角地黄汤、白虎汤、黄连解毒汤三首清热名方而成。该方重用石膏、水牛角，前者性大寒，能清热除烦，以解气分热盛，后者清心肝、解热毒，宜寒遏，直入血分奏凉血之效，二者为君药，具有清热解毒，凉血化瘀作用。生地黄、玄参直入血分，不仅有清热凉血作用，且具和血养血之功；黄芩泻实火，治壮热，解烦渴；知母性寒质润，助石膏清热生津，以上4味共为臣药。赤芍、牡丹皮具凉血、活血、化斑作用；山栀子、连翘清热解毒，具凉血、转营透气作用，以上5味为佐药。甘草作为使药，调和诸药。全方具有清热解毒，凉血养血的作用。

【临床应用】清瘟败毒饮常用于 SLE 活动期，其主症为面部鲜红色蝶形水肿性红斑，可有瘀点、瘀斑，往往伴有高热烦躁，肌肉酸痛，关节疼痛，便秘尿黄，甚或神昏谵语，舌红绛，苔黄燥，脉弦滑或洪数。此期热毒炽盛，由于邪热炽盛，燔灼营血，血为热瘀，故皮肤见鲜红色红斑，热迫血行可见瘀点、瘀斑；热灼营阴可见高热，热扰心神，轻可见烦躁，重可见神昏谵语；如少数病者若夹湿邪盛，还可见到多个关节红肿热痛，屈伸不利，活动受限等。

【名家论述】

清代医家余师愚《疫疹一得》谓清瘟败毒饮："治一切火热，表里俱盛，狂躁烦心，口干咽痛，大热干呕，错语不眠，吐血衄血，热盛发斑。不论始终，以此为主。"又谓："此十二经泄火药也。盖斑疹虽出于胃，亦诸经之火有以助之。重用石膏，直入胃经，使其敷布于十二经，退其淫热。佐以黄连、犀角、黄芩泄心肺火于上焦，丹皮、栀子、赤芍泄肝经之火，连翘、玄参，解散浮游之火，生地、知母抑阳扶阴，泄其亢盛之火，而救欲绝之水，桔梗、竹叶载药上行，使以甘草和胃也。此皆大寒解毒之剂，故重用石膏，先平甚者，而诸经之火自无不安矣。"

【现代研究】韦伟国等在临床治疗狼疮危象中，施以清瘟败毒饮随症加减配合环磷酰胺，结果发现经过治疗之后，可以控制高热、神昏谵语、抽搐等症状，并且可以消除全身严重红斑水疱、大量浆膜腔积液，逆转肾功能损害等狼疮危象的症状，同时减轻免疫抑制剂、糖皮质激素的毒副作用，促进病情恢复。

3. 蒿芩清胆汤

【出处】《重订通俗伤寒论》。

【组成】青蒿半至二钱，淡竹茹三钱，仙半夏钱半，赤茯苓三钱，青子芩钱半至三钱，生枳壳钱半，陈广皮钱半，碧玉散（包）三钱。

【煎服方法】水煎服。

【功能主治】清胆利湿，和胃化痰。

【方解】本方以小柴胡汤、温胆汤、碧玉散三方化裁而成。小柴胡汤疏透与清泄并用，胆胃兼调，寓扶正于祛邪之中。小柴胡汤为和解少阳第一方，并且兼有扶正祛邪之功。温胆汤清胆与和胃并行，兼理气与化痰，治痰湿标本兼顾。本方主要通过清热利湿浊，和胃祛痰，使痰祛热清，胆胃恢复清和宁静之性。叶天士在《温热论》中称温胆汤为"分消走泄"的代表方。碧玉散具有清热而不留湿，利水又不伤正的特点，是治疗暑邪夹湿，湿热下注的基础方。本方取青蒿、黄芩为君，青蒿脑味苦寒而气味芳香，即能清透少阳邪热，领少阳之邪外出，又擅长化湿辟秽，与清少阳胆热之黄芩配伍，更切合病情；又用竹茹、半夏、陈皮、枳壳行气化痰，降逆止呕；碧玉散、赤茯苓清利湿热，使邪有去路。全方共奏清胆利湿，和胃化痰之功。

【临床应用】常用于治疗属湿热内阻型的 SLE 发热情况，症见寒热发作，寒轻热重，口干口苦，胸闷脘痞，或见恶心呕吐，纳呆，困倦，关节肌肉酸疼，或见尿少浮肿，舌红苔腻，脉弦数或滑数。

【名家论述】

何秀山："足少阳胆与手少阳三焦经合为一经。其气化，一寄于胆中以化水谷，一发于三焦以行腠理。若受湿遏热郁，则三焦之气机不畅，胆中之相火乃炽，故以蒿、芩、竹茹为君，以清泄胆火。胆火炽，必犯胃而液郁为痰，故臣以枳壳、二陈和胃化痰。然必下焦之气机通畅，斯胆中之相火清和，故又佐以碧玉，引相火下泄；使以赤苓，俾湿热下出，均从膀胱而去。此为和解胆经之良方，凡胸痞作呕，寒热如疟者，投无不效。"（《重订通俗伤寒论》）

4. 清营汤

【出处】《温病条辨》。

【组成】犀角三钱，生地五钱，元（玄）参三钱，竹叶心一钱，麦冬三钱，丹参二钱，黄连一钱五分，银花三钱，连翘（连心）二钱。水八杯，煮取三杯，日三服。

【煎服方法】水煎服。

【功能主治】清营解毒，泄热养阴。

【方解】本方宗《素问至真要大论》中"热淫于内，治以咸寒，佐以甘苦"之旨，用清营解毒与透热养阴之品配伍组方。方中犀角苦咸性寒，清热凉血解毒，寒而不遏，且能散瘀，为主药；热甚伤阴，故凉血应兼以养阴，生地黄专于凉血滋阴，麦冬清热养阴生津，玄参长于滋阴降火解毒，二药共助君药清营凉血，养阴解毒，为臣药。佐以金银花、连翘，善于清热解毒，且芳香透达，轻宣透邪，可透热于外，使入营之邪不致郁遏于里，以防邪热进一步内陷，促其透出气分而解，此即叶桂《温热论·外感温热篇》所说"入营犹可透热转气"之意。竹叶用心，清香入心，专清心热，亦具轻清透达之性，偕佐药以透热向外。黄连苦寒，入心经清心泻火，竹叶心和黄连又可助君药以清热。丹参性凉，归心、肝经，清心而又凉血活血，不仅引诸药入于心经，以助君药清热凉血，且可活血祛瘀，以防热与血结。以上三药，皆入心经，兼有使药之用。全方以犀角、生地黄、玄参清热凉血之品，配伍轻宣透热的金银花、连翘以及清心的竹叶心、黄连，共奏清营解毒，泄热养阴之效。

【临床应用】在 SLE 急性活动期可见到颜面蝶形红斑，高热口渴，关节肌肉酸痛，烦躁甚则神昏谵语，便秘尿赤，舌红苔黄，脉滑。因先天禀赋不足，精血亏虚，热毒乘虚入于营分而发病。根据发热，红斑隐隐，舌绛脉数的表现，可断定为邪热传营，用清营汤加减以清透营阴。

【名家论述】

《温病条辨》："脉虚，夜寐不安，烦渴舌赤，时有谵语，目常开不闭，或喜闭不开，暑入厥阴也。手厥阴暑温，清营汤主之；舌滑者，不可与也。"

【现代研究】傅雷等通过动物实验证实了应用清营汤加减方能够 100% 的升高 SD 大鼠补体 C4 的含量（$p < 0.01$），增加补体 C3 的含量；能够 200% 的降低血清免疫球蛋白 IgG 和 IgA 的含量（$p < 0.05$），增加补体 C4 的含量。在实验研究方面，现代研究证实，本方能够影响大脑 LDH，脑脊液的 MDA，从而达到改善神志异常的症状。此外，能够影响血清 Na^+/K^+，纤溶系统，从而改善血瘀以及斑疹出血等症状，并且该方还有抗感染，抗炎以及提高免疫力等作用，从而改善发热症状。

5. 青蒿鳖甲汤

【出处】《温病条辨·下焦篇》。

【组成】青蒿二钱，鳖甲五钱，细生地四钱，知母二钱，牡丹皮三钱，水五杯，煮取二杯，日再服。

【煎服方法】水煎服。

【功能主治】养阴透热，入络搜邪。

【方解】青蒿鳖甲汤方应用的是辛凉合甘寒法，《温病条辨·下焦篇》中用青蒿鳖甲汤治温病后期邪热深入下焦，夜热早凉，热退无汗之证。因"热自阴来"为本证的病机，法当滋阴透热。吴鞠通在叶天士用药基础上去淡竹叶，创青蒿鳖甲汤。吴氏认为："邪气深伏阴分，混处于气血之中，不能纯用养阴，又非壮火，更不得任用苦燥，故以鳖甲蠕动之物，入肝经至阴之分，既能养阴，又能入经搜邪；以青蒿芳香透经，从少阳领邪外出，细生地黄清阴经之热；牡丹皮泻血中之伏火；知母者，知病之母也，佐鳖甲、青蒿而成搜剔之功焉。再此方有先入后出之妙，青蒿不能自入阴分，有鳖甲领之入也；鳖甲不能独出阴分，有青蒿领之出也。"故大抵阴虚邪伏之热，必须"滋阴透邪"并进，亦即标本兼顾之法，方能有效。

【临床应用】青蒿鳖甲汤常用于治疗 SLE 属低热的证候。阴虚内热，邪伏阴分则会低热持续不退，手足心热，心烦，斑疹黯红，自汗，盗汗，疲乏懒言，关节痛楚，足跟痛，腰酸，脱发，舌红少苔，脉细数。

【名家论述】

《临证指南医案·卷五·温热》中记载道："夜热早凉，热退无汗，其热从阴而来，故能食形瘦、脉数左盛，两月不解，治在血分。生鳖甲、青蒿、细生地、知母、丹皮、淡竹叶。"故青蒿鳖甲汤用于治疗夜热早凉，热退无汗，热自阴来的情况。

【现代研究】林宁等经过实验研究证实，应用青蒿鳖甲汤加减可抑制 MRL/lpr 狼疮鼠 Th17 细胞的表达，改善其肾组织活动性病理变化。

6. 犀角地黄汤

【出处】《备急千金要方》。

【组成】犀角一两，生地黄八两，芍药三两，牡丹皮二两。

【煎服方法】水煎服。水牛角代替犀角。

【功能主治】清热解毒，凉血散瘀。主治热毒炽盛于血分。

【方解】方中犀角苦咸寒，凉血清心解毒，为君药。生地黄甘苦寒，凉血滋阴生津，一助犀角清热凉血止血，一恢复已失之阴血。赤芍、牡丹皮清热凉血，活血散瘀，故为佐药。

【临床应用】犀角地黄汤常用于 SLE 热毒炽盛证，症见壮热，面部蝶状红斑，关节肌肉酸疼，皮肤紫斑，烦躁口渴，神昏谵语，手足抽搐，大便秘结，尿短赤，舌质红绛，苔黄腻，脉洪数或弦数。因犀角为保护动物而禁用，临床上犀牛角多以水牛角片或水牛角浓缩粉代替。

【名家论述】

《备急千金要方·卷十二·胆腑吐血第六》："犀角地黄汤治伤寒及温病应发汗而不汗之内蓄血者，及鼻衄、吐血不尽，内余瘀血，大便黑，面黄。消瘀血方：犀角一两，生地黄八两，芍药三两，牡丹皮二两。右四味，口父咀，以水九升，煮取三升，分三服。喜妄如狂者，加大黄二两，黄芩三两。其人脉大来迟，腹不满自言满者，为无热，但依方，不须加也。"

【现代研究】现代实验研究表明，犀角地黄汤有降低实验性发热动物体温的作用，可改善血液循环障碍和免疫功能，降低血管内皮细胞黏附分子高表达的情况。犀角地黄汤可提高内毒素性家兔的红细胞的免疫功能，有效清除免疫复合物，阻断病理损害的发展。

7. 神犀丹

【出处】首载于《医效秘传》，后神犀丹又为《温热经纬》所引用。

【组成】乌犀角尖、石菖蒲、黄芩各六两，生地、银花、金汁、连翘各十两，板蓝根九两，香豉八两，玄参七两，花粉、紫草各四两。

【煎服方法】水煎服。水牛角代替犀角。

【功能主治】清热解毒，凉血清营，醒神开窍。

【方解】方中犀角、生地黄清心凉血，兼有散瘀之效。玄参、天花粉养阴生津，金银花、连翘、黄芩清热泻火，紫草、板蓝根、金汁凉血解毒，菖蒲芳香开窍，豆豉宣泄透邪。诸药合用，共奏清营开窍，凉血解毒之功。此方虽较犀角地黄汤去了芍药、牡丹皮，但加以玄参、紫草、花粉，仍具较强的凉血化瘀之力，此外又加金银花、连翘、板蓝根、金汁等药加强清热解毒的作用，加石菖蒲、豆豉以宣通热邪，与犀角地黄汤单一凉血解毒相比，神犀丹又具清热开窍之功。

【临床应用】神犀丹治疗 SLE 急性发作期热毒炽盛型。此证型来势凶猛，病情严重，常表现为高热稽留、面部胸腹等外出红疹、红斑、颜色鲜红灼热，手足或出现瘀斑，关节肌肉酸痛较甚，头痛剧烈，目赤咽痛，口干口苦，气粗喘息，溲赤便秘，烦躁不安，甚则谵妄，四肢不时抽搐或尿血，舌红绛，或光泽少津，苔黄燥，脉多弦数。神犀丹尤其对热毒炽盛造成的神志昏迷病人可起到清热解毒，凉血清营，醒神开窍之功效。

【名家论述】

《医效秘传》："壮热，旬日不解，神昏，谵语，斑疹，当察其舌，绛干光圆硬，津涸液枯，寒从火化，邪已入营矣，用神犀丹。"

（三）关节肌肉病变

1. 白虎加桂枝汤

【出处】《金匮要略》。

【组成】知母六两，甘草二两（炙），石膏一斤，粳米二合，桂枝（去皮）三两。

【煎服方法】水煎服。

【功能主治】清热泻火，疏通经络。

【方解】方中以白虎汤清热泻火，桂枝疏通经络，祛邪外出。

【临床应用】本方在 SLE 的临床治疗中常用于治疗为邪热痹阻气血，灼伤津液所致的风湿热痹型。症见大小关节肿胀灼痛，得冷则舒，肌肉酸痛不适，身热，皮疹色红，烦渴，舌红苔薄白或黄少津，脉滑数。故投以白虎加桂枝汤清热除痹，在临床上常伍以凉血养阴、利湿之品。如管竟环常用四妙散合白虎桂枝汤或当归拈痛汤加减治疗 SLE，以达祛风化湿，清热和营之功。唐晨光等以白虎加桂枝汤合连翘、忍冬藤、牡丹皮、生地黄、赤芍、紫草、玄参、土茯苓、生甘草等药，治疗风湿热痹型 SLE，以清热通络，凉血散风，均可获得良效。

【名家论述】

《金匮要略·疟病脉证并治第四》："温疟者，其脉如平，身无寒但热，骨节疼烦，时呕，白虎加桂枝汤主之。"

2. 桂枝芍药知母汤

【出处】《金匮要略》。

【组成】桂枝四两，芍药三两，甘草二两，麻黄二两，生姜五两，白术五两，知母四两，防风四两，附子二两（炮）。

【煎服方法】水煎服。

【功能主治】祛风除湿，温经散寒，滋阴清热。

【方解】方中桂枝通阳化湿，芍药和阴止痛，知母清热养阴，麻黄、防风祛风，生姜降逆止呕，附子温经散寒，白术燥湿，甘草和中。其中麻黄与白术相伍，祛表里之风湿。诸药合用，以达祛风除湿，温经散寒，滋阴清热之功。

【临床应用】桂枝芍药知母汤常用于治疗 SLE 风湿热痹型。症见关节肿胀酸痛，肌肉酸痛不适，或伴有低热，舌红苔黄，脉数。如孟如用该方合木防己汤，以疏风清热，化湿通络。又如于佐文、曲波在临床上亦常用本方化裁，表现为寒重热轻，加用祛风散寒止痛之麻黄、细辛、当归等；若热重于寒，邪气以湿热为主，则加用清热燥湿之黄芩、苦参、牡丹皮等。

【名家论述】

《金匮要略·中风历节病脉证并治第五》："诸肢节疼痛，身体魁羸，脚肿如脱，头眩短气，温温欲吐，桂枝芍药知母汤主之。"

3. 宣痹汤

【出处】《温病条辨》。

【组成】防己五钱，杏仁五钱，滑石五钱，连翘三钱，山栀三钱，薏苡五钱，半夏（醋炒）三钱，晚蚕沙三钱，赤小豆皮（取五谷中之赤小豆，凉水浸，取皮用）三钱。

【煎服方法】水煎服。

【功能主治】清热利湿，通络止痛。

【方解】本方清热利湿健脾，疏利下焦。以防己急走经络之湿，杏仁开肺气之先，连翘清气分之湿热，赤豆清血分之湿热，滑石利窍而清热中之湿，山栀子肃肺而泻湿中之热，薏苡仁淡渗而主挛痹，半夏辛平而主寒热，燥湿化痰，杜绝生湿之源；蚕沙味辛性温，可通可散，以祛风湿，疏筋缓急，止痹痛；泽泻利湿清热而不伤阴；使以牛膝引药下行。可加姜黄、海桐皮，姜黄，温而兼苦，外散风寒湿邪，内行气血，通经止痛。诸药共奏清热利湿，通络止痛。

【临床应用】宣痹汤常用于 SLE 关节疼痛属于湿热痹阻证者。常表现为双手指肿痛，四肢大关节游走性疼痛，关节僵硬，肌肉酸痛，舌红苔黄，脉滑数或细数。关节疼痛可以是 SLE 的首发症状，在轻度 SLE 患者或缓解期患者中常为主要临床表现，以关节漫肿为特点，常无关节畸形。临床要注意与类风湿关节炎相鉴别。此证在中医治疗中占据重要地位，通过中药治疗，可缓解关节肿痛，并可控制早期 SLE 症状。在缓解期时可预防疾病发作。关节肿胀明显时，加泽兰，猪苓，生苡仁；伴有发热者，加大血藤，石见穿，知母；关节窜痛者，加祛风通络药，如防风，羌活；以上肢关节表现为主者，加片姜黄，桑枝，葛根；以下肢关节表现为主者，加牛膝，络石藤。

【名家论述】

《温病条辨》："湿聚热蒸，蕴于经络，寒战热炽，骨骱烦疼，舌色灰滞，面目萎黄，病名湿痹，宣痹汤主之。"

4.独活寄生汤

【出处】《备急千金要方》

【组成】独活三钱，桑寄生、杜仲、牛膝、细辛、秦艽、茯苓、肉桂心、防风、川芎、人参、甘草、当归、芍药、干地黄各二钱。

【煎服方法】水煎服。

【功能主治】祛风湿，止痹痛，益肝肾，补气血。

【方解】方中独活长于祛下焦风寒湿邪、蠲痹止痛，为君药；秦艽、防风祛风胜湿，肉桂温里祛寒、通利血脉，细辛祛寒止痛，为臣药；桑寄生、牛膝、杜仲、芍药补肾柔肝、强壮筋骨，川芎、当归、干地黄养血活血，人参、茯苓、甘草补气健脾、扶助正气，为佐药；甘草调和诸药，为使药。诸药合用，以祛风湿，止痹痛，益肝肾，补气血为主要功效，扶正祛邪，标本兼顾。

【临床应用】临床上 SLE 常缠绵难愈，SLE 中关节痛常表现为虚实夹杂，寒热错杂等特点。独活寄生汤祛风除湿，通络止痛，兼补益气血，滋补肝肾。临床上关节疼痛重者，重用川乌、细辛；湿重者，加萆薢、薏苡仁；热重者，加金银花、连翘、黄柏。

【名家论述】

《备急千金要方·卷八》："夫腰背痛者，皆由肾气虚弱，卧冷湿地当风得之。不时速治，喜流入脚膝为偏枯、冷痹、缓弱疼重，或腰痛、挛脚重痹，宜急服此方。"

【现代研究】现代药理研究证实，独活寄生汤具有抗炎、镇痛、扩张血管、改善循环和调节免疫功能等作用。

（四）狼疮性肾炎

1. 金匮肾气丸

【出处】《金匮要略》。

【组成】干地黄八两，山药、山茱萸各四两，泽泻、牡丹皮、茯苓各三两，桂枝、附子（炮）各一两。

【煎服方法】水煎服。

【功能主治】温补肾阳，化气行水。

【方解】方中桂附量微补肾以生气，即所谓"少火生气"，蒸发津液于上，熟地黄甘寒益肾，滋培阴血于下，山茱萸涩肝肾之精，山药补黄庭之气，泽泻清泻肾火，以防熟地黄之滋腻，牡丹皮清泻肝火，并制山茱萸之温，茯苓淡渗利湿，以助山药之健运。八味相合，补阴之虚，可以生气，助阳之弱，可以化水，以六味壮水之主，以桂、附益火之源，实补下治下之良方也。

【临床应用】本方在临床治疗中多用于 SLE 肾气虚型或阳虚型。热毒由外而内，首先侵犯皮肤，继而伤及心、肝、肺、肾等脏，尤以肾脏损害最为多见，50% ～ 70% 的患者临床会出现肾脏受累的情况，肾活检显示几乎所有系统性红斑狼疮患者均有肾脏病理学改变。此型多见于 SLE 慢性期中的狼疮性肾炎、低蛋白血症、慢性肾功能衰竭等。症见颜面及四肢浮肿，腰膝酸软，形寒肢冷，面色萎黄，神疲倦怠，腹胀纳少，胸闷气促，不能平卧，心悸尿少，舌体胖大，质淡，苔薄白，脉沉细弱。如侯宗德等治疗脾肾阳虚型狼疮性肾炎时，常以本方加牛膝、益母草、车前子、炙甘草等，同时服用强的松及雷公藤片，可获良效。阳虚明显者，可加淫羊藿、鹿角胶、肉桂；伴有胸水者，可选葶苈大枣泻肺汤酌加白芥子、炙紫苏子；腹水者，加大腹皮、车前子、汉防己；蛋白尿明显者，加白茅根、玉米须、薏苡仁、金樱子、芡实；尿素氮高者，加六月雪、大黄、土茯苓。

【名家论述】

①《金匮要略·血痹虚劳病脉证并治第六》："虚劳腰痛，少腹拘急，小便不利者，八味肾气丸主之。"

②《金匮要略·消渴小便不利淋病脉证并治第十三》："男子消渴，小便反多，以饮一斗，小便一斗，肾气丸主之。"

【现代研究】吴斌等通过研究认为，金匮肾气丸可以下调 SLE 患者的血清 MCP-4 及 IL-4 水平，减少蛋白尿，从而降低 SLE 病情活动度。

2. 真武汤

【出处】《伤寒论》。

【组成】茯苓、芍药、生姜（切）各三两，白术二两，附子一枚（炮，去皮，破八片）。

【煎服方法】水煎服。

【功能主治】温阳利水。

【方解】方中附子温肾助阳使水有所主，兼温脾土；茯苓、白术健脾祛湿，使水气从小便而利；生姜既助附子温中散寒，又能温散水饮，配合茯苓、白术以行水气；白芍里益阴，《神农本草经》谓其能"利小便"。全方温阳与利水并用，且佐以敛阴之品，使之温热不伤阴，敛阴不助邪。后世医家推崇此方为温阳利水的代表方。

【临床应用】真武汤临床上常用于狼疮肾全身水肿，有蛋白尿，属阳虚水泛型者。此证多因病情日久，阴损及阳，致肾不主水，脾不制水，水湿泛滥而成。症见面浮肢肿，按之凹陷，腰以下尤甚，或胸水、腹水，形寒肢冷，腰酸倦怠，舌淡胖，苔薄白，脉沉细弱或沉迟缓。全身肿胀明显者，加猪苓、泽泻、赤小豆、薏苡仁、白茅根等；胸水、腹水、咳喘、腹胀者，加桑白皮、葶苈子、大腹皮、汉防己等。

【名家论述】

《伤寒论》云："太阳病发汗，汗出不解，其人仍发热，心下悸、头眩、身𥆨动，振振欲擗（一作僻）地者，真武汤主之。"（第 82 条）

又云："少阴病，二三日不已，至四五日，腹痛、小便不利，四肢沉重疼痛，自下利者，此为有水气。其人或咳，或小便利，或下利，或呕者，真武汤主之。"（第 316 条）

【现代研究】现代药理研究证实，真武汤能够提高心肌收缩力，增加尿量，调整实验大鼠的渗透压，改善肾小球滤过膜的通透性，促使代谢产物肌酐、尿素氮的排出，减少血浆清蛋白的大量丢失，具有增强机体特异和非特异性免疫功能的作用。

3. 知柏地黄丸（汤）

【出处】《症因脉治》。

【组成】地黄（砂仁酒拌、九蒸九晒）八两，山茱萸酒润，山药四两，茯苓乳拌，牡丹皮、泽泻三两，知母、黄柏各二两。蜜丸，空心盐汤下。

【煎服方法】水煎服或蜜丸，空心盐汤下。

【功能主治】滋阴降火。

【方解】方中熟地黄味甘，微温，归肝、肾经，补血滋肾填精为君药；山茱萸味酸，微温，归肝肾经，滋养肝肾，并能填精，山药味甘、平，归脾、肺、肾经，健脾益胃，亦能固精，共为臣药，二药相配，滋养肝脾肾，以补肾为主；配伍泽泻味甘，性寒，归肾、膀胱经，利湿泄浊，并防熟地黄之滋腻恋邪；牡丹皮味辛苦，性微寒，归心、肝、肾经，清泻相火，并制山茱萸之温；茯苓味甘、淡，性平，归心、脾经，淡渗脾湿，并助山药之健运；知母、黄柏两药归肾经，为苦寒清热之品，善清下焦相火。其各药组成之间相互配伍，善治阴虚火旺证，全方共奏滋阴降火之功。

【临床应用】多数医家认为慢性活动期 SLE 为正虚邪恋的状态，临床研究发现 SLE 的各种证型在长期转化和演变过程中，以阴虚内热多见，一些由急性发作期转为慢性期阶段时，临床表现也随之向阴虚内热演变，此即"阴胜则阳病，阳胜则阴病"。因此养阴清热法为治疗慢性 SLE 的第一大法。知柏地黄汤常用于 SLE 患者慢性活动期，表现为低热或午后夜间潮热，五心烦热，口干咽燥，盗汗，脱发，月经不调，小便黄，大便干，舌红少苔或苔薄黄，脉细数等。

【名家论述】

《症因脉治·卷一》中，主治"热结小便不利，腰痛骨蒸，两足心热，此肾与膀胱有热而小便不利，左尺细数，肾经有火，知柏地黄丸"。

【现代研究】知柏地黄丸具有降血糖、增强免疫、抗氧化、抗疲劳、调节神经内分泌、抗肿瘤等药理作用。史正刚等研究发现知柏地黄丸能提高肾上腺皮质激素型肾阴虚大鼠的血浆皮质醇（CORT），促肾上腺皮质激素（ACTH），促肾上腺激素释放激素（CRH）水平及肾上腺指数，恢复肾上腺组织形态和细胞正常分泌功能。

4. 大黄附子汤

【出处】《金匮要略》。

【组成】大黄三两，附子三枚（炮），细辛二两。

【煎服方法】水煎服。

【功能主治】温肾助阳，通泻浊毒。

【方解】方中三药寒热并用，相反相成，用治寒实内结的证候，具有温阳散寒，泻下冷积之功，后世称其为温下剂的代表方。方中大黄味苦性寒，可通腑泻浊，推陈出新，活血解毒；附子味辛性热，温肾助阳利水，防大黄之苦寒；细辛味辛性温，可散寒止痛，温通脾肾。三者寒热并投，刚柔并用，既可温补脾肾之阳以培本，又可通泻浊毒以治标。

【临床应用】大黄附子汤温肾助阳，滋肾填精，护肾泄浊。临床上常用于狼疮肾末期或者 SLE 伴尿毒症兼见血尿素氮、肌酐、尿酸指标升高者。

【名家论述】

《金匮要略·腹满寒疝宿食病脉证》："胁下偏痛，发热，其脉弦紧，此寒也，以温药下之，宜大黄附子汤。"

（五）心血管系统

1. 葶苈大枣泻肺汤

【出处】《金匮要略》。

【组成】葶苈熬令黄色，捣丸如弹子大，大枣十二枚。

【煎服方法】水煎服。

【功能主治】泻肺祛痰，利水平喘。

【方解】葶苈味苦性寒，开泄肺气之闭而排秽浊，尤恐其猛泻而伤正气，故佐以甘温之大枣，安中而缓和药性。

【临床应用】本方在临床治疗热郁积饮证时，常配合他药或他方。本证相当于系统性红斑狼疮引起的心脏损害，表现为心包炎、心肌炎、心瓣膜炎及胸膜炎等，症见胸闷，胸痛，心悸，怔忡，时有低热，烦热不安，常伴有红斑丘疹，咽干，口渴，舌红，苔厚腻，脉滑数偶有结代等。如魏睦新用葶苈大枣泻肺汤合泻白散治疗热郁积饮型 SLE，并常随证加减，高热者，加生石膏；怕冷或白痰多者，加桂枝、白芥子；心律失常者，加仙灵脾、苦参、当归、青蒿；气急胸闷者，加炙苏子、瓜蒌皮、川朴。姜泉用该方合清营汤治疗浆膜腔积液的热郁积饮型 SLE，其认为该证主要病机为外感热毒之邪，伤于血脉，邪热稽留不散，热扰心营；或脏腑气机不利，上焦气化失司，不能通调水道，水积心下而发诸证。也可用该方治疗饮留胸胁证，认为此证型相当于中医"悬饮"，其部位在上在中，肺失宣降，脾失转输是本病的主要机制，故而常以本方合五苓散加减治之。

【名家论述】

①《金匮要略·肺痿肺痈咳嗽上气病脉证治第七》："肺痈，喘不得卧，葶苈大枣泻肺汤主之。"又记载道："肺痈，胸胀满，一身面目浮肿，鼻塞清涕出，不闻香臭酸辛，咳逆上气，喘鸣迫塞者，葶苈大枣泻肺汤主之。"

②《金匮要略·痰饮咳嗽病脉证治第十二》："支饮不得息，葶苈大枣泻肺汤主之。"

2. 炙甘草汤

【出处】《伤寒论》。

【组成】炙甘草四两，生姜、桂枝各三两，人参、阿胶各二两，生地黄一斤，麦门冬、麻仁各半升，大枣三十枚。

【煎服方法】上九味，以清酒七升，水八升，先煮八味，取三升，去滓，内胶烊消尽，温服一升，日三服。一名复脉汤。

【功能主治】滋阴益气，通阳复脉。

【方解】炙甘草有甘温益气，通经脉，利血气的作用，是治疗心悸、脉结代的主药；人参、大枣有补气益胃的功效，以资脉之来源；又用阿胶、地黄、麦冬、麻仁等补心血、养心阴之药，以充养血脉；再加桂枝、生姜和酒，辛温走散，以通心阳。诸药合用，共为滋阴养血，通阳复脉之剂。

【临床应用】炙甘草汤多用于 SLE 心肌损害为主者。主症为面色苍白，神疲乏力，心悸，头晕眼花，舌红苔薄，脉细数无力者。多见于 SLE 阴血亏虚，损及心阳。

【名家论述】

①《伤寒论·辨太阳病脉证并治第七》："伤寒脉结代，心动悸，炙甘草汤主之。"其又曰："脉按之来缓，时一止复来者，名曰结。又脉来动而中止，更来小数，中有还者反动，名曰结，阴也。脉来动而中止，不能自还，因而复动者，名曰代，阴也。得此脉者，必难治。"

②清代王子接认为："此汤仲景治心悸，王焘治肺痿，孙思邈治虚劳，三者皆是津涸燥淫之证。《素问至真要大论》：燥淫于内，金气不足，治以甘辛。第药味不从心肺，而主导肝脾者，是阳从脾以致津，阴从肝以致液，

各从心肺之母子补之也。人参、麻仁之甘以润脾津；生地、阿胶之咸苦以滋肝液；重用地、麦浊味，恐其不能上升，故君以炙甘草之气厚；桂枝之轻扬；载引地、麦上润肺燥；佐以清酒，芳香入血，引领地、冬归心复脉；仍使姜、枣和营卫，则津液悉上供于心肺矣。"

【现代研究】郭显椿分别用炙甘草汤和归脾汤对小鼠进行了实验研究，以探讨两方的补血作用，并在灌药前后通过断尾采血的方法来测定红细胞数量，其发现炙甘草汤重于滋阴益气补血，补血作用比归脾汤好。

3. 丹参饮

【出处】《时方歌括》。

【组成】丹参一两，檀香、砂仁各一钱半。

【煎服方法】水煎服。

【功能主治】活血化瘀，行气止痛。

【方解】方中重用丹参，为君药，活血调经，祛瘀止痛，养血安神。《本草汇言》："丹参，善治血分，去滞生新，调经顺脉之药也。"《本草纲目》："丹参活血，通心包络。"檀香善行胸膈脾胃之气。《本草述》："东垣所言，白檀调气在胸膈之上，处咽隘之间，而《日华子》更言煎服止心腹痛、霍乱、肾气痛，是则其调气不止在上焦而已也。"砂仁行气调中，和胃醒脾。《本草汇言》："砂仁，温中和气之药也，若上焦之气梗逆而不下，下焦之气抑遏而不上，中焦之气凝聚而不舒，用砂仁治之，奏效最捷。"诸药合用，共奏活血化瘀，行气止痛之效。

【临床应用】本方临床上常用于 SLE 冠状动脉受累者，表现为心绞痛和心电图 ST-T 改变，甚至出现急性心肌梗塞。除冠状动脉炎可能参与了发病外，长期使用糖皮质激素以及部分 SLE 病人存在抗磷脂抗体导致动脉血栓形成，可能是冠状动脉病变的另两个主要原因。运用丹参饮活血化瘀，行气止痛的治法可以改善 SLE 心绞痛以及冠状动脉炎的症状。

【名家论述】

《时方歌括》："丹参一两，檀香、砂仁各一钱半，以水一杯半，煎七分服。"并曰："治心胃诸痛，服热药而不效者宜之。"

【现代研究】李然等通过观察发现使用丹参饮会对大鼠急性心肌缺血起到保护作用，实验结果显示，丹参饮能抑制心肌缺血大鼠血清中的肌酸激酶、乳酸脱氢酶活性的升高，缓解缺血对心肌造成的损伤，使酶的外漏减少，从而对缺血心肌起到保护作用。李世兵观察了加味丹参饮对麻醉犬心脏冠脉血流量及阻力的影响，结果显示，加味丹参饮能够增加冠状动脉血流量，提高动静脉血氧饱和度及血氧含量，调整和改善心肌供血，为缺血性心脏病的治疗提供了实验依据。

（六）血液系统

1. 当归补血汤

【出处】《内外伤辨惑论》。

【组成】黄芪一两，当归（酒洗）二钱。

【煎服方法】水煎服。

【功能主治】补气生血。

【方解】当归补血汤是补气生血的经典名方，黄芪补气升阳，益卫固表，利水消肿，托疮生肌，当归补血活血，调经止痛，润肠，二者合用，补气升血。由于有形之血生于无形之气，故方中重用黄芪大补脾肺之气以资气血生化之源，为君药；配伍当归甘辛而温，养血和营，为臣药。其黄芪、当归按 5：1 组成。

【临床应用】当归补血汤多用于 SLE 血液系统损害者，表现以白细胞减少、红细胞减少、血小板减少为主；属于气血两虚者。主症见面色㿠白，神疲乏力，心悸，头晕眼花，舌红苔薄，脉细数无力。

【名家论述】

《内外伤辨惑论》："治肌热、燥热，口渴引饮，目赤面红，昼夜不息。其脉洪大而虚，重按全无。《内经》曰：脉虚血虚。又云：血虚发热，证象白虎，惟脉不长实有辨耳。误服白虎汤必死。此病得之于饥困劳役。"

【现代研究】动物实验表明当归补血汤能够改善红细胞功能，促进红系造血祖细胞（CFU-E）增殖，也能促进白细胞活化、粒系巨噬系祖细胞（CFU-GM）增殖，还能促进巨核系祖细胞克隆（CFU-MK）和成纤维细胞克隆（CFU-F）形成，促进血小板生成。当归补血汤对免疫功能也有一定的调节作用。

2.八珍汤

【出处】《瑞竹堂经验方》。

【组成】当归（去芦）、川芎、熟地黄、白芍、人参（去芦）、甘草（炙）、茯苓（去皮）、白术各30克。

【煎服方法】加生姜五片，枣一枚，水煎服。

【功能主治】气血双补。

【方解】人参和熟地黄相配伍，甘温益气补血；当归协熟地黄补益阴血，白术助人参益气补脾；白芍养血滋阴，川芎行气活血，使补而不滞，合当归、熟地黄共显补血之效；茯苓渗湿健脾，炙甘草补中益气。数药合用共彰气血双补之功。

【临床应用】八珍汤多用于治疗SLE血液系统损害者，此类患者以白细胞减少、红细胞减少为主，或伴有轻度血小板减少；此外伴有面色苍白，神疲乏力，心悸，头晕眼花，舌红苔薄，脉细数无力。以白细胞减少为主者，加女贞子、茜草；以红细胞减少为主者，重用当归、大枣，加用阿胶或鹿角胶烊化后口服；血小板减少者，加花生衣、羊蹄根；手足麻木者，加鸡血藤；心悸明显者，加远志、柏子仁。

【名家论述】

①《瑞竹堂经验方·妇科卷》（八珍散）："治月水不调，脐腹痛，全不思食，脏腑怯弱，泄泻，小腹坚痛，时作寒热，此药调畅荣卫。"

②《正体类要》："治伤损等症，失血过多，或因克伐血气，耗损恶寒，发热烦躁等症。"

【现代研究】实验研究证实八珍汤能显著促进ConA刺激的小鼠脾淋巴细胞3H-TdR的渗入，显著促进正常小鼠、正常大鼠的脾淋巴细胞和混合脾淋巴细胞产生IL-2，显著促进血虚大鼠脾淋巴细胞和混合脾淋巴细胞分泌IL-2，增强机体的细胞免疫功能。

（七）消化系统

甘草泻心汤

【出处】《伤寒论》。

【组成】甘草四两（炙），黄芩三两，干姜三两，半夏半升（洗），大枣十二枚（劈），黄连一两。

【煎服方法】水煎服。

【功能主治】清热化湿，安中解毒。

【方解】本方由甘草、半夏、黄芩、黄连、干姜、人参、大枣组成。方中甘草甘平，益气和中，且有清热解毒之效；黄芩、黄连苦寒清热，燥湿解毒；干姜、半夏辛燥，开阴凝祛寒湿；人参、大枣补虚益气，和胃安中；诸药合用共成清热化湿，安中解毒，辛开苦降，发散郁热之功。

【临床应用】甘草泻心汤常用于治疗 SLE 中胃肠道症状较明显者，常伴随痞满腹胀，一方面与 SLE 消化系统受累有关，另一方面与长期使用激素及免疫抑制剂副作用相关。此外，该方亦常用于 SLE 伴发口腔溃疡者，重用生甘草，并可加入蒲公英、皂角刺等解毒和中之品，辛开苦降，燥湿清热，疗效较好。

【名家论述】

①《伤寒论·辨太阳病脉证并治下》："伤寒中风，医反下之，其人下利，日数十行，谷不化，腹中雷鸣，心下痞硬而满，干呕心烦不得安，医见心下痞，谓病不尽，而复下之，其痞益甚，此非结热，但以胃中虚，客气上逆，故使硬也，甘草泻心汤主之。"（第 158 条）

②《金匮要略·百合狐惑阴阳毒病脉证治第三》："狐惑之为病……甘草泻心汤主之。"（第 10 条）

【现代研究】甘草泻心汤可增强机体免疫机能。张守峰等用甘草泻心汤煎液对 Bal b/c 小鼠灌胃，结果显示 20g/kg、10g/kg 两种剂量的甘草泻心汤均可增高小鼠脾指数，剂量为 20g/kg 的一组还可增高胸腺指数，并且提高吞噬细胞的吞噬率。

（八）血管炎

1. 黄芪桂枝五物汤

【出处】《金匮要略》。

【组成】黄芪、芍药、桂枝各三两，生姜六两，大枣十二枚（一方有人参）。

【煎服方法】水煎服。

【功能主治】益气温经，和血通痹。

【方解】血痹证由素本"骨弱肌肤盛"，劳而汗出，腠理开，受微风，邪遂客于血脉，致肌肤麻木不仁，状如风痹，但无痛，而脉微涩兼紧，说明邪滞血脉，凝涩不通。该病是由于营卫气血不足，已不能濡养肌肤，加上风寒入侵血脉，使血行涩滞，运行不畅，肌肤变得麻木不仁。方中黄芪为君，甘温益气，补在表之卫气。桂枝散风寒而温经通痹，与黄芪配伍，益气温阳，和血通经；桂枝得黄芪益气而振奋卫阳，黄芪得桂枝，固表而不致留邪；芍药养血和营而通血痹，与桂枝合用，调营卫而和表里，两药为臣。生姜辛温，疏散风邪，以助桂枝之力；大枣甘温，养血益气，以资黄芪、芍药之功；与生姜为伍，又能和营卫，调诸药，以为佐使。五味方药，配伍精当，共奏益气温经，和血通痹之效。

【临床应用】常用于 SLE 四肢不温或麻木者，畏寒体倦，舌淡苔薄白，脉沉细。临床上常运用黄芪桂枝五物汤加减治疗 SLE 伴有雷诺氏现象的患者。

【名家论述】

《金匮要略·血痹虚劳病脉证并治第六》："血痹，阴阳俱微，寸口关上微，尺中小紧，外证身体不仁，如风痹状，黄芪桂枝五物汤主之。"

2. 当归四逆汤

【出处】《伤寒论》。

【组成】当归、桂枝、芍药、细辛各三两，甘草、通草各二两，大枣二十五枚（擘，一法十二枚）。

【煎服方法】水煎服。

【功能主治】温经散寒，养血通脉。

【方解】本方以桂枝汤去生姜，倍大枣，加当归、通草、细辛组成。方中当归甘温，养血和血；桂枝辛温，温经散寒，温通血脉，为君药；细辛温经散寒，助桂枝温通血脉；白芍养血和营，助当归补益营血，共为臣药；通草通经脉，以畅血行；大枣、甘草益气健脾养血，共为佐药。重用大枣，既合当归、芍药以补营血，又防桂枝、细辛燥烈大过，伤及阴血，甘草兼调药性而为使药。全方共奏温经散寒，养血通脉之效。

【临床应用】当归四逆汤常用于 SLE 冻疮样皮疹或者雷诺现象明显的患者。

【名家论述】

《伤寒论·辨厥阴病脉证并治第十二》："手足厥寒，脉细欲绝者，当归四逆汤主之。"

3. 四妙勇安汤

【出处】最早见于华佗《神医秘传》，由清代鲍相璈将其收载于《验方新编·卷二》中。

【组成】金银花三两，玄参三两，当归二两，甘草一两。

【煎服方法】水煎服。

【功能主治】清热解毒，凉血祛瘀。

【方解】四妙勇安汤中金银花气血两清，是清热解毒的首选药物，为君药；当归为血中之气药，养血活血，行气止痛，又有祛瘀生新之意，为臣药；玄参泻火解毒，清热滋阴，可助金银花清热解毒，为佐药；甘草调和诸药，为使药。

【临床应用】四妙勇安汤常用于 SLE 伴发血管炎或皮下紫癜，证属热毒瘀结者。常见指端血管炎性溃疡，周围皮肤红肿，有脓性分泌物流出，伤口难愈合，严重者甚至出现肢端坏死等。

【名家论述】

华佗《神医秘传》："此疾发于手指或足趾之端，先疹而后痛，甲现黑色，久则溃败……内服药用金银花三两，玄参三两，当归二两，甘草一两，水煎服。"清代鲍相璈将此方命名为"四妙勇安汤",载入《验方新编》,并称其治疗脱疽"一连十剂,永无后患"。

【现代研究】近代研究发现,金银花、当归、玄参和甘草均有不同程度的抗炎和抗氧化作用,方中当归和玄参还具有抑制血小板聚集,扩张血管等作用。药理学实验表明四味药配伍使用也具有抗炎和抗氧化等药理作用。

二、专病专方

SLE变化多端,病情复杂。然而临床上一些医者通过明辨病机,权机达变,使用专方随证救治,也收到了理想的效果。

1. 赵炳南秦艽丸

赵炳南善用秦艽丸为基本方化裁治疗SLE。秦艽丸,处方:黄芪30g,秦艽15g,黄连6g,乌梢蛇6g,漏芦10g。重用黄芪补虚益损,正气足则邪不可干;黄连、漏芦泻火解毒,一用苦寒,治在心经实火,一用咸寒,治在胃腑积热,颇合"诸痛痒疮,皆属于心"之旨;秦艽化湿通络,治在表;乌梢蛇透骨搜风,治在里,同为经络痹阻而设。本病以本虚标实为主,故治疗原则为扶正祛邪。

2. 刘绍武消斑解毒汤

刘绍武治疗SLE善用消斑解毒汤。消斑解毒汤,处方:柴胡15g,黄芩15g,苏子30g,党参30g,浮萍30g,苦参30g,苍耳子30g,土茯苓30g,金银花30g,丝瓜络15g,车前子30g,川椒10g,生石膏30g,甘草10g,大枣10枚。消斑解毒汤中首选小柴胡汤畅达三焦,扶正祛邪,调节机体的阴阳气血与脏腑功能,促进机体免疫功能的恢复。二用半决续汤(金银花、丝瓜络、车前子)通调水道,下输膀胱,祛湿在下。三用浮萍、苍耳子辛温发散以解表祛风湿,苦参、土茯苓苦寒燥湿,四药合用,祛风湿于外。更加生石膏合黄芩以清热泻火解毒,诸药合用去菀陈莝,数途分消,而获显效。

3. 丁济南基本方

丁济南认为SLE属于中医"痹症"范畴,风、寒、湿之邪侵入皮、肉、筋、脉、骨，内舍于五脏，引起"五脏痹"，这与红斑性狼疮的多脏器受累是很相似的，故宜从痹论治，以祛除风寒湿三邪为本，总的治则是祛风温阳，散寒除湿，基本方：川桂枝 3g，玄参 12g，制川乌、草乌各 9g，仙灵脾 12g，伸筋草 15g，炒荆芥 9g，炒防风 9g，生甘草 3g。根据患者累及的脏器不同进行辨证论治，主要分为风痹损及肾脏、风痹损及肝脏、风痹损及脾脏、风痹损及肺脏、风痹损及肌肤脉络五种。

4. 朱良春蠲痹汤

朱良春指出，SLE 基本病机是素体虚弱，真阴不足，热毒内盛，痹阻脉络，内伤脏腑。常用蠲痹汤加减以清热解毒，化瘀蠲痹，用来治疗 SLE 热毒血瘀证。蠲痹汤（院内协定方，常用药物为乌梢蛇、炙蜂房、鸡血藤、金雀根、甘草等）加青风藤 30g，金刚骨 50g，拳参 30g，生地黄 20g，忍冬藤 30g，水牛角 30g，赤芍 20g，凤凰衣 8g，莪术 8g。口干欲饮，小便短赤者，加生地榆 20g、炒知母 10g；苔黄腻者，加黄柏 10g；舌质紫有瘀斑、关节刺痛者，可加生水蛭 6g；颜面或皮肤红斑明显、气营两燔者，加粉牡丹皮 15g，寒水石 20～30g。

5. 汪履秋基本方

汪履秋认为本病发病关键为：肝肾阴虚是根本，热毒伏于营阴是其标，风湿是发病之诱因，经脉瘀阻是邪毒留滞之病所。根据上述病机拟定了相应治法，以滋水治本，凉营治标，佐以祛邪通络。基本方：制何首乌 12g，桑椹 15g，生地黄 15g，熟地黄 15g，牡丹皮 10g，土茯苓 15g，紫草 15g，水牛角 30g，防风 10g，汉防己 10g，薏苡仁 15g，虎杖 15g，红花 10g，雷公藤 10g。本方可随症加减应用于临床各期，尤以缓解期及恢复期为宜。

6. 路志正"持中央，运四旁，调升降"法

路老于临证中，多重视顾护后天之本，取脾胃诸家之长，调理中焦脏腑功能，常以太子参、山药、白术、升麻、柴胡等益气健脾升脾阳，而用杏仁、枇杷叶、紫苏梗、半夏、枳壳等宣降胃气，令脾胃运化有序，气机升降有常，气血津液运转得当，以调动患者身体机能恢复正常，祛邪外出，消除痹患。

7. 张鸣鹤治疗狼疮肾基本方

张鸣鹤教授结合中医理论和西医现代研究，认为 LN 的主要证候与中医疾病中的热毒证候相吻合，提出"有炎即有热""热盛可以化火，火盛可以化毒""热与毒相伴"及"热毒致病"的观点。制定了 LN 的基本治则：以清热解毒为主，兼以补肾固摄，活血化瘀。

基本方：连翘 15g，牡丹皮 15g，贯众 15g，山茱萸 12g，菟丝子 20g，金樱子 15g，桑螵蛸 10g，覆盆子 20g，芡实 20g，苏木 10g，红花 10g，猪苓 20g，吴茱萸 6g，甘草 6g。煎服法：上药先浸泡 1～2 小时，水煎两遍取汁 400mL，每次 200mL，每日早晚各一次，饭后半小时温服。方中重用连翘、牡丹皮、贯众为君药，清热解毒，凉血化瘀，专事祛邪，治病于本。取山茱萸、菟丝子、覆盆子共为臣药，以补肾固摄，治病于标。以桑螵蛸、金樱子、芡实、苏木、红花、猪苓、吴茱萸为佐药。甘草为使药，调和药性。

8. 禤国维基本方

禤国维认为 SLE 整个病程中可能出现火毒炽盛、脾肾阳虚等证型，但都是在真阴不足、阴虚内热的基础上演变而来，故阴虚内热是 SLE 的基本证型，滋肾养阴清热法是治疗 SLE 的基本法则。禤国维教授以六味地黄汤加青蒿、益母草为基本方，随证加减治疗 SLE。基本方：熟地黄 20g，山茱萸、山药、茯苓、牡丹皮各 15g，益母草 30g，青蒿 6g（后下），泽泻、甘草各 10g。热毒炽盛型，加生地黄 20g，赤芍、蒲公英、半枝莲、紫草各 15g；阴虚内热型，加女贞子 20g，墨旱莲、麦冬、桑椹、浮小麦各 15g，布渣叶 12g；脾肾阳虚型，加菟丝子、淫羊藿、巴戟天各 15g，黄芪 30g，萆薢、茯苓、白术各 12g。

9. 沈丕安红斑汤

沈丕安教授提出用红斑汤治疗 SLE。方药组成：生地黄、生石膏、玄参、黄芩、生薏苡仁、知母、忍冬藤、羊蹄根、川牛膝、绿豆衣、生甘草、陈皮、大枣。功能为养阴清热，活血通络，是治疗系统性红斑狼疮基本方。

10. 陈湘君复方自身清

陈湘君认为 SLE 发病的关键在于"肝肾先天不足，热毒内盛"，治疗当用滋补肝肾之阴，清解内蕴热毒之法。由生地黄、生黄芪、生白术、生甘草、白花蛇舌草、牡丹皮等组成。加减：面足虚浮、蛋白尿多者，加莲须、玉米须；关节痛者，加玄胡索、鸡血藤；肝损胁痛者，加垂盆草、田基黄；红斑高热者，加龙胆草、鸭跖草；咳嗽痰多者，加鱼腥草、浙贝母。

11. 金实狼疮静方

金实根据 SLE 肾虚阴亏，瘀毒内蕴的基本病机，制定了补肾化毒的治疗大法，由生地黄、熟地黄、白花蛇舌草、青蒿、益母草等中药组成了狼疮静方，并研制了狼疮静颗粒剂型。方中生地黄味甘、苦，性微寒，气薄味厚，沉而降，归心、肝、肾经；熟地黄味甘，性温，能补血滋阴，益精填髓；SLE 患者多为肾阴不足，故用生熟地黄为君，且其性沉降静守，能平其躁动上升之虚火。益母草能活血化瘀、调经、利水，用于肾脏疾病的治疗，利尿消肿，改善肾功能有效。青蒿味苦、微辛，性寒，归肝胆经。白花蛇舌草能清热解毒，诸药配伍，全方具有补肾滋阴、凉血解毒、化瘀通络之功，并能补虚泻实，标本兼顾，既能培补先天之不足，又能清化内蕴之瘀热毒邪。

12. 王承德清热化湿通痹汤

王承德常用清热化湿通痹汤治疗 SLE 中属湿热痹阻证者。生地黄 30g，牡丹皮 10g，汉防己 10g，忍冬藤 30g，雷公藤 15g，生薏苡仁 30g，苍耳子 10g，蜂房 10g，生白术 15g，山药 15g，白芍 15g，当归 15g，鸡血藤 30，穿山龙 24g，夏天无 20g，全蝎 6g，蜈蚣 2 条，焦三仙 30g，生甘草 3g，大枣 3 枚。

方中生地黄清热凉血、滋阴补肾，生薏米消肿除痹、健脾利湿共为君药，奠定扶正、清热、利湿之基；白芍养血柔肝止痛，牡丹皮清热凉血祛瘀，当归补血活血，鸡血藤补血行血，以上四味共奏养血补血、活血行血之功，使血脉通利；苍耳子、蜂房散风止痛，山药、白术健脾利湿，祛风除湿，使邪无所依，上八味共为臣药；雷公藤、忍冬藤、汉防己、穿山龙清热通痹、消肿止痛，夏天无通利关节，全蝎、蜈蚣为搜风通络、散结止痛之常用对药；焦三仙、生甘草、大枣顾护脾胃；全方以清热、利湿、散

211

结祛邪，以健脾、补肾、养血扶正为治疗原则，是王承德教授在传承谢海洲治疗疑难杂症的三法的基础上，即"清热解毒法""活血化瘀法""扶正培本法"，总结出的用于治疗风湿顽痹的具体经验。

13. 范永升狼疮定

范永升教授提出用狼疮定治疗 SLE。主要由白花蛇舌草 30g，赤芍 12g，生地黄 18g，水牛角 30g，紫草 15g，麦门冬 12g，升麻 9g，炙鳖甲 10g，青蒿 9g，大青叶 30g，牡丹皮 10g，凌霄花 9g 等药物组成，具有解毒、祛瘀、滋阴的功效，用于治疗 SLE 属热毒血瘀阴亏证候者。方中白花蛇舌草、升麻、炙鳖甲、大青叶清热解毒，生地黄、麦冬滋阴，牡丹皮、赤芍、凌霄花、水牛角等清热凉血祛瘀。

14. 姜泉知柏地黄丸合玉女煎加减

姜泉治疗 SLE 阴虚内热证常用知柏地黄丸合玉女煎加减化裁治疗。方为：生地黄 30g，知母 15g，生石膏 15g，黄柏 10g，茯苓 10g，泽泻 15g，女贞子 15g，墨旱莲 15g，牡丹皮 10g，虎杖 15，炙龟板 10g。姜泉认为本证属于 SLE 慢性活动期，病程较久，多数患者均服用过激素，激素类似中药纯阳之品，大辛大热必耗伤人体真阴，故在使用激素或激素撤减期，患者均可出现阴虚之象。

15. 刘维扶正解毒方

刘维等自拟扶正解毒方，由黄芪、白花蛇舌草、益母草、青蒿、白术、黄芩、当归、清半夏、碧玉散、陈皮、冰片等药物组成。

方中青蒿、黄芩、清半夏、陈皮清热理气化湿，白花蛇舌草、碧玉散、冰片清热解毒，益母草活血化瘀，黄芪、白术、当归益气养血，全方共用可祛湿热，散瘀毒，复气血，调阴阳。

16. 苏晓红斑逐瘀汤

苏晓自拟红斑逐瘀汤，方中含大血藤、丹参、当归、益母草、元胡、川芎、蒲黄、五灵脂、赤芍。热毒炽盛型，应用犀角地黄汤合五味消毒饮加减；阴虚血虚型，应用知柏地黄汤或大补阴丸加减；阴阳两虚型，应用二仙汤、右归饮加减；毒邪攻心型，应用养心汤等加减；肝郁血瘀型，应用逍遥散等加减。

17. 眭书魁狼疮饮

眭书魁等提出狼疮饮用于治疗 SLE。药物组成：鬼箭羽、马鞭草、生地黄、黄芪各 600g，鸡屎藤、当归、白芍、六月雪各 450g，七叶胆、八月札、千斤拔、猪苓各 360g，麦门冬、百合、五味子、山茱萸、白术各 300g，苏叶、蝉蜕各 6g。以上为 1 人份 1 个月用量。将药汁浓缩至 6000mL，消毒分装，每无菌袋为 100mL。狼疮饮，每日 2 次，每次100mL（1 袋），早晚空腹服用。

认为本病的主要病机为五脏亏虚，邪阻三焦，故应用"五扶三疏"的治疗方法，选用能够扶助五脏、调补亏虚、疏理三焦、祛除瘀浊的药物组成狼疮饮。

起到五扶作用的药物：益心气、养心阴—黄芪、麦门冬；补肺气、滋肺阴—百合、五味子；补肝血、柔肝筋—当归、白芍；健脾气、养脾阴—白术、七叶胆；补肾阴、益肾精—生地黄、山茱萸。起到三疏作用的药物：疏解上焦瘀热—苏叶、蝉蜕，清降中焦瘀浊—八月札、鸡屎藤，渗泄下焦湿热—马鞭草、猪苓。助药：清除病理物质以助补疏之力，如活血化瘀—鬼箭羽，解毒祛浊—千斤拔，清热泻火—六月雪。

18. 李古松二黄四皮六草汤

李古松自拟二黄四皮六草汤，由生地黄、熟大黄、桑白皮、陈皮、牡丹皮、茯苓皮、紫草、茜草、墨旱莲、益母草、仙鹤草、生甘草组成。其用以治疗肝肾亏损，气阴两虚型，重在滋阴清热，凉血化瘀解毒，取得了良好的疗效。

二黄四皮六草汤中墨旱莲滋阴，仙鹤草补虚，生地黄、紫草、茜草、牡丹皮凉血散血，陈皮、桑白皮以皮引皮，达"肺合皮毛"之用，熟大黄清热解毒。

19. 刁金山狼疮康复汤

刁金山等用狼疮康复汤治疗 SLE。本方主要药物为苍术、白鲜皮、大黄炭、玫瑰花、牡丹皮、凌霄花、水蛭、黄芪、青蒿。

狼疮康复汤应用燥湿祛瘀法，白鲜皮祛风燥湿，苍术燥湿健脾，大黄破血行瘀，丹参活血化瘀，凌霄花凉血祛瘀，水蛭破血逐瘀，黄芪扶正固本。诸药共奏扶正祛邪，祛风燥湿，活血化瘀，调和阴阳之效。

20.范世中解毒化斑散

范世中治疗 SLE 患者，用解毒化斑散（主要为生黄芪、党参、当归、茯苓、半枝莲、板蓝根、牛膝、黄芩、三七、阿胶、绞股蓝、桑枝、西洋参、枸杞子、丹参、鸡血藤、防己、牡蛎、巴戟天等），可清热解毒，祛湿利水，温肾健脾，活血化瘀。

参考文献

[1] 赵延红.《神农本草经》治疗痹证的药物统计分析 [J]. 中国中医基础医学杂志，2014，20（5）：674-685.

[2] 郝丽莉，李笑然，曹莉，等.解表药与抗感染作用 [J]. 中国现代医药杂志，2006，8（11）：84-85.

[3] 刘品.黄芪桂枝五物汤治疗红斑狼疮肢端坏死症 2 例 [J]. 中国中医急症，1995，4（3）：143.

[4] 侯宗德，苏玲.中西医结合四联疗法治疗狼疮性肾炎 32 例 [J]. 广西中医药，1993，16（4）：3-4.

[5] 姜泉主编.系统性红斑狼疮 [M]. 北京：科学技术出版社，2001，176.

[6] 沈丕安.红斑狼疮中医临床研究 [M]. 北京：人民卫生出版社，1997，60.

[7] 陈红，周爱香，郭淑英等桂枝汤及方中单味药对体温双向调节作用的研究 [J]. 中国实验方剂学杂志，1998，4（1）：13.

[8] 吕超，张伯纳.桂枝温经通脉作用的实验观察 [J]. 上海中医药杂志，1993，12（34）：34-36.

[9] 沈映君，陈长勋.中药药理学 [M].上海：上海科学技术出版社，2012：37-38.

[10] 杨仓良.毒药本草 [M].北京：中国中医药出版社，1993：179.

[11] 赵锡武.医疗经验 [M].北京：人民卫生出版社，2005，9：107-113.

[12] 王本祥.现代中药药理与临床 [M].天津：天津科技翻译出版公司，2004：411.

[13] 刘甘泉，姚愈忠，张金梅.石膏注射液中枢镇痛作用的实验研究 [J].中药药理与临床，1995，11（5）：22-26.

[14] 陈万生，韩军，李力等知母总多糖的抗炎作用 [J].第二军医大学学报，1999，20（10）：758-760.

[15] 庞博，董军杰，庞国勋.清热解毒类中药的药理作用及临床应用探讨 [J].临床合理用药，2013，6（11A）：180-181.

[16] 黄继勇.范永升教授应用蒲公英治疗系统性红斑狼疮经验 [J].中华中医药杂志，2013，28（7）：2037-2039.

[17] 王月娇，沈明浩.蒲公英对小鼠抗疲劳和降血脂及胃黏膜损伤恢复作用的试验 [J].毒理学杂志，2009，23（2）：143-145.

[18] 杨晓杰，付学鹏.蒲公英多糖体外抑瘤和抗突变作用研究 [J].时珍国医国药，2009，20（10）：2470-2471.

[19] 朱蔚云，庞竹林，汤郡，等.蒲公英水煎液对环磷酰胺诱导的实验性小鼠精子畸形的影响 [J].广州医学院学报，1999，27（4）：14-16.

[20] 何国亮.单味白花蛇舌草治疗双肾功能衰竭伴氮质血症 1 例 [J].中国社区医师，2006，22（21）：50.

[21] 马绍尧.35 例红斑狼疮以肝损害为主的辨证论治 [J].上海中医药杂志，1989，10：10-11.

[22] 王丽英，张丽珍，鲁刚英.大黄药理作用研究进展 [J].时珍国医国药，2000，11（4）：381-382.

[23] 唐慎微.证类本草 [M].北京：华夏出版社，1993：265.

[24] 赵其光.本草求原 [M].广州：广东科技出版社 2009：231.

[25] 崔晓燕，张敏，刘晓明.黄芩含药血清对 3 种巨噬细胞的抗炎免疫活性 [J].中国临床药理学杂志，2011，27（4）：287-290.

[26] 龙世林，陈雅.牡丹皮药理作用及临床研究进展 [J].中国药业，2007，16（3）：63-64.

[27] 李飞.中医药学高级丛书·方剂学 [M].北京：人民卫生出版社，2002：519.

[28] 张振伟，张雪娟.董燕平教授治疗系统性红斑狼疮使用对药经验 [J].新中医，2015，47（7）：6-7.

[29] 刘琴.基于数据挖掘的周仲瑛教授治疗系统性红斑狼疮病案回顾性研究 [J].南京中医药大学，2009.

[30] 江灵礼，苗明三.凌霄花化学、药理及临床应用特点探讨 [J].中医学报，2014，29（7）：1016-1018.

[31] 梁爱华，薛宝云，李春英，等.青蒿琥酯对内毒素诱导的一氧化氮合成的抑制作用 [J].中国中药杂志，2001，11（26）：770-773.

[32] 郑虎占，董泽宏，余靖.中药现代研究与应用 [M].北京：学苑出版社，1997.

[33] 刘世芳.葶苈子强心作用的初步研究 [J].药学学报，1964，11：454-458

[34] 南京药学院《中草药学》编写组.中草药中册 [M].南京：江苏人民出版社，1976：485.

[35] 高学敏主编.中药学 [M].北京：人民卫生出版社，2000：694.

[36] 马兴铭.中药多糖对小鼠巨噬细胞功能影响比较 [J].甘肃中医学院学报，2000，17（14）：11-12.

[37] 王摘默主编.中药药理学 [M].上海：上海科学技术出版社，1989：37-111.

[38] 华川，陈如泉.芪箭消瘿汤对小鼠实验性自身免疫性甲状腺炎治疗作用的研究 [J].湖南中医药导报，2003，9（4）：91-93.

[39] 骆和生 . 中药与免疫（补益药类）[M]. 广州：广东科学技术出版社，198：257.

[40] 苏晓，沈丕安 . 红斑狼疮舌象异常探微 [J]. 辽宁中医杂志，1998，25（4）：164.

[41] 张宗益 . 名老中医李裕蕃重用生地黄的经验 [J]. 光明中医杂志，1994，2：20.

[42] 神农本草经 [M]. 北京：北京科学技术出版社，1999，5.

[43] 清·张璐 . 本经逢原 [M]. 北京：北京中国中医药出版社，1996，7.

[44] 汪昂 . 本草备要 [M]. 北京：人民卫生出版社，2005，5.

[45] 季宇彬 . 抗癌中药药理与应用 [M]. 哈尔滨：黑龙江科学技术出版社，1999，515，1202.

[46] 王少华 . 内伤发热可选桂枝 [J]. 中医杂志，1994，35（10）：710.

[47] 梁君山，陈敏珠，徐叔云 . 白芍总苷对大鼠腹腔巨噬细胞化学发光的影响 [J]. 中国药理学通报，1988，4（4）：220-223.

[48] 李俊，赵维中，陈敏珠，等 . 白芍总苷对大鼠腹腔巨噬细胞产生白三烯的影响 [J]. 中国药理学通报，1992，8（1）：36-39.

[49] 王亚平，祝彼得 . 当归多糖的药理学研究进展 [J]. 中西医结合杂志，1991，11（1）：61-63.

[50] 李明峰，任军，梅其柄，等 . 当归多糖对小鼠免疫功能的影响 [J]. 第四军医大学学报，1987，8（6）：422.

[51] 刘宏伟 . 时振声治疗狼疮性肾炎得经验 [J]. 中医杂志，1994，35（10）：600-601.

[52] 李萍 . 黄芪对体液免疫的影响 [J]. 山东医学院学报，1982，6（1）：66.

[53] 耿长 . 黄芪多糖对去细胞小鼠促进抗体产生机制探讨 [J]. 中国药理通讯，1985，2（2）：14.

[54] 朱伯卿，戴瑞鸿，龚志铭，等 . 黄芪注射液对心肌正性心力作用的研究 [J]. 上海中医药杂志 .1987，32（1）：47-48.

[55] 张大旭，张娅婕，甘振威，等．鳖甲提取物抗疲劳及免疫调节作用研究 [J]. 中国公共卫生，2004，20（7）：834.

[56] 谢志军，卞华．范永升教授诊治系统性红斑狼疮经验 [J]. 浙江中医药大学学报，2006，30（4）：396-397.

[57] 杨俊业，徐建国，周玲等．夜交藤煎剂的镇静催眠作用 [J]. 华西医科大学学报，1990，21（2）：175-177.

[58] 朱月玲，范永升．滋阴涤痰开窍法治疗狼疮脑病体会 [J]. 山东中医杂志，2013，32（9）：642-643.

[59] 沈根，沈丕安．狼疮性脑损害的综合治疗 [J]. 上海中医药杂志，1996，（5）：7.

[60] 王承德，沈丕安，胡荫奇．实用中医风湿病学第 2 版 [M]. 北京：人民卫生出版社，2013，195-197.

[61] 郝丽莉，刘淑兰，张贵君，等．中药全蝎的研究进展 [J]. 中医药学报，1994，22（5）：49-52.

[62] 吴良英，刘崇铭，陈兰兰．全蝎与蝎身煎剂对小鼠免疫功能的影响 [J]. 时珍国药研究，1995，6（2）：13-14.

[63] 李文红．附子的临床药理特点 [J]. 中国临床药理学杂志，2009，25（4）：352-354.

[64] 宋耀鸿．阴阳毒病证治之浅见 [J]. 四川中医，2001，19（5）：10-11.

[65] 林有坤，郑文军，吴易，等．雄黄对狼疮鼠肾功能的近期影响 [J]. 广西医科大学学报，2003，20（6）：878-881.

[66] 李原．浅谈雄黄及其成方制剂的合理应用 [J]. 中国药师，2003，6（7）：450.

[67] 张力，高思华，周超凡，等．从牛黄解毒片（丸）看含砷中成药的安全性问题 [J]. 中国中药杂志，2006，31（23）：2010-2013.

[68] 夏薇，方芳，赵余庆．长期超量应用雄黄及其制剂引起的药源性慢性砷中毒探析 [J]. 亚太传统医药，2009，5（4）：143-144.

[69] 钱康. 升麻鳖甲汤对 MRL/lpr 小鼠 Th1/Th2 细胞因子失衡的影响 [J]. 中国中医药科技, 2013, 20 (5): 456-458.

[70] 苏晓. 沈丕安教授治疗系统性红斑狼疮的经验 [J]. 新中医, 1998, 30 (8): 11-12.

[71] 韦伟国, 陶怡, 王卓龙. 清瘟败毒饮合环磷酰胺治疗狼疮危象疗效观察 [J]. 河北中医, 2002, 24 (6): 418-419.

[72] 傅雷, 吴颢昕, 徐晋, 等. 加减清营汤对大鼠体液免疫及血液流变学的影响 [J]. 南京中医药大学学报, 2003, 19 (4): 220-221.

[73] 傅丽缓. 清营汤对实验性糖尿病大鼠纤溶系统的影响 [J]. 中药药理与临床, 2000, 16 (5): 12-13.

[74] 翟玉祥. 清营汤及其拆方对实验性家兔营热阴伤证模型凝血与纤溶系统的影响 [J]. 中国中医药科技, 2001, 8 (2): 81-83.

[75] 宋乃光. 清营汤对烧伤小鼠治疗作用机理的实验研究 [J]. 北京中医药大学学报, 2002, 25 (1): 32-34.

[76] 叶天士. 临证指南医案 [M]. 北京: 中国中医药出版, 2008.

[77] 林宁, 钟嘉熙, 邱斌, 等. 青蒿鳖甲汤加减对 MRL/lpr 狼疮鼠 Th17 细胞及肾脏病理的影响 [J]. 广州中医药大学学报, 2014, 31 (5): 776-779.

[78] 陈利国, 屈援. 犀角地黄汤对肾上腺素与低温处理大鼠血管内皮细胞黏附分子表达的影响 [J]. 中国病理生理杂志, 2006, 22 (3): 547-550.

[79] 潘静. 管竟环治疗系统性红斑狼疮经验 [J]. 湖北中医杂志, 2005, 27 (5): 18-19.

[80] 唐晨光, 张志芳. 中西医结合治疗 44 例系统性红斑狼疮 [J]. 湖南中医学院学报, 1992, 12 (2): 20-22.

[81] 曹惠芬, 林丽. 孟如教授治疗系统性红斑狼疮的经验 [J]. 云南中医中药杂志, 1999, 20 (5): 1-3.

[82] 于佐文, 曲波, 金实. 风湿病发热的中医论治 [J]. 中国中医基础医学杂志, 2003, 9 (9): 61-63.

[83] 中华医学会风湿病学分会．系统性红斑狼疮诊断及治疗指南 [J]. 中华风湿病学杂志，2010，14（5）：342-346.

[84] 侯宗德，苏玲．中西医结合四联疗法治疗狼疮性肾炎 32 例 [J]. 广西中医药，1993，16（4）：3-4.

[85] 吴斌，黄利，毛世清，等．金匮肾气丸对系统性红斑狼疮血清单核细胞趋化蛋白 4 和白细胞介素 4 的影响及疗效观察 [J]. 实用医学杂志，2013，29（19）：3245-3247.

[86] 梁华龙，李姗姗，郭芳．真武汤利水作用机制的实验研究 [J]. 北京中医药大学学报，1999，22（2）：69-71.

[87] 吴元胜，禤国维．禤国维论中西医结合治疗系统性红斑狼疮的难点与对策 [J]. 辽宁中医杂志，2007，34（7）：895-896.

[88] 史正刚，潘嫚嫚，张士卿．知柏地黄丸对肾上腺皮质激素型肾阴虚幼龄大鼠血浆 CORT、ACTH、CRH 及肾上腺指数和组织学结构的影响 [J]. 中国中医基础医学杂志，2006，12（3）：167-171.

[89] 魏睦新．系统性红斑狼疮的中医证治规律探讨 [J]. 云南中医中药杂志，2001，22（4）：8-9.

[90] 郭显椿．炙甘草汤和归脾汤对小白鼠补血作用的实验研究 [J]. 中兽医医药杂志，1997，（5）：12-13.

[91] 李然，刘立萍，康广盛．丹参饮对大鼠急性心肌缺血的保护作用 [J]. 辽宁中医杂志，2008，35（12）：1944-1945.

[92] 李世兵，黄政德，邓奕辉．加味丹参饮对麻醉犬冠脉血流量及阻力影响 [J]. 湖南中医杂志，2006，22（4）：77-78.

[93] 张英华，武桂兰，姜廷良．当归补血汤及其含药血清对小鼠红系造血祖细胞克隆的影响 [J]. 中国实验方剂学杂志，1999，5（4）：33-36.

[94] 阴赦宏，李兰芳，金亚宏，等．当归补血汤含药血清对小鼠白细胞的活化作用 [J]. 中国中医药科技，1999，6（1）：19-21.

[95] 王碧英，陈玉春．八珍汤对动物机体免疫功能的增强作用 [J]. 中医研究，2000，13（5）：20-23.

[96] 张守峰，郝莉萍，龚传美，等.甘草泻心汤对小鼠的免疫机能和常压缺氧耐受力的影响 [J].中药药理与临床，1997，13（2）：12-13.

[97] 韩桂玲.当归化学成分及活血化瘀作用研究进展 [J].中华临床医学研究杂志，2005，11（21）：3109-3110.

[98] 黄雄，黄嬡.中药玄参的研究进展 [J].中医药导报，2007，13（10）：103-105.

[99] 秦汉琨.赵炳南治疗系统性红斑性狼疮经验拾零 [J].中医杂志，1986，27（12）：15-16.

[100] 岳天明，张香梅.刘绍武治疗系统性红斑狼疮经验 [J].山西中医，1993，（4）：10.

[101] 丁济南.系统性红斑狼疮从痹论治 [J].中国中西医结合杂志，1987，7（6）：327-327.

[102] 朱婉华.系统性红斑狼疮辨治 [N].中国中医药报，2016-04-15（004）.

[103] 王冠华，汪悦.汪履秋治疗系统性红斑狼疮经验 [J].中医杂志，2011，52（5）：378-379.

[104] 路志正.路志正医林集腋 [M].北京：人民卫生出版社，2009：130.

[105] 潘艳丽.张鸣鹤教授治疗狼疮性肾炎的临床经验撷萃 [D].山东中医药大学，2008.

[106] 查旭山，范瑞强.禤国维教授中西医结合治疗系统性红斑狼疮32例 [J].新中医，2001，（8）：31-32.

[107] 赵凯，钱月慧.沈丕安治疗系统性红斑狼疮经验介绍 [J].辽宁中医杂志，2012，39（5）：787-788.

[108] 陈湘君，顾军花.复方"自身清"治疗活动性 SLE 的临床观察 [J].上海中医药杂志，1999，（10）：16-18.

[109] 杨利，金实，汪悦，等.狼疮静对活动性 SLE 患者血清 sIL-2R、TNF-α 的影响 [J].中国中医药信息杂志，2000，7（9）：34-35.

[110] 沙正华.王承德教授学术思想与临床经验总结及辨治燥痹规律和

用药经验的研究 [D]. 北京中医药大学，2016.

[111] 温成平，范永升，黄永凯，等 . 中药狼疮定对系统性红斑狼疮外周微循环影响的研究 [J]. 中国中西医结合肾病杂志，2002，3（12）：704-706.

[112] 姜泉 . 系统性红斑狼疮中医及中西医结合治疗优势 [J]. 中医药临床杂志，2010，22（9）：765-768.

[113] 刘维 . 扶正解毒方治疗系统性红斑狼疮48例观察 [J]. 中国中西医结合杂志，2003，23（4）：298-299.

[114] 苏晓 . 红斑汤撤减激素治疗系统性红斑狼疮30例疗效观察 [J]. 新中医，2002，34（1）：17-19.

[115] 眭书魁，高建华，马秀清，等 . 狼疮饮治疗系统性红斑狼疮的临床研究 [J]. 河北中医，2000，22（2）：85-89.

[116] 李古松 . 二黄四皮六草汤治疗疑难性皮肤病 [J]. 四川中医，2001，19（5）：67-68.

[117] 刁金山 . 燥湿祛瘀法治疗系统性红斑狼疮的临床研究 [J]. 河南中医，1995，15（2）：88-91.

[118] 范世中 . 应用解毒化斑散治疗系统性红斑狼疮病例报告 [J]. 中国实验临床免疫学杂志，1995，7（5）：39-42.

第七章

系统性红斑狼疮的护理与调摄

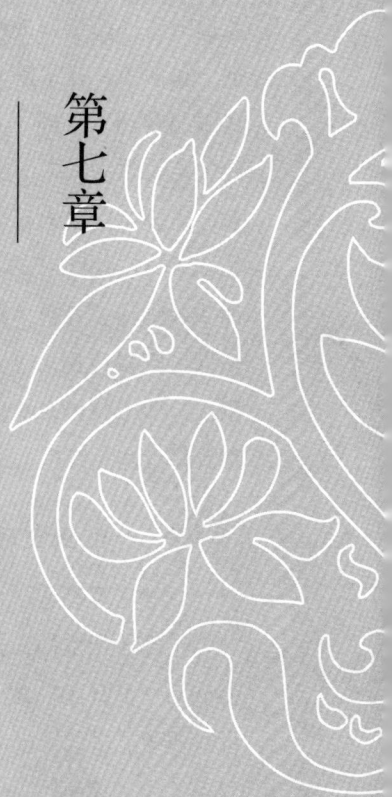

一、祛除诱因

秉承中医"治未病"的理念，应避免日常生活中能够诱发或加重 SLE 发病的各种因素，如避免日光曝晒，避免接触致敏性药物（染发剂或杀虫剂）和食物，避免各种手术（包括流产等），不染发，不使用化妆品，慎用口服避孕药。一般不进行疫苗接种。避免使用易诱发或加重该病的药物，此类药物致病大概分为两类，第一类是诱发红斑狼疮症状的药物，如青霉素、磺胺类、保太松、金制剂等，这些药物进入人体可引起变态反应，诱发 SLE，或使已有的 SLE 病情加剧；第二类是引起狼疮样综合征的药物，如肼苯哒嗪、普鲁卡因酰胺、氯丙嗪、甲基多巴、雷米封等，这类药物在长期大剂量应用后，患者可出现红斑狼疮样症状和血清抗核抗体（ANA）阳性，即所谓药物性狼疮。红斑狼疮病人，不管是在活动期还是在缓解期，都要尽量避免使用上述药物，以免使症状加重或引起复发。

二、一般护理常规

1. 患者宣教

正确认识疾病，消除恐惧心理，明白规律用药的意义，学会自我认识疾病活动的征象，配合治疗，遵从医嘱，定期随诊，懂得长期随访的必要性；避免过多的紫外光暴露，使用防紫外线用品；避免过度疲劳。

2. 情志调护

现代研究表明，情绪波动等精神因素是 SLE 患者的发病和病情反复的诱发因素之一。该病的发生与患者的精神状态、情绪稳定与否均有关系。应避免精神刺激，消除各种消极的心理因素，既要充分认识到疾病的长期性、复杂性和顽固性，也不要过度担忧，要树立战胜疾病的信心，积极配合医生的治疗，在精神上保持乐观向上的心态。中医认为"七情失宜"是重要的致病因素，故应强调心情舒畅对预后的影响，指导患者掌握自我调畅情志的方法，如焦虑、紧张、激动时，可采用转移注意力、听轻音乐、温水泡脚、按摩太阳穴、耳穴压籽（选穴神门、交感、心、皮质下等穴位）等方法，可减轻焦虑；情绪压抑、郁闷时及时向他人倾诉，适量运动，反复按摩印堂到神庭穴可减轻抑郁症状；平素适量饮用玫瑰花煎水代茶以疏肝解郁，鼓励病人亲属和朋友多陪伴病人，给予亲情和温暖，使病人获得情感支持。

3. 饮食指导

SLE 是累及多脏器的系统性疾病，常累及皮肤、肾、肺、关节、心及肝脏等脏器。在日常饮食中应注意以下几点：

（1）不食用或少食用具有增强光敏感作用的食物　如无花果、紫云英、油菜、黄泥螺以及芹菜等，如食用后应避免阳光照射。蘑菇、香菇等蕈类食物以及某些食物染料及烟草，也尽量不要食用或少食用。

（2）优质蛋白饮食　有肾脏损害的 SLE 患者常有大量蛋白质从尿中丢失，会引起低蛋白血症，需适当摄入优质动物蛋白（＜40g/d），如可食用鸡蛋、牛奶、瘦肉、淡水鱼类等富含蛋白质的食物，限制植物蛋白摄入，禁食盐腌食品。黄芪黑豆山药粥有益气补肾、收敛固摄之功效，适用于狼疮性肾炎患者。

（3）低脂饮食　SLE 患者活动少，消化功能差，宜吃清淡易消化的食物，不宜食用含脂肪较多的油腻食物，尤其是控制动物脂肪摄入。血脂升高者可食用黑木耳，或中药降脂茶，如每日取山楂 30g，荷叶 12g，加水 500mL，文火煎煮 15 ～ 20 分钟后，去渣取汁当茶饮。

（4）低糖饮食　因 SLE 患者长期服用糖皮质激素，易引起类固醇性糖尿病及柯兴综合征，故要适当控制饭量，少吃含糖量高的食物。血糖偏高者应限制主食（米饭、馒头等）、甜食及零食的食用，以含糖少、纤维素较高的为宜，并自我监测血糖，做好饮食记录。

（5）低盐饮食　应用糖皮质激素或有肾脏损害的患者易存在水、钠潴留的表现，从而引起水肿，故要低盐饮食（钠盐＜3g/d）。水肿患者平时可以食用薏苡仁赤小豆粥、芡实山药白术粥，玉米须或白茅根煎水代茶，以利尿消肿。

（6）补充钙质　防止糖皮质激素造成的骨质疏松，多食富含维生素的蔬菜和水果，如胡萝卜、番茄、玉米等。

三、轻型系统性红斑狼疮的护理

1. 皮肤护理

（1）保护皮肤，避免阳光照射，室内阳光过强时，应挂窗帘。尽可能少吃含补骨脂素的芹菜、无花果，以及含联胺基团的新鲜蘑菇、烟薰食物和豆荚等。外出要打遮阳伞，戴遮阳帽，穿长袖上衣、长裙、长裤。

（2）保持皮肤清洁，用温水洗脸，面部禁用碱性肥皂、化妆品及油膏。

（3）皮肤瘙痒者防止搔抓，以炉甘石洗剂或生菜子油少许外搽止痒，或涂青黛散少许，用麻油调敷患处，疼痛者冰敷止痛。

（4）皮肤形成大疱者用PVP碘消毒，防止破溃；渗出溢脓者可予双花、连翘、白鲜皮、黄芩等中药水煎外敷，予以百多邦软膏外用。

（5）避免食用含雌激素的食品，如胎盘、蜂王浆、蛤蟆油等；慎用保健品，如人参、西洋参、冬虫夏草等；忌辛辣、刺激的食物，如辣椒、葱、姜、虾、羊肉；禁烟、酒等。

（6）面部出现红斑者，应保持皮肤清洁。可服用清热解毒之品，如金银花茶、菊花茶等，忌食辛辣和热性食物如狗肉、羊肉等。

2. 口腔护理

口腔黏膜溃疡者可用甘草泻心汤煎汤口服，也可选用溃疡散、西瓜霜、锡类散或冰硼散等外搽，保持患者口腔卫生。如有真菌感染者，可用苏打水漱口，用制霉菌素甘油外涂。

3. 会阴护理

注意会阴部清洁干燥，穿宽松棉质衣服，可用 1∶5000 高锰酸钾溶液坐浴或用虎杖 30g，金银花 30g 煎水外洗，以防外阴黏膜糜烂。如出现外阴溃疡可用苦参 30g 煎汤外洗。

4. 脱发护理

指导病人避免引起脱发加重的因素，如染发、烫发、卷发。减少洗发次数，一般为每周用温水洗头 2 次，避免应用有刺激性的洗发水，可用生姜水边洗边按摩。如果脱发影响病人的生活方式，鼓励病人采取一定的方法掩盖脱发等（如：用头巾、假发等）。平时可食用芝麻、核桃等，也可用何首乌煎水泡茶。

5. 关节护理

保护关节，注意关节保暖。关节疼痛时鼓励病人卧床休息，但应避免固定不动。疼痛缓解期每天应有适当的活动，以保持正常的关节活动度，但应该避免过度运动。可用青鹏软膏或如意金黄散外敷消肿止痛，并可食用薏仁防风粥、薏仁莲子木瓜粥，以助祛风除湿，也可配合中药熏洗、红外线照射等治疗。

四、重型狼疮的护理

1. 狼疮血液系统损害护理

（1）单纯贫血病人，要适当休息，尽量减少机体耗氧量，有中重度贫血的病人，存在明显头晕乏力等症状的，需告知病人动作应缓慢，防止摔倒，严重者给予吸氧。指导患者适当食用红枣、猪肝、黑木耳等以补充营养。

（2）白细胞减少的病人容易并发感染，因此，需加强病人的口腔及皮肤护理，防止皮肤黏膜破损感染。减少外出次数，外出时戴口罩；避免到人群集中的公共场所。部分粒细胞缺乏病人应进入层流病房，避免感染。指导病人适当食用黄芪粥、山药粥等药膳等加强营养。

（3）血小板减少患者应保持皮肤的完整性，避免磕碰，注意观察皮肤有无新发的瘀点、瘀斑，严格观察有无鼻腔出血、牙龈出血、痰中带血、血尿及黑便等情况。密切检测血压变化，定期检测血常规。指导患者适当食用带衣花生枣泥粥、仙鹤草粟米粥治疗。

（4）血小板减少有出血者，一定要让病人保持镇静，针对不同出血部位，采取积极止血措施。若患者出现头痛、恶心、呕吐及烦躁不安，应考虑颅内出血，密切观察病人神志、瞳孔、血压、脉搏等变化。若出现牙龈出血、鼻出血者可用鲜白茅根煎汤代茶，鼻腔出血较多，可用吸收性明胶海绵压迫止血，内服生藕汁或鲜生地汁半杯至 1 杯。

2.狼疮肾损害护理

（1）卧床休息。当疾病活动控制和缓解后，慢性狼疮肾炎恢复期，可适当活动。

（2）给予低盐低脂优质低蛋白饮食，指导患者低钠饮食每日摄入食盐不超过 3g，以 2g 为宜，禁食腌制食品；限制水分的摄入，每日水的摄入量应为前一个 24 小时的尿量加 500mL；禁食植物蛋白质食物，如豆制品，可适量进食牛奶、鸡蛋、瘦肉、淡水鱼等。对于并发类固醇性糖尿病患者应遵从糖尿病饮食原则。

（3）严重水肿及少尿者，在应用利尿剂时注意营养补给及和维持水电解质酸碱平衡，按医嘱要求准确输入液体或口服中药。可应用干西瓜皮 40g 与鲜白茅根 60g 一起煎汤服用，以利消除水肿和利尿。伴有腹水严重的患者可用芒硝外敷以减轻患者腹胀的症状。

（4）记录 24 小时出入水量，严密观察尿量，水肿严重者每天称体重，有腹水者每天量腹围。

（5）伴高血压者，定时监测血压。平时可饮用菊花茶或食用绿豆粥。

（6）肾功能衰竭者，按肾衰护理常规处理。需行血透患者做好血透前的宣教和准备工作，以及血透后生命体征的测量和记录、血透管的维护等。向患者宣教血透原理及基本过程，取得合作。遵医嘱备好抢救物品。观察血透置管处有无渗血、是否通畅，并予妥善固定；指导患者置管侧肢体勿过度用力或活动，防止出血及导管滑脱；予生命体征监测，注意血压变化和全身出血情况。

3.狼疮心脏损害的护理

（1）保持病房环境安静，保证患者有足够的休息。

（2）给予高维生素、低盐低脂、适量蛋白、易消化饮食；少量多餐，避免过饱，禁烟酒，不饮浓茶、咖啡，多吃蔬菜、水果；保持二便通畅，便秘患者可应用开塞露通便，或口服麻仁丸、苁蓉通便口服液，润肠通便。

（3）密切观察心率、心律、血压、脉搏、呼吸等生命体征的变化。

（4）心力衰竭者应采用高枕或半卧位姿势睡眠以减轻呼吸困难的症状。

床边常备速效救心丸或麝香保心丸，以备紧急时应用。

（5）一般患者可适当活动，大量心包积液、心力衰竭患者应卧床休息，有呼吸困难时，宜半卧位，并给予吸氧。

（6）对严重心律失常病人予以心电监护，严密观察病情，备好各种抢救药品和器械。

4. 狼疮间质性肺病或伴有肺部感染的护理

（1）保持室内空气流通以及适当的温度和湿度。

（2）给予吸氧，根据病情轻重给予低流量间歇性吸氧或大流量持续吸氧，必要时给予面罩吸氧。每天更换鼻导管，定期更换氧气导管及湿化瓶。急性期建议病人卧床休息，以减少心肺负担。病情缓解期嘱病人进行适当运动，加强功能锻炼，指导病人做缩唇呼吸及腹式呼吸。

（3）肺间质病变病人易并发肺部感染，应避免与呼吸道感染病人近距离接触，避免到人群密集的公共场合，寒冷天气外出需戴防护口罩。

（5）体温高于 39℃时，及时给予物理降温，如腋下、腹股沟放置冰袋，高热持续不退可予以头置冰帽，以减少脑细胞耗氧量，减轻脑损害。慎用酒精擦浴，防止皮疹或血管炎症状加重或诱发皮肤瘀斑。持续高热者可应用羚羊角粉 0.3 ～ 0.6g 吞服退热处理。

（6）咳嗽剧烈者，可用川贝粉 3g 每日吞服，并配合中药辨证治疗。

5. 狼疮胃肠道损害的护理

（1）密切观察病情变化，严密监测生命体征，观察腹部体征的情况，尤其注意是否有外科急腹症的体征，注意腹壁是否紧张、压痛和反跳痛，有否排气及排便，对于有腹痛的病人，即便腹部没有压痛和反跳痛，也需要密切观察，以排除外科急腹症。

（2）腹痛诊断不明确者，禁止使用止痛剂，如吗啡、阿托品、冬眠灵等，以免掩盖病情，贻误诊断和治疗，可针刺中脘、天枢、足三里、上巨虚等穴位。在未排除肠梗阻、阑尾炎及肠穿孔时，病人忌用泻药、灌肠或腹部热敷，暂禁食，并给予静脉营养，及时纠正水、电解质紊乱及酸碱失衡。

（3）采用支持疗法，保证胃肠减压的通畅，以减轻腹膜的疼痛刺激，减轻腹胀，有利于改善局部和全身情况。胃肠减压期间注意观察及记录引流液的颜色、性状和量。

（4）腹痛伴有便秘患者在排除肠穿孔的情况下可用中药内服（如大柴胡汤、承气汤等）、中药灌肠或大黄脐贴等中医治疗；腹泻患者可用脐周穴位艾灸；呕吐患者可针刺内关、中脘、足三里等穴位。

6.神经精神狼疮的护理

（1）精神异常表现为幻听、幻视、多言乱语、淡漠、狂躁、妄想、欣快等兴奋型精神病样症状，或焦虑、抑郁、被害妄想等抑郁型精神病症状。让患者处于舒适安静环境，说话要轻柔、亲切，尽量使用积极性、鼓励性、解释性和暗示性语言，勿使用消极、简单、嘲笑和伤害性语言。兴奋躁狂影响休息者，适当给予镇静剂，尽可能让亲人陪伴，增加患者的安全感。

（2）患者意识障碍，躁动不安，有时会发生癫痫大发作或其他脑病，应加强安全防护，设专人监护，严密观察生命体征，进行24小时监护。

（3）癫痫发作时将头偏向一侧，及时吸痰，防止痰液阻塞呼吸道，牙关紧闭时可将牙垫放入上下白齿之间，以防舌咬伤，同时准备好各种抢救药品和器材，避免对患者的任何不良刺激。神智昏迷患者可按压或针刺人中穴。

（4）长期卧床或意识昏迷者，定期翻身，活动肢体，防止褥疮及肺炎发生。

（5）当病情控制，肢体能活动后，鼓励病人多活动肢体，以尽快恢复功能。

五、系统性红斑狼疮妊娠护理

1.孕期护理：对SLE妊娠患者密切随访，监测病情变化。告知患者遵医嘱使用泼尼松口服，持续整个孕期，勿突然停用糖皮质激素，以免造成肾上腺皮质功能衰竭。妊娠易诱发病情活动，告知患者如出现皮疹加重、脱发、关节疼痛、下肢浮肿、尿中泡沫增多等病情活动的征象及腹痛、阴道流血流液时，应及时到医院就诊。孕期可以通过 B 超、胎儿心电图、超声心动图监测胎儿宫内情况，32 周以上做胎心监护。嘱患者左侧卧位，教会孕妇正确数胎动的方法，做好自我监测，一旦发现胎动异常及时就诊，并可配合中药保胎治疗。

2. 产时护理：因患者长期使用激素进行治疗，在分娩时使用应激剂量，分娩当天及产后 3 天调整加大激素用量，将口服改为静脉注射甲强龙，之后减少用量，逐渐过渡至维持用药量。

3. 产褥期护理：按照妇产科护理规范进行。

六、用药指导

1. 了解相关药物知识：肾上腺糖皮质激素可引起柯兴综合征，主要表现为满月脸、痤疮、多毛、向心性肥胖等，易激动失眠，可引起血压血糖血脂升高、电解质紊乱、消化道出血及诱发或加重感染。患者必须按医嘱服药，不得随意增减剂量或停药。病情缓解后，遵医嘱逐渐减量至维持剂量，减量速度宜慢，如减量过快可引起病情"反跳"。病情稳定者，激素最好在早上 8 点一次顿服。如有手术或外伤，则应暂时增加激素用量。

2. 免疫抑制剂应用的指导：可能产生的药物副反应有胃肠道不适、肝肾损害、脱发等，甚至会出现骨髓抑制等副作用，可引起白细胞、血小板减少、肝肾功能异常，可引起恶心呕吐、食欲不振、黏膜溃疡、皮疹、脱发等症状。应定期监测血常规、肝肾功能，仔细观察皮肤、口腔黏膜情况，给予相应护胃药以减轻胃肠道不良反应。治疗间歇期及时补充营养。对于脱发患者，需耐心解释脱发与用药的关系，必要时建议戴假发套或戴帽以增强自尊心和自信心。

3. 不良反应：非甾体类抗炎药物，如洛索洛芬钠、布洛芬、双氯酚酸等，会引起较多的胃肠道反应，宜饭后服用，有肾脏损害者慎用；氯喹、羟氯喹可引起眼底病变、视野缺损，应定期检查眼底和视野。

4. 抗生素类药物应用指导：不宜预防性的使用抗生素，以防耐药菌株产生；少用或不用磺胺类、四环素类抗生素、含雌激素或雌孕激素混合制剂的避孕药，以防诱发或使病情加重。

5.服用中药者，指导患者掌握中药煎煮法及服用方法：中药先用冷水浸泡 30 分钟，第一煎加水高出药物 3 ～ 5cm，第二煎加水量为第一煎的 1/2 ～ 1/3，每次煎出 150 ～ 200mL，两煎混合，分 2 ～ 3 次服用。

七、出院指导

1.向病人及家属说明本病的有关知识和自我护理方法，纠正"不治之症"的错误思想，创造一个有利于康复的环境。

2.教育病人避免一切诱发因素，如避免感染、阳光照射、过度劳累、妊娠、分娩、预防接种、手术或创伤性检查以及服用诱发本病的各种药物等。

3.注意个人卫生，学会皮肤的护理，切忌挤压皮肤斑丘疹，预防皮损和感染。

4.避免感光食物的摄入，如芹菜、无花果、菌菇类食物等。慎用油炸烟熏类食品。

5.向病人说明长期坚持服药的重要性，坚持按医嘱服药，不可擅自换药、停药。

6.帮助病人调整心理状态，保持愉快的情绪，缓解期应适当锻炼，增强体质，可参加劳动强度不大的工作，指导病人提高生活质量。

7.定期复查，发现不适症状及时就诊。随诊目的在于通过定期化验血尿常规、肝肾功能等，及时发现药物副作用。长期服强的松的患者还应化验血电解质、血脂和血糖，同时测血压、眼内压和骨密度等。另外，应及早发现病情变化和调整治疗方案。一般来说，刚出院者应每半个月～ 1 个月就诊 1 次，之后可根据病情逐渐拉长就诊间隔。

八、日常生活指导

1.对疾病不要恐惧、担忧，精神上不要紧张，保持心情愉快，树立与疾病作斗争的信心。同时家庭的关怀、体贴和精神鼓励对病情的稳定也很重要，平时要注意合理安排好工作和休息。工作和生活中要避免重体力劳动、过度疲劳，生活要有规律，保证充足的睡眠。

2. 平时要避免日晒和紫外线的照射，对阳光敏感者尤应如此。外出活动最好安排在早上或晚上，尽量避免上午10点至下午4点日光强烈时外出。外出时应使用遮光剂，撑遮阳伞或戴宽边帽，穿浅色长袖上衣和长裤。

3. 面部有明显红斑的病人，可短期局部涂抹含有糖皮质激素的软霜或钙调磷酸酶抑制剂（如他克莫司），但不能用化妆品涂抹，因某些化妆品含有化学试剂，尤其是带芳香胺的化学物质，会使皮疹加重，或诱发狼疮。

4. 在寒冷季节应注意保暖，冬天外出戴好帽子、口罩，避免受凉，预防感冒，因感染可以诱发狼疮活动或使原有病情加重。在病情的稳定期还可进行适当的保健强身活动，如练气功、打太极拳、八段锦、散步等，要避免打篮球、羽毛球等剧烈运动。

5. 尽量避免到人多的公共场所。避免感冒，不吃不卫生的食物。出现各种感染（如呼吸道、肠道、泌尿道感染）时，应及时就医治疗。

6. 平时要勤于嗽口，定期更换牙刷；勤洗外阴，可用稀释的呋喃西林或碱性液体冲洗，勤换内裤，内裤经常在阳光下照射消毒。

7. 育龄妇女注意避孕。SLE好发于育龄妇女，采取合适的避孕方法，含激素的口服避孕药可使疾病复发，不宜食用。

参考文献

[1] 王瑞花. 系统性红斑狼疮患者的护理 [J]. 西部中医药,2010,23（12）：62-63.

[2] 王菲，王洁. 重症系统性红斑狼疮伴肾功能衰竭患者的护理 [J]. 护士进修杂志, 2012, 27（19）：1814-1815.

[3] 吴天霞，徐凌燕，邵卫娟. 妊娠合并系统性红斑狼疮47例的护理 [J]. 护理与康复, 2015, 14（11）：1037-1039.

[4] 翟梅玲，李建梅，付永玲 . 系统性红斑狼疮患者的个体化护理 [J]. 护士进修杂志，2004，19（7）：661-662.

[5] 陈丽萍，全小明，杨湘薇，等 . 中医访视护理在系统性红斑狼疮患者中的应用效果研究 [J]. 国际护理学杂志，2013，32（6）：1166-1168.

[6] 王志会，崔淑杰，李英棉 . 圆猿例重症系统性红斑狼疮的护理 [J]. 护理实践与研究，2011，8（18）：49-50.

[7] 白莉莉 . 重症系统性红斑狼疮病人的护理 [J]. 全科护理，2016，14（6）：594-596.

[8] 陈爱萍，曹雪红 . 中西医结合护理对系统性红斑狼疮患者皮肤损害的应用研究 [J]. 护理实践与研究，2014，11（11）：135-136.

[9] 何素英，何桂娟，卢桂芳，等 . 自制可宁汤对 SLE 口腔黏膜损伤口腔护理的临床观察 [J]. 浙江中医药大学学报，2015，39（5）：409-411.

[10] 刘小珍，黄筠瑜，黄颖，等 . 系统性红斑狼疮腹部并发症临床观察及护理 [J]. 岭南急诊医学杂志，2005，10（4）：315-316.

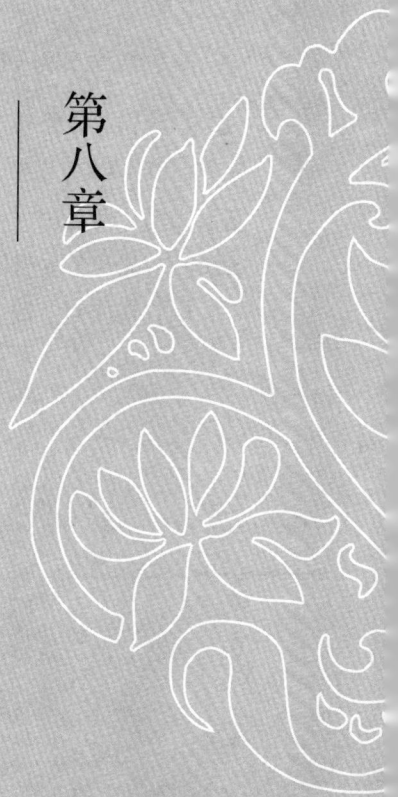

第八章

医案医话

第一节 古代及近代医案医话

一、以面部红斑为主症

1.吴鞠通医案

乙丑（1805年）七月十一日，王，三十三岁，温毒发斑，时在初秋，盛暑未消，何妄用大汗大下之伤寒六经法，悖谬已极。右脉洪大芤甚，渴甚，汗太甚，急重用化斑汤。

生石膏四两，细生地一两，知母二两，京米一两，炙甘草一两，犀角五钱。水八碗，煮三碗，分三次服。渣再以水五碗煮两碗，夜间明早，服至巳前完。

按语：本案温毒发斑多因毒气弥漫营卫，三焦壅闭，燔灼气血所致。《重订广温热论·论温热兼症疗法》："温毒发斑，不因失汗、误下。初起脉浮沉俱盛，壮热烦躁，起卧不安，皮肤或头面红肿，咽喉肿痛，吐脓血，面赤如锦纹，身痛如被杖，内则烦闷呕逆，腹痛狂乱，躁渴，或狂言下利。如是而发斑者，点如豆大而圆，色紫黑而显，胸背腰腹俱稠，毒气弥漫营卫，三焦壅闭，燔灼气血，斯时而任白虎之化斑。"前医予伤寒法，谬之已极，热毒未去，然而大汗阴伤，故脉洪大而芤。对于温毒发斑，热淫于内，当治以咸寒，佐以苦甘法也。《温病条辨》记载道："太阴温病，不可发汗，发汗而汗不出者，必发斑疹……发斑者，化斑汤主之。"其在白虎汤的基础上加清营凉血之犀角而成。吴鞠通称此方为"咸寒佐以苦甘法"，适用于温病气营两燔证。方中白虎汤清气解肌，泻热救阴；犀角凉血清心解毒。吴鞠通予化斑汤原方进行治疗，全方两清气血，使邪热退则血自止，而斑可化，清热凉血，解毒化斑。

2.吴鞠通医案

戊子（1828年）二月廿八日，赵，二十岁，温毒斑疹不透，喉外肿内痛，右脉洪数，渴甚思凉。

生石膏一两，银花五钱，连翘五钱，酒炒大黄钱半，苦梗五钱，芥穗三钱，牛蒡子三钱，玄参六钱，马勃二钱，人中黄二钱，僵蚕三钱，蝉蜕（去头、足）三钱。共为粗末，分六包，一时许一包，芦根汤煎，去渣服。明日午前令完。

廿九日，照前方仍服一帖。

三月初一日，复诊，照前方每味减半，分五包，二时服一包，法照前。明日午令完。

初二日，照昨日方法。

初三日，照原方一半，做四包，如昨日服。又温毒未净，肿未全消，加玉女煎一帖。

生石膏二两，玄参三钱，麦冬三钱，细生地三钱，知母三钱，黄芩三钱，生甘草钱半。浓煎二杯，夜间代茶。

初四日，温毒大减，热未全退，脉犹洪数，舌干，老苔未退，津液未回，宜少吃。

生石膏先煎代水二两，玄参五钱，麦冬五钱，细生地五钱，知母四钱，牡丹皮四钱，炙甘草三钱，京米一撮。煮四杯，分四次服。服此方，津液回，宿粪通。

初五日，宿粪未净，仍有余热，舌上老苔未净，项下肿未全消，夜间仍渴。

生石膏（先煎代水）二两，知母三钱，牡丹皮三钱，细生地五钱，连翘三钱，银花三钱，连心麦冬五钱，玄参五钱，马勃一钱，生甘草二钱。煮四大茶杯，分四次服。

初六日，潮热，头出汗，项右边亦肿，脉沉数，即于前方内加生大黄酒炒半黑，三钱。

初八日，脉洪数，身热，目白睛赤，头汗出，阳有汗，阴无汗。仍与玉女煎，外凉皮毛而退热止汗，内护真阴。

生石膏四两，犀角二钱，牡丹皮三钱，细生地五钱，连心麦冬五钱，知母四钱，生白芍四钱，炙甘草三钱。煮四杯，分四次服。

按语： 温毒斑疹不畅，脉不浮而洪数，烦渴，病在气分，热毒入里，甚至传变营血。本案应清气分透表为先，吴鞠通予清泄里热，疏风解毒，透斑托疹为前提，以代赈普济散中加石膏，去黄芩、射干组方。《吴鞠通医案》："此方用东垣普济消毒饮，去直升少阳、阳明之升麻、柴胡，直走下焦之黄连，合化清气之培赈散，改名曰代赈普济散，大意化清气，降浊气，秽毒自开也。方名代赈者，凶荒之后，必有瘟疫，凶荒者赈之以谷，瘟疫者，赈之以药，使贫者、病者，皆得食赈，故方名代赈也。"待热毒大减，继以玉女煎化裁滋阴增液以善后。

3. 王旭高医案

华，温邪八日，神识模糊，斑色红紫，脘腹拒按，结热旁流。舌红干燥，目赤唇焦，而又肤冷汗出，脉伏如无。邪热内闭，阴津外泄，颇有内闭外脱之虑。勉进黄龙汤法。

大生地，参须，生大黄，枳实，连翘，天竺黄，玄参，菖蒲，鲜斛。

渊按：肤冷、汗出、脉伏，非虚象，乃闭象也。从斑色红紫上看出，参须可斟酌。

按语： 本案温邪八日，热入营血，伤及血络故见斑色红紫；热扰心神，则神识模糊；热结阳明肠腑，故脘腹拒按、结热旁流；舌红干燥、唇焦均为热盛津伤之候；热深则厥亦深，热闭阳气于内，故肤冷、脉伏如无；肤冷汗出，则有阳气外脱之兆。急当清泻热邪，因邪热里结阳明，故用下法。方以生大黄苦寒清泻腑实，配枳实行气破滞，通泻腑气，祛除结滞；连翘清热解毒，且可透热转气；天竺黄、菖蒲芳香化痰开窍；生地黄、玄参、鲜斛甘凉清热养阴，加参须益气生津，共同扶助阴津，遵叶天士所言"斑出热不解者，胃津亡也，主以甘寒"。诸药合用，清热邪，养阴津，开清窍，可使内通外达。

4. 尤在泾医案

热不止，头痛不已，紫斑如锦纹，咽痛。表里邪盛，最为重证。

犀角，豆豉，赤芍，玄参，牛蒡，牡丹皮，黄芩，甘草。

诒按：当加鲜生地。

再诊：去豆豉、牡丹皮，加桔梗、鲜生地、射干。

按语： 此案为伏邪发而为病，由里而发，经血分影响气分，表里俱现，邪热颇盛。头痛不止以及咽痛的表现为病邪及表所致；斑如锦纹，为热邪内迫血分之象。治当表里双解，并大清其热，直折病势。然伏气温病，病从里发，宜舒展气机，透邪外达，此伏邪更当如此，不可徒执清热养阴而遏伏气机。故尤氏立方以豆豉、牛蒡透邪，玄参解毒，复用黄芩汤合犀角地黄汤清热坚阴；犀角、牡丹皮、赤芍合用则清热解毒、凉血开窍。加生地黄则犀角地黄汤方俱齐，生地黄之用可清热，凉血，养阴，有已病防传之意。再诊时，尤氏遣方作一调整，但未言症状而仅列方药。今以方测证，去豆豉、牡丹皮，似是因血分热已大透；加用桔梗、射干恐是病者咽痛不解而甚；生地黄之用是以补前方之缺，亦可能因热盛阴伤而见口渴舌干等症。但桔梗其性升散，气机上逆不宜用之，故再诊时头痛当已解，否则用之而不利病去。

5. 章次公医案

张男，秋温侵入血分，面部胸部皮肤锨红如丹，两臂散布红点，咽头红痛。清其热，凉其血。

净连翘 9g，白薇 12g，小蓟 9g，紫草茸 6g，芦根三尺（去节），金银花 12g，黄芩 6g，牡丹皮 9g，绿豆衣 12g，射干 6g。

二诊：古人以望疹之色，定治疗之法，亦自有其见地。例如疹红者，属热、属血分、属有余之进行性。仍当解热、凉血，平其过胜，为必然矣。

杭菊花 9g，赤芍 9g，金银花 15g，川雅连 1.5g，全瓜蒌 12g，嫩白薇 12g，紫草茸 4.5g，射干 9g，紫花地丁 9g，赤茯苓 9g。

按语： 本案时在秋季，因壮热发疹，故辨为秋温侵入血分之证。温邪炽盛则见壮热；温热之邪外窜肌肤波及营血，则见皮肤散布红点，甚者锨红如丹；热毒聚结，上扰咽喉则见咽红而痛。章次公先生治此类发疹，每每遵守叶天士、吴鞠通邪入营血之说，而用清热凉血之法。药用金银花、连翘、白薇、芦根、黄芩、绿豆衣清热，射干清热解毒利咽，小蓟、紫草、牡丹皮凉血止血。血热得除，病获痊愈。

6.叶鉴清医案

杨左，年三十余，宁波人。

病名：春温发斑。

原因：邪陷入胃，化火劫津，致热蒸发斑。

证候：温邪已逾一候，身不恶寒，蒸蒸发热，斑如锦纹，头面胸背四肢均有，色尚红活，大渴饮冷，头额汗多，烦躁气闷，甚则神昏谵语，溺赤如血，便闭三日，舌干绛，根苔黑，唇焦，前板齿燥。

诊断：脉来右洪数，左弦数，脉证合参，显是阳明热盛之候，上蒸包络则时有谵语，熏蒸肌表则灼热发斑，邪热方张，津液已伤，诚恐骤变痉厥，勿谓言之不豫也。

处方：生石膏二两，鲜生地二两，生甘草一钱，大青叶三钱，大竹叶三钱，连翘四钱，肥知母四钱，鲜石斛八钱，润玄参四钱，金银花四钱，茅根肉五扎（去心衣）。

二诊：热灼较和，赤斑更多，昨夜谵语较少，寐亦稍安。醒后烦闷渴饮尚甚，舌根黑苔已化，干绛无津，唇焦便闭，溺赤茎痛，种种火盛劫津之象，未见少减。病已九日，右脉洪数，左脉弦数，仍防昏痉变端，再以大剂生津清热法治。二方：生石膏二两，鲜生地二两，生甘草一钱，大青叶三钱，净连翘四钱，肥知母三钱，鲜石斛三钱，肥玄参四钱，天花粉四钱，金银花四钱，茅根肉五扎（去心衣），鲜竹叶三钱，黑犀角四分（磨冲）。另用鲜石斛三钱炖汤代茶。

三诊：热势渐减，赤斑渐淡，有汗津津，谵语已止，舌绛有液，脉来洪数稍静，烦闷渴饮尚甚，大便未行，小溲赤痛，邪恋阳明，慎防昏痉变端，守原法治。三方：生石膏一两五钱，鲜石斛八钱，京玄参四钱，净连翘四钱，焦山栀三钱，鲜生地一两五钱，生草梢一钱，天花粉四钱，金银花四钱，竹叶心三钱，茅根肉五扎（去心），灯心草三扎，犀角三分（磨冲）。另炖鲜石斛代茶。

四诊：斑渐回，热较退，烦躁、气闷、渴饮等亦有减无增，夜寐较安，谵语不作，脉右尚形浮数，左弦数，便畅不痛，色深黄，舌苔红润，胃纳渐展，病情已有转机。治再生津清化，然必须加意谨慎，勿变为上。四方：生石膏一两，鲜石斛五钱，京玄参三钱，净连翘三钱，大竹叶三钱，鲜生地一两，天花粉四钱，焦山栀三钱，金银花三钱，嫩芦根一两（去节），灯心三扎。鲜石斛汤代茶。

五诊：身热解而不彻，诸恙悉退，三部脉象，数而不大，舌胎红润，微有薄苔，烦闷已平，渴饮渐和，赤斑循序而回，小溲黄。邪势已退六七，不生他变，可保无虞。五方：鲜石斛四钱，净连翘三钱，绿豆皮四钱，鲜竹叶三钱，甘蔗皮五钱（塘西产），冬桑叶钱半，金银花三钱，嫩芦根一两（去节），生竹茹钱半，灯心三扎。

六诊：斑虽回净，肌热犹未解清，易汗口干，舌红润，根生薄苔，脉象弦数，右甚于左。今日频转矢气，大便欲解而未行，大邪虽退，余烬尚存，治再清胃养津，参以润肠。六方：西洋参一钱，生扁豆衣钱半，火麻仁四钱（研），大竹叶三钱，绿豆衣四钱，鲜金斛四钱，净连翘三钱，瓜蒌仁四钱（研），嫩芦根八钱（去节），甘蔗皮五钱（塘西）。

七诊：交两候热退身凉，脉来静软，大便亦行，干燥异常，温病后津虚肠燥，往往如此。七方：西洋参一钱，生扁豆衣钱半，净连翘三钱，火麻仁四钱（研），生谷芽三钱，鲜金斛三钱，稽豆衣三钱，嫩芦根八钱（去节），松子仁三钱（研），淡竹叶钱半。

八诊：胃纳颇旺，脉来濡而有神，溺长色淡，皆邪去正复之佳象也，前方既合，毋庸更章。八方：西洋参一钱，南沙参三钱，稽豆衣三钱，橘白一钱，淡竹叶钱半，川石斛三线，扁豆衣钱半，生谷芽三钱，生竹茹钱半，灯心三扎。

九诊：大病之后，全恃胃气健旺。今寝食均安，大便又行不时，津液来复，即脾家运化之力亦健，所以神采颇好，脉象有神。治再和养，惟怡情静摄，调匀饮食，较服药尤为紧要。九方：米炒洋参钱半，川石斛三钱，生谷芽三钱，水炒竹茹钱半，灯心三扎，南沙参钱半，稽豆衣三钱，橘白一钱，抱木茯神三钱，红枣三枚。

效果：服四剂痊愈。

按语： 本案温邪逾一候，温邪侵犯人体肌表，感蒸蒸发热；热入营血，发斑如锦纹，色红活；邪热迫津液外泄，热甚伤津，则大渴饮冷，头额汗多；热扰心神，烦躁气闷，甚则神昏谵语；溺赤如血，便闭三日，舌干绛，根苔黑，唇焦，前板齿燥均为温热邪盛之象。诊为阳明经腑气血皆热，故用石膏、知母、生地黄、石斛双清气血，生津救液，共为君药；大青叶、生甘草化斑解毒为臣药；竹叶清泻膈上之热，茅根清泄血分之热，玄参专泻浮游之火，且味咸色黑，能养阴，清心肾之热，此三味药合金银花、连翘共奏清解之功，共为佐使药。待热势不甚，注意养阴生津，清解余热。

二、以关节疼痛为主症

1.陈自明医案

有一妇人，先自两足踝骨痛不可忍，次日流上于膝，一二日流于髀骨，甚流至于肩，肩流于肘，肘流于后溪。或如锤锻，或如虫啮，痛不可忍，昼静夜剧。服诸药无效。召仆诊之，六脉紧。予曰：此真历节证也，非解散之药不能愈。但用小续命汤，一剂而愈。

按语： 本案中医辨证为血虚于内，风寒外袭。陈自明曾言："夫妇人体虚，受风邪之气，随血而行，或淫溢皮肤，卒然挚痛，游走无有常处。"妇人关节疼痛呈游走性，痛无定处，风邪为患；疼痛昼静夜剧，宗朱丹溪所言"夜则增剧，昼则安静，是阴病有余及血病气不病"，多为血虚；六脉紧，寒邪袭表；故治当外散风寒，内补阴血。小续命汤是治疗六经中风之通剂，既能祛风散寒，又能调补气血。吴鹤皋云："麻黄、杏仁，麻黄汤也，仲景以之治太阳证之伤寒。桂枝、芍药，桂枝汤也，治太阳中风……人参、甘草，四君子之二也，《局方》用之以补气。芍药、川芎，四物汤之二也，《局方》用之以养血。"方证相应，故一剂而愈。

2.叶天士医案

鲍四四，风湿客邪，留于经络，上下四肢流走而痛，邪行触犯，不拘一处，古称周痹。且数十年之久，岂区区汤散可效？凡新邪宜急散，宿邪宜缓攻。

蜣螂虫，全蝎，地龙，穿山甲，蜂房，川乌，麝香，乳香。上药制末，以无灰酒煮黑大豆汁泛丸。

按语：本案邪已入络，与血混处，而成周痹，上下四肢游走而痛，痛无定处。已非一般散寒祛湿之剂所能奏效。叶氏取蜣螂虫、全蝎、地龙、穿山甲等虫类药搜剔络中宿邪，通络止痛；利用川乌之辛热及麝香、乳香之香窜温阳通脉，行气活血而松动病根，体现了叶氏"初病气结在经，久病血伤入络"的学术思想。基本治法为"通血脉，攻坚垒，佐以辛香行气"。通血脉，攻坚垒是治疗络病的主要方法，用药与一般的活血化瘀药有所不同，须借助于虫蚁飞走之品。辛香行气也是治疗络病所不可或缺的，因为攻坚通脉之剂，非辛香无以入络，辛香之品，宜通气机，具有将诸药领入络中的作用。最后，将诸药制成丸剂，取李东垣"丸者缓也，舒缓而治之也"之意，缓攻宿邪。

3. 章次公医案

张女，数日来，气候转变剧烈，臀腰腹部之痛更剧，此肌肉风湿之甚者。予桂芍知母加细辛、羌活、独活。

按语：《金匮要略·中风历节病脉证并治第五》："诸肢节疼痛，身体魁羸，脚肿如脱，头眩短气，温温欲吐，桂枝芍药知母汤主之。"本案所患风湿历节，突出表现为臀腰腹部疼痛。其病机由气候转变剧烈时，风寒湿邪外侵，相互搏结于内，气血运行不畅，痹阻经脉骨节所致。寒盛则痛，湿盛则肿，风湿侵袭阳位则头昏目眩；湿邪内阻，脾困失运，清阳不分，则温温欲吐。故方用桂枝芍药知母汤加细辛、羌活、独活。方中麻黄、桂枝温经散寒，祛风发汗；防风、白术祛风除湿；附子、细辛温阳散寒，除湿止痛；白芍缓急止痛；知母养阴清热，并且佐制温通诸药的燥烈之性；羌活、独活相须为用，治疗风寒湿痹，一身尽痛。诸药相合，共奏祛风除湿，温经散寒之效。

三、以水肿为主症

1. 丁甘仁医案

程女，肺有伏风，痰气壅塞，脾有湿热，不能健运，以致咳嗽气逆，面浮四肢肿，食入腹胀有形，小溲不利，苔薄腻，脉浮滑，势成肿胀。急拟疏风宣肺，运脾逐湿，庶免加剧耳。

紫苏叶一钱，青防风一钱，光杏仁三钱，象贝母三钱，连皮苓四钱，陈广皮一钱，桑白皮二钱，大腹皮二钱，莱菔子三钱（炒研），枳实炭一钱，汉防己三线，冬瓜子、冬瓜皮各三钱。

按语： 本案患者外有表邪，内有湿热，丁氏用疏解除湿之法，表里同治，不使内外合邪，从而取得满意的疗效。方中紫苏叶、防风、杏仁疏风宣肺；象贝母化痰止咳；陈皮、茯苓健脾化湿；桑白皮、莱菔子降肺气；汉防己、大腹皮、冬瓜子、冬瓜皮利水；枳实炭化痰消积。诸药合用，使外邪无所依存，湿浊得以泄化，故病情好转。

2. 秦伯未医案

陈奶奶，1942 年 11 月 18 日初诊，面浮肢肿，胸闷腹满，小溲不长，湿浊中阻，三焦失职。治以开鬼门，洁净府。紫背浮萍 3g，青防风、新会皮各 4.5g，广木香 3g，炒枳壳、黄郁金、汉防己各 6g，川椒目 3g，冬瓜皮 12g，炒车前子、炒泽泻各 9g。

二诊：开鬼门，洁净府，浮肿渐消，胸腹满亦减，咳嗽喉头多痰，舌苔中腻。续予决渎三焦。香紫苏 4.5g，川椒目 3g，带皮苓 12g，光杏仁 9g，陈广皮、炒积壳各 4.5g，炒车前、炒泽泻各 9g，汉防己 6g，冬瓜子、冬瓜皮各 9g，生、熟薏仁各 9g。

按语： 盖水为至阴，故其本在肾。水化于气，故其标在肺。水惟畏土，故其制在脾。本例水肿，属风邪犯肺，肺失宣发，不能通调水道，下输膀胱，三焦决渎失职，漫溢肌肤而为水肿。《内经》提出"开鬼门""洁净府""去菀陈莝"三条治则，一直沿用至今。本例发汗、利尿、理气化湿三法并施，宗斯旨也。

四、以虚劳为主症

1. 朱丹溪医案

丹溪治一女子，十七八岁，发尽脱，饮食起居如常，脉微弦而涩，轻重皆同。此厚味成热，湿痰在膈间，复因多食酸梅，以致湿热之痰，随上升之气至于头，熏蒸发根之血，渐成枯槁，遂一时脱落。治须补血升散，乃用防风通圣散去硝，惟大黄酒炒三次，兼以四物，合作小剂与之。月余，诊其脉，知湿热渐解，乃停药，淡味二年，发长如初。

按语：本案中女子头发尽脱，朱丹溪认为是厚味生痰生热所致，痰热凝聚化火，又多食酸梅，酸敛火，火性炎上，以致湿热之痰，随上升之气至于头部，熏蒸发根之血，头皮不得润养；同时痰火阻于脉络，局部血运不畅，而致头发尽脱。治宜补血升散，运用防风通圣散双解表里湿热邪气。该方最早由刘完素创立，具有解表通里，清热解毒的功用。《医方考·中风门》："防风、麻黄解表药也，风热之在皮肤者，得之由汗而泄。荆芥、薄荷清上药也，风热之在巅顶者，得之由鼻而泄；大黄、芒硝，通利药也，风热之在肠胃者，得之由后而泄；滑石、栀子水道药也，风热之在决渎者，得之由溺而泄。风淫于膈，肺胃受邪，石膏、桔梗清肺胃也，而连翘、黄芩又所以祛诸经之游火。风之为患，肝木主之，川芎、归、芍和肝血也。而甘草、白术又所以和胃气而健脾。"此外，四物汤补血，酒制后补中有升，邪去正自安，发自长。

2. 尤在泾医案

罗氏论虚劳之证，多因邪伏血郁而得，不独阴亏一端也。临晚寒热，时减时增，其为阳陷入阴可知。滋肾生肝，最为合法，略加损益，不必更张也。

熟地黄，白芍，茯苓，牡丹皮，山药，柴胡，炙甘草，鳖甲。

诒按：于养阴中，加柴胡以达邪，佐鳖甲以搜阴。虚实兼到，极为灵巧。然既云邪伏血郁，似宜加当归。

再诊：热渐减，头中时痛，脉数不退，喉中痰滞不清。

青蒿，牡丹皮，熟地黄，鳖甲，炙甘草，牛膝，茯苓，小麦。

诒按：似当兼清痰滞。两方中熟地黄，不如改用生地黄为稳。

三诊：体虽不热，脉仍细数，宜养阴气。

六味丸去山茱萸、泽泻，加白芍、牛膝、青蒿、鳖甲。

按语：本案患者每到夜晚寒热交作，时轻时重，尤氏谓阳陷于阴，究其缘由乃邪伏血分，郁而不解，继而造成营气流行受阻，不能濡养周身，百脉失养，形乃大伤。治以滋水涵木，疏肝达郁。方用六味地黄丸合四逆散化裁。方中熟地黄滋水涵木；茯苓、山药健脾益气；白芍柔肝和营；柴胡疏肝达郁；牡丹皮清热凉血，活血散郁；鳖甲滋阴潜阳，软坚散结；炙甘草调和诸药。二诊发热渐减，头中时痛，脉数，喉中痰滞不清，乃邪热未尽，脾虚痰阻。治以清热滋阴透邪，方以青蒿鳖甲汤化裁。方中鳖甲直入阴分，咸寒滋阴，以退虚热，青蒿芳香清热透毒，引邪外出，二药合用，透热而不伤阴，养阴而不恋邪；牡丹皮凉血透热，助青蒿以透泄阴分之伏热；熟地黄滋阴养血，牛膝清热活血通经，并引血下行；茯苓健脾渗湿；浮小麦除虚热，止汗；炙甘草调和诸药。然患者喉中痰滞不清，唯恐熟地黄性温滋腻，有碍脾之运化，助生痰湿，可遵诒按以生地黄易熟地黄，一是滋水涵木之力佳，二是无熟地黄之滋腻而助痰湿。三诊诸症渐平，脉仍细数，此阴虚正气不足也，需养阴清热，方用六味地黄丸化裁。方中熟地黄滋阴养血；茯苓、山药健脾益气；白芍滋阴和营柔肝；牛膝清热活血通经，并引血下行；青蒿、鳖甲、牡丹皮滋阴清热透邪，防止"炉烟虽熄，灰中有火"。

五、以雷诺现象为主症

叶天士医案

许（五十岁），劳倦伤阳，失血，庸医以凉药，再伤气分之阳，指麻身痛，法当甘温。

人参当归建中汤去姜。

按语：此案许某年已半百，劳倦伤阳，又患血证，前医用寒凉之药养阴血，殊不知更伤阳气，以致阳气推动乏力，见指麻、身痛诸症。叶天士认为，治当甘温，以人参当归建中汤温中补虚而兼养阴，和里缓急而兼止痛。人参大补元气为君药；辛温之桂枝温通阳气；酸甘之白芍滋养营阴，缓急止痛；苦辛甘温之当归，补血和血共为臣药；佐以大枣补脾益气；甘草调和诸药。全方温中缓急补虚，中州得健，则气血阴阳生化有源。最妙在于去姜，叶氏恐姜之表散，且有动阳、耗阴之嫌，故去之。徐灵胎评论："血症能用阳药，已是老气无敌。其妙在辨症明确，不似今人之动辄滋阴也。然于伤阳失血之证，再经凉药，更伤其阳，则建中更无虑其动血矣。"

六、以口腔溃疡为主症

施今墨医案

范某，女，48岁。齿龈肿胀，口舌均有浅溃疡，疼痛流涎，咀嚼不便，妨碍饮食，喉间阻闷不畅，头晕，大便干结，小便黄，睡眠不安，病已逾月。舌尖红、有黄苔，脉弦数。

处方：绿升麻3g，北细辛3g，酒黄连3g，山栀衣6g，大生地10g，酒黄芩10g，大力子6g，酒军炭6g，青连翘10g，苦枳梗10g，炒枳壳5g，金银花5g，川黄柏10g，炙甘草3g。另：生蒲黄粉30g，涂擦患处，每日四五次。

二诊：服药两剂，齿龈肿、舌溃疡大有减轻。仍按原法立方。前方去黄柏、枳壳易为枳实6g，加蒲公英15g。蒲黄粉末用完仍继续涂擦患处。

三诊：服药两剂，诸证均愈，大便已畅，食眠已佳，恐其再发，特再就诊。嘱其效不更方，照前方再服两剂，隔日一剂。

按语：口属脾胃，舌属心，齿龈肿胀，口舌生疮，为脾胃积热，心火上炎之症。火热炎上，上扰清窍，发为头晕，寐差；脾胃积热，腑气不通，大便干结；心热下移小肠，小便黄；舌尖红，有黄苔，脉弦数均为脾胃积热，心经有火之象。拟用清泻法，方以清胃散加减，苦寒泻火之黄连配伍甘辛微寒之升麻，轻清升散透发，宣达郁遏之伏火。黄连得升麻，降中寓升，泻火而无凉遏之弊；升麻得黄连，散火而无升焰之虞；脾胃积热耗伤阴血，故以生地黄凉血滋阴；细辛辛香走窜，止痛力强；黄芩、黄柏、栀子清热解毒；酒军炭、枳壳泻下攻积，通腑泄热；桔梗、甘草相伍即为桔梗甘草汤，清利咽喉；连翘、金银花、大力子合用，取银翘散之意，透热达表。全方共奏清热泻火之功。再结合外用蒲黄粉，长于收敛，《千金方》

載："重舌生疮，蒲黄末敷之，不过三上瘥。"内外同治，每收速愈之效。

第二节　现代名家医案医话

1. 赵炳南医案

杨某，女，32岁，1983年4月3日初诊。

病史：患者于3年前因尿频而就医，经检查，确诊为系统性红斑性狼疮，合并肾功能损害（狼疮性肾炎）。症见：腰膝酸软，疲乏无力，浮肿，尿少尿频，夜间次数尤多。化验检查：尿蛋白（++ ~ +++），血红蛋白80g/L，白细胞4000/mm³，狼疮细胞阳性，舌苔薄白，脉沉细无力。

西医诊断：系统性红斑狼疮，狼疮性肾炎。

中医辨证：肾气虚，膀胱失约。

治法：补肾气，收涩固精。

方药：生黄芪20g，太子参10g，补骨脂10g，山药15g，肉苁蓉30g，韭菜子10g，芡实20g，沙苑子15g。水煎，日服2次。

以上方为基础，根据病情变化加用药味。小便频数明显时，加锁阳10g；肢冷、腰膝冷痛时，加上肉桂6g。服药半年后，自觉症状消除，尿蛋白阴性，血红蛋白100g/L，白细胞6000/mm³。狼疮细胞阴性。嘱继续服用中药以巩固疗效。随访至1985年底，一般情况良好，能坚持轻工作。

按语：本例患者以浮肿、夜尿频、长期尿蛋白为主要临床表现。中医辨为肾气不固，精气外泄，膀胱失约。《素问·上古天真论》："肾者主水，受五脏六腑之精而藏之。"肾为水脏，主津液，通过肾中精气的蒸腾气化，主宰着全身的津液代谢。肾气不固，气化无权，水液泛滥，发为浮肿；肾虚膀胱开阖失司，开多阖少，夜间阴气盛而阳气藏，则夜尿频多。如张景岳所言："水泉不止，膀胱不藏者，以气虚而然，气为水母，水不能蓄，以气不能固也。"肾虚则封藏失司，精关失固，精微下泄，则蛋白质随小便漏出形成蛋白尿；肾虚腰膝、筋骨失养，则腰膝酸痛、疲乏无力。故方中除用芡实、韭菜子、补骨脂固肾涩精外，尚用肉苁蓉、锁阳以助温补，另辅山药、太子参、生黄芪补脾益气，以求脾肾双补，益气固精之效。

2. 朱良春医案

郑某，女，37岁，2005年9月18日初诊。

病史：患者恶寒发热5月余，伴手指、踝关节疼痛，神疲畏光。经某医院检查，RF：281.5 IU/mL，抗核抗体、抗Sm抗体、抗ds-DNA抗体均为阳性，ESR：101mm/h，诊断为系统性红斑狼疮，予激素等药物治疗，病情未能控制。刻诊：不规则发热，T：37.8～38.5℃，面部浮肿，鼻旁对称性红斑，腰背有多处皮疹，大便干燥。舌红，苔薄黄，脉细数。

西医诊断：系统性红斑狼疮。

中医病名：温毒发斑、阴阳毒。

中医辨证：热毒内炽，营血耗伤。

治法：清热解毒，凉血散瘀。

方药：四妙勇安汤加味。玄参30g，金银花30g，当归10g，大生地30g，赤芍15g，牡丹皮10g，水牛角30g，半枝莲30g，蚤休15g，青蒿珠30g，生甘草6g。药进15剂，T：37.2～37.6℃，精神好转，大便较前通畅，后以上方为主略作调整，送进80余剂，面部红斑完全消退，身热降至正常，皮疹及关节痛均见好转，ESR：33mm/h。逐渐递减强的松的用量，改用滋肾养阴清热法继续治疗。

按语： 系统性红斑狼疮与温病发斑、阴阳毒相类似，发作期以热毒炽盛、耗营动血为主，故治宜清热凉血、解毒透斑为先，方用四妙勇安汤加味。金银花甘寒入心，善于清热解毒，故重用为主药；当归活血散瘀，玄参泻火解毒，甘草和中解毒，共为辅佐。仅此四药，量大力专，服药之后，勇猛迅速，祛除病邪，故称"四妙勇安汤"。再合水牛角、生地黄清热凉血，取"犀角地黄汤"之意；赤芍、牡丹皮不仅清热凉血，还能活血祛瘀，二者合用颇有"入血就恐耗血动血，直须凉血散血"之意，直折血中之热，祛血中之瘀；半枝莲、蚤休清热解毒；青蒿加强清热凉血作用。当活动期症情缓解后，激素逐渐撤减，转用滋肾养阴法，调整机体阴阳，乃急则治其标，缓则治其本之用意。

3. 汪履秋医案

王某，女，47 岁，1983 年 4 月 6 日初诊。

病史：患者有系统性红斑狼疮病史 2 年，全身浮肿 2 个月，近日又见小便困难，经皮质激素、利尿剂治疗收效不著而入院。刻诊：一身悉肿，下肢尤甚；腹大如瓮，胀满不适；颜面黧黑，神疲乏力；小便困难，点滴而下，每日量 400mL。诊查：面颧部有蝶形褐色斑，右鼻腔、口腔及下唇可见散在性溃疡；腹部膨隆，腹围 100cm，腹部叩诊有移动性浊音，两下肢高度浮肿。舌质偏红，苔薄腻微黄，脉细滑而数。查血色素 69.5g/L，尿蛋白（++），脓细胞（++），尿素氮 12.3mmol/L，肌酐 411.0μmol/L。

西医诊断：系统性红斑狼疮。

中医辨证：肾气亏虚，湿热下注，膀胱气化不利。

治法：滋肾通关，清利湿热，急则治标。

方药：知母 10g，黄柏 10g，白术 10g，猪苓、茯苓各 10g，泽泻 10g，防己 10g，肉桂 1.5g，石菖蒲 5g，小茴香 3g，桃仁 10g，车前草 15g，葫芦瓢 15g。

二诊：4 月 12 日。小便日渐通利，每日量 1500mL，腹部松软，腹围 82cm；四肢浮肿亦显著减轻，惟呕吐频繁，饮食不下。此乃尿毒上犯，胃失和降。治疗转以降逆和胃为主。处方：制半夏 10g，黄连 3g，黄芩 10g，干姜 3g，党参 10g，石斛 10g，苏梗 6g，茯苓 12g，泽泻 10g，薏苡仁 15g，代赭石 15g（先煎）。

三诊：4 月 23 日。呕吐已止，但饮食量仍少，肠鸣漉漉，大便稀溏，下肢轻度浮肿，脉象细缓。脾虚之象显露。治拟健脾利水，仿春泽汤化裁。处方：党参 12g，苍术、白术各 10g，泽泻 10g，炒薏苡仁 15g，山药 12g，肉豆蔻 3g，炙鸡内金 6g，乌梅炭 5g，炮姜炭 3g，车前草 10g，白芍 10g。

四诊：6 月 8 日。浮肿全退，呕吐未作，大便正常，腹部移动性浊音（-），蛋白尿（+），尿素氮 8.9mmol/L，肌酐 176.8μmol/L。病情显著好转，治疗转以养肝益肾、益气健脾以固本。处方：何首乌 12g，熟地黄 12g，山药 12g，党参 10g，白术 10g，炙黄芪 12g，茯苓 12g，枸杞子 10g，补骨脂

10g，防己 10g，泽泻 12g，泽兰 15g。

出院后继续服上方，药进百余剂，诸症消失，蛋白尿阴性，肾功能正常。

按语：本案患者症见一身悉肿、下肢尤甚、小便点滴而下、面色黧黑之脾肾阳虚，水湿泛滥之象；亦有口鼻溃疡、舌质偏红、苔薄腻微黄、脉细滑而数之热毒内蕴之症。若只顾脾肾温阳利水，恐有助邪火之炎；若单用清热解毒，则虑脾肾之微阳受损。本着急则治标的原则，以滋肾通关法，启下焦膀胱气化之机，气机得畅，肾水得通，使邪有出路。方中重用防己、车前草、猪苓、茯苓、泽泻、白术、葫芦瓢等加强利水之力；知母、黄柏清热泻火；肉桂引火归原；小茴香助膀胱气化；桃仁活血而行水，并有前后通利分消之意；而石菖蒲一味，不仅能开膀胱下窍，更能通下护上，以防浊液阴邪上扰心包。待三焦气机一通，阳气得运，水湿阴邪自然难聚。但实邪一退，正气不足。故先降逆和胃，次健脾涩肠，再脾肾同补，渐次调理，标本同治而奏效。

4. 路志正医案

蔡某，男性，22 岁。

病史：患红斑狼疮、狼疮肾 5 年。5 年前缘于感冒，伴发热，并出现明显脱发症状，经服消炎药高热不退，延及 3 个月后，发现尿色浊白，就诊于当地医院，经肾穿诊断为系统性红斑狼疮、狼疮性肾炎，之后鼻梁、耳部、手指肚部位渐渐出现红斑，于是使用泼尼松片口服治疗，由每天 10 片逐渐减量，至现在每天 6 片，抗核抗体 1：(160 ～ 1000)，血压 120/90mmHg，谷丙转氨酶（ALT）为 60U/L。就诊时见：患者自觉困倦乏力，神疲，头沉，面色晦暗，鼻梁处仍可见出血性皮疹，皮肤粗糙，食欲不振，大便每日 2 ～ 3 次，便稀，尿浊，欲睡，但多不实，梦多，食偏凉食物易出现肢痛症状。舌质淡，边有齿痕，苔白腻，脉弦细。

西医诊断：系统性红斑狼疮、狼疮性肾炎。

中医辨证：气血阴阳俱虚。

治法：益肾健脾，以滋化源。

方药：太子参12g，炒苍术12g，炒白术12g，炒山药15g，莲子肉15g，炒芡实12g，炒杜仲12g，桑寄生15g，墨旱莲12g，女贞子15g，炒黄柏6g，怀牛膝12g，炒薏苡仁30g，益母草15g，每日1剂，水煎服。另予西洋参6g，麦冬10g，石斛12g，绿萼梅10g，玉米须30g，金樱子10g，白茅根30g，每2天1剂，代茶饮。

服药14剂后乏力改善，食欲逐渐增加，睡眠状况好转。续服半年诸症稳定。

按语： 本例患者为青年男性，病程日久，气阴耗伤，阴损及阳，出现气血阴阳俱虚之象。脾阳不足，运化无力，故见食欲不振、便溏；阳虚不能温煦四末，故见食凉后肢痛；清阳不升，清窍失养，则头沉；气血生化乏源，气血俱不足，则见神疲乏力、倦怠、面色晦暗；肌肤失于濡养，则皮肤粗糙；心脾两虚而欲睡难安、多梦；肾虚不固而尿浊。舌质淡，边有齿痕，苔白腻，脉弦细，均为脾虚运化无力之象。方中太子参、炒苍术、炒白术、炒山药、炒薏苡仁益气健脾，莲子肉、炒芡实加强益肾健脾止泻之力，并可交通心肾；怀牛膝、炒杜仲、桑寄生、墨旱莲、女贞子平补肾阴肾阳；可加炒谷芽、炒麦芽、炒神曲消食化滞，以助脾胃运化；佐以炒黄柏除虚热；益母草活血。另配茶饮方，加强益气养阴利小便。本案患者年纪尚轻，虽为虚损之证，全方却未使用大量滋补药，而是从脾肾入手，补益先天，顾护后天，旨在调动机体自身运化功能，化生气血，以后天养先天，达到缓解症状的目的。

5. 颜德馨医案

刘某，女，23岁，1980年10月4日初诊。

病史：高热持续不退1周。血中连续3次查到狼疮细胞，血免疫复合物和抗核抗体阳性；肝功能：ALT 70U/L，谷氨酰转氨酶（γ-GT）65U/L，乳酸脱氢酶（LDH）700U/L。诊断为系统性红斑狼疮、狼疮性肝炎。患者高热不退，平均体温达39.5℃，两颧有红色蝶形红斑，烦躁不安，咽干唇燥，肢体困重，右胁胀痛，恶心纳减，小溲短赤，舌紫质干，苔黄腻，脉弦数。

西医诊断：系统性红斑狼疮、狼疮性肝炎。

中医辨证：热毒侵袭，瘀热交结。

治法：清营活血。

方药：生地黄 15g，水牛角 45g（先煎），赤芍 9g，红花 9g，桃仁 9g，金银花 15g，黄芩 9g，青黛 9g，紫草 9g，黄连 6g，生甘草 6g。每日 1 剂。

二诊：服药 1 周，高热趋降，体温波动在 37.8～38℃之间。舌干缓解，苔黄已退，脉转细数，患者神疲乏力，动则汗出，五心烦热，此瘀热初化，气阴已伤，原方加玄参 9g，麦冬 9g，生黄芪 15g；另服知柏地黄丸 9g，1 日 2 次。1 月后体温正常，诸症均减，复查狼疮细胞 3 次均阴性，血免疫复合物和抗核抗体转阴，肝功能正常。

随访：随访 2 年，病未复发。

按语：颜德馨教授认为系统性红斑狼疮多由热毒入侵，伏于血分，煎熬血液致瘀，瘀热熏灼，内伤脏腑，外阻肌肤所致。本案病初瘀热交结，绵延不愈，耗气伤阴，后期兼有气阴两亏之症。故初诊用清营汤合桃红四物汤加减。水牛角清解营分热毒；生地黄凉血滋阴，防止营阴进一步损耗；金银花清热解毒，轻清透泄，使营分热邪有外达之机，促其透出气分而解，有"入营犹可透热转气"之意。青黛、紫草、黄连、黄芩清热解毒；桃仁、红花、赤芍活血化瘀，防止热毒进一步与血相结；甘草调和诸药。全方共奏清营凉血，活血化瘀之功。二诊针对瘀热退而未尽、气阴已伤之候，及时加入玄参、麦冬、生黄芪等益气补阴之品，攻补兼施，标本同治而奏效。

6. 张镜人医案

张某，女，27 岁，1978 年 8 月 9 日初诊。

病史：低热伴关节酸楚年余。患者于 1977 年在黑龙江省，因低热、关节酸楚、心悸气急而在当地医院诊治，经检查发现心包积液，拟诊"结核性心包炎"，予抗结核药治疗，但疗效不明显，于是返沪来上海第一人民医院诊治，经检查找到狼疮细胞，诊断为"系统性红斑狼疮"。刻诊：低热起伏，关节酸楚，神疲乏力，略有心悸，大便日行 2～3 次。舌苔黄腻、中剥，脉细。检查：血沉 40mm/h，狼疮细胞阳性，抗核因子阳性，体温

37.4～37.8℃，血压：156/100 mmHg，胸片示：心包积液，心脏扩大。

西医诊断：系统性红斑狼疮。

中医诊断：痹证。

辨证：肾阴亏损，湿热不化，络气失宣。

治法：清热化湿，益肾和络。

方药：生地黄9g，赤芍9g，白芍9g，白茅根30g，土茯苓15g，生薏苡仁12g，炒桑枝15g，十大功劳叶9g，独活9g，白蒺藜9g，炒滁菊9g，炒黄芩9g，水炙银柴胡6g，秦艽9g，川石斛9g，香谷芽12g。日1剂，水煎服。

二诊：1978年10月20日。近半月来低热已净，关节仍酸楚，手指青冷发绀，脉细，苔薄腻，拟予和营清热。方药如下：丹参9g，赤芍9g，白芍9g，茺蔚子9g，白茅根30g，秦艽9g，炒牛膝9g，炒桑枝15g，虎杖15g，金雀根30g，鬼箭羽9g，野荞麦根30g，炒白术9g，香谷芽12g，白花蛇舌草30g。50剂，日1剂，水煎服。

三诊：1979年1月10日。关节酸楚尚平，低热已净，手指发绀，遇寒即发，脉细，舌红、苔薄，治守上法。处方：上方去野荞麦根，加生黄芪15g，当归9g。方药如下：丹参9g，赤芍9g，白芍9g，茺蔚子9g，白茅根30g，秦艽9g，炒牛膝9g，炒桑枝15g，虎杖15g，金雀根30g，鬼箭羽9g，炒白术9g，香谷芽12g，白花蛇舌草30g，生黄芪15g，当归9g。日1剂，水煎服。

随访：连续治疗半年余，症情获得改善，查血沉29 mm/h，以后继续中西医结合治疗，病情较稳定。

按语：本案患者低热、关节酸楚已年余，伴神疲乏力，苔黄腻中剥，为湿热不化、阴液已亏之象。先以清热化湿，益肾和络，再以退热蠲痹，数月之后渐见效验。但天气进入冬令，出现雷诺现象，表现为手指青紫，遇寒即发。阳虚寒凝，气滞血瘀是发生雷诺现象的基本病机。冬季气候寒冷，外感寒邪，寒主收引、凝滞，客于血脉，气血运行受阻，则发为雷诺现象。故采用活血化瘀、温经通络的治法，再合黄芪、当归益气养血和络，诸症向愈。

7.周仲瑛医案

李某，男，27 岁，2005 年 12 月 28 日初诊。

病史：患者颜面两颧部大片蝶形红斑 1 年余。近年来，颜面两颧部大片蝶形红斑，鼻梁部已有褐斑。病初曾见齿衄，抗 SSA/SSB 抗体弱阳性。该院诊断为系统性红斑狼疮。治疗 1 年，未见明显改善，遂来就诊。察其颜面两颧部大片蝶形红斑仍存，鼻梁部褐斑清晰可见，齿衄时有，口干不欲多饮，舌质黯红，苔黄，脉细滑。

西医诊断：系统性红斑狼疮。

中医诊断：蝴蝶斑。

辨证：热毒血瘀，肝肾阴伤。

治法：清热解毒，活血化瘀，滋养肝肾。

方药：犀角地黄汤合二至丸化裁。水牛角片 20g（先煎），赤芍 10g，牡丹皮 10g，生地黄 20g，紫草 10g，漏芦 15g，狗舌草 20g，玄参 10g，炙女贞子 10g，墨旱莲 12g，土茯苓 25g，地肤子 15g，苦参 10g，雷公藤 5g。7 剂，日 1 剂，水煎服。嘱减少日晒，清淡饮食，忌食发物。

二诊：2016 年 1 月 3 日。药进 7 剂，患者颜面及鼻梁部色斑消减，齿衄未作，但见足跟胀，腰酸，凌晨口干，舌质红，有裂纹，苔黄，脉细滑。方药合拍，已见初效。本次所见之状乃瘀热伤阴，肝肾阴亏之证，仍以解毒化瘀，滋养肝肾为法，加用清热活血通络之品。方药如下：水牛角片 20g（先煎），赤芍 10g，牡丹皮 10g，生地黄 20g，紫草 10g，漏芦 15g，狗舌草 20g，玄参 10g，炙女贞子 10g，墨旱莲 12g，土茯苓 25g，地肤子 15g，苦参 10g，雷公藤 5g，地锦草 15g，大黄炭 5g，白花蛇舌草 20g，人中黄 5g。14 剂，日 1 剂，水煎服。

三诊：2016 年 1 月 17 日。药后颜面及鼻梁部褐斑日趋消淡，仅隐约可见，足跟胀除，腰酸缓解，凌晨口干不著，舌脉同前。瘀热毒邪已有清化，肝肾之阴明显来复。前方既效，守原方意，加滋养肝肾之品。方药如下：水牛角片 20g（先煎），赤芍 10g，牡丹皮 10g，生地黄 20g，紫草

10g，漏芦 15g，狗舌草 20g，玄参 10g，炙女贞子 10g，墨旱莲 12g，土茯苓 25g，地肤子 15g，苦参 10g，雷公藤 5g，地锦草 15g，白花蛇舌草 20g，枸杞子 10g。30 剂，日 1 剂，水煎服。

四诊：2016 年 2 月 18 日。颜面及鼻梁部褐斑基本消退，足跟胀及腰酸未再出现，口不干渴，纳寐皆可，精神转振。舌质红，苔薄淡黄，脉细滑。原方继服巩固疗效。

患者坚持服用上方 3 个月，病情未见反复，查肝、肾功能均在正常范围。

按语：本案患者以颜面部大片蝶形红斑为主症，考虑血中有热，致火热炽盛，内侵营血，瘀结生毒。血为热搏，迫血妄行，留于肌肤，则见面部色斑，牙龈出血，舌质黯红，苔黄。瘀热久而伤阴，肝肾亏虚，则见足跟胀，腰酸，凌晨口干，舌质红，有裂纹。证属热毒血瘀，肝肾阴伤。治以清热解毒，活血化瘀，滋养肝肾。治以犀角地黄汤合二至丸加减。犀角已属禁用品，故用水牛角代之凉血解毒，"血分之结热，唯兹可以逐之"；赤芍、牡丹皮、生地黄、玄参凉血散瘀止血；炙女贞子、墨旱莲、枸杞子滋补肝肾之阴；漏芦、狗舌草、茯苓、地肤子、苦参、白花蛇舌草清热解毒；对于热毒瘀血盛者，则加入大黄炭、人中黄、地锦草等，以加强清热解毒，活血散瘀之功；雷公藤活血通络，其提取物对体液免疫及细胞免疫有调节作用。诸药合用凉血而不凉遏，活血而不破血，解毒而不伤正，止血而不留瘀，养阴而不滋腻，故收效显著。

8. 张鸣鹤医案

苏萍，女，42 岁，2004 年 10 月 30 日初诊。

病史：持续发热 42 天，体温在 37.8～39℃之间，两手指节及双膝疼痛，反复出现口腔溃疡，服用解热止痛药体温可降至正常，但不能持久，使用多种抗生素治疗效果不明显。近期出现眼睑及下肢浮肿，于 2004 年 10 月 12 日入青岛大学附属医院住院，当时化验 HGB 104g/L，RBC 34×10⁹/L，WBC 2.8×10⁹/L，PLT 78×10⁹/L，ANA 1∶640 阳性，核仁型，抗 ds-DNA 抗体（+），抗 SSA 抗体（+），血沉 110 mm/h，ALT 46 IU/L，尿常规：尿蛋白（+++），BLD（++），24小时尿蛋白定量4.74g/L。入院后曾用甲强龙80mg/d静滴，以后改用Dex 40mg/d静滴，并使用头孢类抗生素静滴，CTX 0.2g静滴，每周2次。今日出院，强的松仍60mg/d，雷公藤6片/天，同时服用洛丁新、帕夫林、钙剂等治疗。目前体温正常，仍有膝关节疼痛，口腔溃疡偶发，全身乏力、多汗、心烦、失眠。月经3月未来潮。查体：中年女性，神志清，精神不振，血压176/100mmHg，面颊潮红，行动可，两下肢凹陷性水肿，雷诺氏征（+），舌质红，苔少，脉象弦滑。

西医诊断：系统性红斑狼疮、狼疮性肾炎。

中医诊断：蝶疮流注、水肿。

辨证：热毒炽盛，气阴两虚。

治法：清热解毒，凉血活血，补肾固摄。

方药：自拟狼疮2号方加减。处方：连翘20g，牡丹皮20g，金银花20g，蚤休20g，板蓝根20g，赤芍30g，楮实子20g，水蛭6g，红花10g，猪苓20g，桑螵蛸12g，芡实20g，荜澄茄10g。水煎服，每日1剂，连服6天，停药1天，强的松暂维持60mg/d。

二诊：2004年11月27日。诸症明显减轻，体温已正常，下肢浮肿已轻微，仍感全身乏力，腰酸不适。舌质红，苔薄白，脉象弦滑。复查：HGB 112g/L，RBC 42×10^9/L，WBC 3.6×10^9/L，PLT 98×10^9/L，ESR：65mm/h，尿蛋白（++），BLD（++），肝肾功正常。中药宗上方去板蓝根、赤芍、牡丹皮，加覆盆子、菟丝子各20g，黄芪20g，山茱萸12g，继续每周服药6天，强的松减为45mg/d。

三诊：2005年1月29日。症状续有好转，下肢浮肿消失，仍有乏力，有时胸闷，稍有心悸，舌脉同前。复查血象正常，ESR：37mm/h，尿蛋白（-），BLD（++）。继续减少强的松用量至25mg/d，停服雷公藤片、帕夫林等，中药效不更方，原方继服。

四诊：2005年2月26日。自觉无任何不适，舌质红，苔薄白，脉弦。复查血象正常，ESR：32mm/h，尿蛋白（-），BLD（+）。强的松改至20mg/d，中药上方加生地黄 15g，熟地黄 20g，黄精 20g，水煎服，日一剂。

五诊：2005 年 3 月 26 日。病情稳定，无任何不适，月经已来潮，但经量极少。舌质红，苔白，脉弦。复查血象正常，ESR：24mm/h，尿（-）。强的松减至每日 15mg，中药上方加何首乌 20g，继服，每日 1 剂。

六诊：2005 年 4 月 30 日。病情稳定无不适，月经按时来潮，经量仍偏少。复查 ANA 1∶100 阳性，核仁型，抗 SSA 抗体（+），抗 ds-DNA 抗体（-），尿蛋白（-）。中药接四诊方继服，2 日 1 剂。

随访：至 2006 年 3 月 28 日，患者只服强的松每日 7.5mg 维持治疗，病情稳定无不适，中药由 2 日 1 剂逐渐减至每周 2 剂，现已停服半年。

按语： 本案患者持续发热 40 余天，颜面潮红，口舌溃疡，一派热毒壅盛之象。热毒伤肾，肾失固摄，故出现蛋白尿及潜血；热伤阴血，故贫血，月经闭止；邪伤正气则乏力、易疲劳。患者虽经大量激素治疗，热势有所缓解，但炉焰未熄，激素撤减时很有可能出现反弹，当务之急重用清热解毒药及凉血活血药，控制病情。继则补肾固摄治本，标本兼治。药后热势渐见平息，故二诊去板蓝根、赤芍、牡丹皮，加黄芪、山茱萸、菟丝子益气养阴补肾，覆盆子、金樱子收敛固摄，尿蛋白漏出现象逐渐减少。善后阶段，以滋阴养血为重，减少收敛固摄的药味，增加熟地黄、黄精、何首乌等补肾填精药，使正气得益，月事按时，阴平阳秘，渐臻康复。

9. 张志礼医案

孙某，女，37 岁，1988 年 5 月 13 日初诊。

病史：患者 1985 年 11 月始全身关节游走痛，面部起红斑，日晒后加重，伴乏力、脱发。在当地医院诊为系统性红斑狼疮。服泼尼松每日 30～40mg，症状减轻，但减量即加重。1 个月前受凉后突发高热，咳嗽黏痰，痰不易出，伴胸闷胸痛，头昏头胀痛，双颊出现水肿性红斑，继之昏睡，阵发性抽搐，烦躁不安，收入院治疗。

诊查：神志模糊，时有躁动，寻衣摸床，尿失禁，阵发性抽搐。体温 38.6℃，血压 97.5/60mmHg，瞳孔等大，对光反射存在，右侧肢体轻瘫，左侧肢体有不自主抽搐，病理反射阳性，双肺底可闻及中水泡音。实验室检查 ANA 1∶600，抗 ds-DNA 抗体阳性，BUN 13.5mg/dL，血糖正常，痰培养假单胞菌生长。心电图示心肌损伤，脑电图重度异常。脉细数无根，舌质红，少苔。

西医诊断：系统性红斑狼疮，肺部感染，狼疮脑病。

中医辨证：气阴两伤，毒邪攻心，痰迷心窍。

治法：养阴益气，化痰开窍，凉血解毒。

方药：白茅根 30g，板蓝根 30g，大青叶 30g，鱼腥草 15g，败酱草 30g，蒲公英 30g，连翘 15g，重楼 15g，白花蛇舌草 30g，玄参 15g，天花粉 15g，西洋参 6g（另煎），蛇胆陈皮末 0.5g（冲）。水煎，鼻饲。

同时给予甲基泼尼松龙 1g 静滴，日 1 次，共 3 日，并结合静点抗生素及其他对症治疗。

二诊：3 天后意识逐渐恢复，抽搐停止，中药调整为养阴益气，活血解毒通络之方。处方：南沙参 30g，北沙参 30g，麦冬 10g，五味子 10g，黄芪 15g，白术 10g，茯苓 10g，丹参 15g，鸡血藤 15g，钩藤 10g，首乌藤 30g，板蓝根 30g，白茅根 30g，天花粉 15g，重楼 15g，白花蛇舌草 30g。另用地塞米松 15mg 静滴，3 天后改为泼尼松 60mg 口服，并逐渐减量。

三诊：1 个月后神志清楚，下地活动，仍头昏乏力，有偶发性幻视，神经系统检查无异常，脑电图示重度脑损伤，心电图示心肌损伤，中药加菖蒲、郁金，激素逐渐减量。

共住院 61 天，出院时无神经精神症状，ANA 1∶80，抗 ds-DNA 抗体（-），尿检无异常，激素日量 30mg，继续门诊治疗。

随访：4 年后随访，服泼尼松日量 15mg 及中药，病情稳定，无明显临床症状。

按语： 此案病情危重。系统性红斑狼疮脑病死亡率高，并发肺部感染更难治疗，故用中西医结合治疗。中医辨证属气阴两伤，毒热炽盛，痰迷心窍，故在扶正祛邪的原则下，主用养阴益气，凉血解毒，同时予以清心开窍药物，配合大剂量激素冲击疗法，使病人脱离险境。方中西洋参、南沙参、北沙参、黄芪、麦冬养阴益气；白茅根、大青叶、板蓝根、鱼腥草、重楼、败酱草、白花蛇舌草凉血解毒，再加蛇胆、陈皮末化痰开窍，故而生效。

10. 丁济南医案

胡某，男，41 岁。

病史：1966 年始发癫痫，发作频繁，平均每 10 天一次。1972 年肝功能异常，两胁作胀，腹满便泄作呕，四肢关节酸痛，面部初为散在多形红斑，痒痛，逐渐呈现棕黑色。检查确诊为系统性红斑狼疮，曾使用强的松及环磷酰胺等，病情反复。1976 年 5 月因发热半月余未退，癫痫频作而请丁老诊治。

西医诊断：系统性红斑狼疮神经病变。

中医辨证：风寒湿邪郁而化热，热扰神明。

治法：温阳祛风，佐以清热开窍。

方药：基本方。处方如下：川桂枝 3g、制川乌、制草乌、伸筋草、仙灵脾各 9g，玄参 9～12g，甘草 4.5g。可加荆芥、牡丹皮、黄芩、柴胡以疏散清热；蛴螂虫、远志、石菖蒲、白金丸以镇痫化痰开窍。服药 30 剂，身热退清，皮损及癫痫均略见减轻，强的松剂量从每日 30mg 递减到每日 15mg。

仍有腹胀、便泄、夜寐欠安的表现，予原方去清热疏散药，加党参、白术、生麦芽、香附、郁金、焦六曲、炮姜炭、怀山药等健脾理气止泻药。服药 70 余剂，腹泻已止，腹胀亦缓解。强的松逐步减到每日服 7.5mg。

1977 年 12 月再度发作，出现肾功能损害，经住院治疗后仍见腰酸、梦遗、浮肿、溲少、尿蛋白（++～+++），癫痫仍有发作。丁老予基本方加生黄芪、生白术、玉米须、薏苡仁根、黑大豆、蛴螂虫、远志、石菖蒲等。方药据症加减，服药半年，激素剂量在一个月内递减到维持量，癫痫小发作，次数也明显减少（一月发作一次），面部黑色渐退。完全停用激素和西药，坚持服中药，至 1981 年 3 月，癫痫发作一次，抽搐 1～2 分钟，嗣后未再发作。面部棕黑色全部退清，肝功能基本正常，尿蛋白（+）。目前继续服用中药。

按语： 丁济南老先生认为系统性红斑性狼疮属于中医"痹证"范畴。《素问·痹论》："风寒湿三气杂至合而为痹也。"痹证迁延日久，风寒湿之邪侵入皮、肉、筋、脉、骨，内舍于五脏而引起"五脏痹"。红斑狼疮的多脏器受累与此十分相似，故可从痹论治。因寒湿两邪均为阴邪，阴邪最易损伤机体阳气，阳不足则气血运行受阻，血脉闭塞不通，不通则痛，发为痹证。丁老提出总的治则是祛风温阳，散寒除湿，调补阴阳。本案为风寒湿邪郁而化热，郁热不去，炼液化痰，痰火上壅，遂发热不退、癫痫频作。予以基本方合清热疏散、镇痫化痰开窍之品。基本方中桂枝、川乌、草乌、仙灵脾、伸筋草等味辛性温，辛能发散，祛风湿，温能驱散寒湿之邪，既能祛风解表，又能入骨搜风通络，外则散表寒，里则温下元，祛邪又扶正；风寒湿郁而化热最易伤阴，温阳祛风法亦有耗劫津液之弊，故参以玄参养阴，使温阳祛风与养阴生津相辅相成，从而使温阳祛风不伤阴，养阴生津不恋邪；最后用甘草解毒，调和诸药。

11. 刘永年医案

王某，女，17岁，学生，未婚，2000年2月19日初诊。

病史：发热、面部蝶形红斑、关节疼痛1个月。初期发热，体温在37.6～38.9℃之间，午后及夜间为甚，不畏寒、少汗，渐渐面部出现红斑，以面颊部为主，呈蝶状，耳后及手部亦有散在红斑，边缘模糊，色泽鲜艳。四肢关节游走性疼痛，但不红肿，活动如常，大便干燥，小便黄赤，精神尚振，纳食不香，夜寐欠安。诊查：舌质暗红，苔薄黄，脉数，形体消瘦，面部及手部红斑，按之不退，色泽明亮，双侧腕、肘、踝、膝关节叩之疼痛，但不肿胀，下肢不肿。化验示：血抗Sm抗体（+），抗ds-DNA抗体（+），抗RNP抗体（+），ANA（+），血沉108mm/h，肝肾功能正常，WBC 3.5×10^9/L、PLT 68×10^9/L、血红蛋白96g/L。

西医诊断：系统性红斑狼疮。

中医诊断：阳毒发斑。

辨证：邪热内舍，犯于营血，络伤血溢，凝滞肌腠。

治法：凉血清热，活血化瘀，解毒宁络。

处方：水牛角片 30g（先煎），生地黄 12g，玄参 12g，牡丹皮 8g，知母 10g，生石膏 30g，连翘 15g（先煎），白花蛇舌草 20g，防风 6g，土茯苓 10g，丹参 15g，赤芍 10g，白茅根 20g，10 剂。

二诊：服用上方，每日 2 剂，3 天后体温渐退，再服原方每日 1 剂，1 周后体温降至 37.5℃左右，关节疼痛亦减轻，面部红斑色略转淡，大便仍干，小便如常，纳寐欠香，舌质红苔薄黄，脉细微数。气分热邪渐退，热舍营血，瘀热互结，治以凉血清热散瘀。原方去连翘、生石膏，加生大黄 6g，7 剂。

三诊：服药 2 周，体温退至 37.2 ～ 37.3℃之间，关节疼痛显著减轻，面部红斑淡而未退，大便日解 2 次，纳食增加，舌尖红苔薄，脉细转静不数。此乃营热渐退之兆，治宗原法，加强凉营荡邪，解毒化斑。处方：水牛角片 15g，生地黄 12g，玄参、丹参各 12g，赤芍、白芍各 10g，土茯苓 15g，紫草 6g，红花 6g，大黄 5g，白茅根 30g，白花蛇舌草 30g，大白花蛇 10g，生甘草、炙甘草各 5g，青蒿 10g，龟板 10g。14 剂。

四诊：发热已退，诸关节疼痛亦告缓解，面部红斑继有转淡，手部红斑部分消退，精神大振，纳寐转香，舌尖红，苔薄，脉细。乃瘀热互结，蕴而酿毒，脉络瘀阻，治疗重在清热凉血，化瘀消斑。处方：水牛角片 30g，玄参、丹参各 12g，生地黄 12g，牡丹皮 10g，赤芍、白芍 10g，生甘草 5g，土茯苓 10g，白花蛇舌草 20g，秦艽 10g，威灵仙 10g，大白花蛇 10g，紫草 6g，龟板 10g，女贞子 12g。

五诊：上方化裁连续服用 1 个月，关节疼痛完全缓解，手部红斑消散，惟面部红斑散而来尽，但色泽已转暗，舌质略红苔薄，脉细涩。此乃邪毒渐去，但肾阴受损，脉络瘀滞，治疗转以正邪兼顾。处方：玄参 10g，生地黄 12g，山茱萸 12g，土茯苓 15g，丹参 12g，紫草 6g，菟丝子 12g，大黑豆 12g，何首乌 12g，甘草 3g，赤芍、白芍各 12g，龟板 10g，女贞子 12g。

连续服用 1 个月，红斑逐渐转淡并消散，后配合以六味地黄丸、通塞脉片口服，半年后临床症状体征基本消失。复查血沉 31mm/h，抗 ds-DNA

抗体（-），抗 Sm 抗体（-），抗 RNP 抗体（±）。生活学习恢复正常。

按语： 刘永年教授认为系统性红斑狼疮证属中医"阳毒发斑"范畴，其辨证可参照温病学"卫气营血辨证"，有活动期和缓解期之分。本例患者初起以瘀热互结，蕴而酿毒，兼夹风湿，脉络瘀阻为病机关键。故治疗先以清热凉血，活血散瘀，兼以疏风剔邪，方选犀角地黄汤合清营汤化裁。又宗叶天士之训："入营犹可透热转气，入血直须凉血散血。"而加生石膏、连翘、知母透热转气，气血两清；并加防风、秦艽、威灵仙、大白花蛇疏散风湿。经治后发热得退，关节疼痛消失，红斑逐渐转淡消散，乃邪热渐去，病情趋于缓解。但此时热毒损及肝肾，阴液受灼而邪热迁延未清，故治疗兼顾正虚与邪恋，滋补肝肾，养阴凉血，化瘀消斑，并待邪热消退后，补肾养阴巩固，并防止复发。

12. 王永钧医案

孙某，女，32岁，2004年10月9日初诊。

病史：关节痛，面颊、手背、手指皮肤红斑，反复发作10月。患者病情迁延10个月，始曾发热，肩、腕等关节肿胀、疼痛，继而面颊出现红斑，状若蝴蝶，手背、手指亦有红斑。近3月来经多方检测诊断为系统性红斑狼疮，病变已累及皮肤、关节、肾及血液。曾服泼尼松2个半月（用法为 60mg/d×14天，50mg/d×14天，40mg/d×30天，30mg/d×17天），但皮肤损害及关节肿痛症状仍有。尿常规检查：蛋白痕迹，红细胞（++）；血常规：WBC 2.6×10^9/L，中性粒细胞比率为76.1%，血红蛋白97g/L，血小板 63×10^9/L，血肌酐 71μmo1/L，抗核抗体 1:140，抗 ds-DNA 抗体（+），抗 RO/SS-A 抗体（+），血 IgG 2100mg/L，补体 C3 45.2mg/dL，血压 120/85mmHg，脉细弦带数，苔薄，舌淡。

西医诊断：系统性红斑狼疮。

中医诊断：赤丹、周痹。

辨证：风湿夹热。

方药：防己黄芪汤加减。处方：汉防己15g，生黄芪30g，茯苓30g，鸡血藤15g，红藤30g，忍冬藤30g，丹参10g，牡丹皮10g，赤芍、白芍各 10g，白花蛇舌草 30g。15 剂，日 1 剂，水煎 2 次，上下午分服。嘱避日光，忌食芹菜、无花果、蘑菇、无鳞鱼及干咸海产品等。

西药：泼尼松 30mg/d（晨 8 时顿服），并加服钙尔奇 D 片 600mg/d（每晚服）。并嘱药不宜骤停，否则易致病情加重，且有发生肾上腺皮质功能不全之虞。

二诊：2004 年 10 月 25 日。服加减防己黄芪汤，以祛风湿、调气血、清脉络，之后患者关节痛及皮损均有好转，心态亦获改善，血压 150/90mmHg，脉细弦数，苔薄。中药仍予原方，加青蒿 30g，生麦芽 60g，以清解郁热。15 剂，服法同前。

三诊：2004 年 11 月 9 日。患者关节痛及皮损续有减轻，但面如满月，激素反应渐显著，无其他不适，复查尿蛋白阴性，镜显红细胞 1～2/HP，比重 1.025；血常规：白细胞 8.7×10^9/L，中性粒细胞百分比 71.4%，血红蛋白 113g/L，血小板 101×10^9/L；补体 C3 101mg/dL，血谷丙转氨酶 27U/L，血白蛋白 49g/L，血肌酐 60μmol/L，脉细弦数，苔薄，舌质转红。提示病情有所控制，为进一步平稳撤减激素，拟在泼尼松片 30mg/d 基础上先加用小剂量硫唑嘌呤（50mg/2d），中药仍予原方 8 剂，服法如前。

四诊：2004 年 11 月 17 日。患者风湿从热而化，最易伤阴，拟再增入滋肾育阴之品。处方：汉防己 15g，生黄芪 30g，茯苓 30g，丹参 15g，牡丹皮 10g，知母 10g，玄参 15g，赤芍、白芍各 10g，生地黄、熟地黄各 15g，青蒿 30g，生麦芽 60g，白花蛇舌草 30g。14 剂，服法如前。2 周后如无不适，复检血、尿常规及肝功能正常，可再续服本方 14 剂。

西药：泼尼松 30mg，25mg（双日、单日交替服）；硫唑嘌呤片 50mg/2d；钙尔奇 D 片 600mg/d。

五诊：2004 年 12 月 13 日。患者自觉诸症安和，脉细弦滑，苔薄，血、尿常规及肝功能均在正常范围内，仍按原方案续服中西药物，14 天后复诊。

六诊：2005 年 1 月 28 日。患者一般情况均好，心率偏快（90 次/分），血压 135/90mmHg，血谷丙转氨酶 20U/L，血白蛋白 49g/L，尿蛋白阴性，红细胞 3～4/HP，ANA 1∶40，抗 ds-DNA 抗体阴性，抗 ENA 及抗

Ro/SS-A 抗体阳性，血白细胞 9.1×10^9/L，中性粒细胞百分比 71.8%，血红蛋白 118g/L，血小板 143×10^9/L，脉细数，苔薄尖红。拟遵循益肾、滋阴、清络的原则，再减激素用量，并予小剂量 β 受体阻滞剂减缓心率以助降压。处方：生黄芪 30g，鸡血藤 15g，当归 10g，白芍 10g，川芎 15g，生地黄 20g，女贞子 10g，积雪草 30g，杜仲 10g，广地龙 10g，青蒿 30g，生麦芽 60g，白花蛇舌草 30g。21 剂，上药 1 剂，水煎 2 汁，日服 1 汁。

西药：泼尼松 20mg，15mg（双日、单日交替服）；硫唑嘌呤片 50mg/2d；钙尔奇 D 片 600mg/d；酒石酸美托洛尔 12.5mg/d。

七诊：2005 年 3 月 17 日。日前患者曾有轻度咽痛不适，微咳，自服双黄连后已愈，余无不适。查尿蛋白及红细胞均阴性，比重 1.020，血白细胞 4.0×10^9/L，中性粒细胞百分比 71%，血红蛋白 113g/L，血小板 126×10^9L，抗核抗体 1:40，抗 ds-DNA 抗体阴性，唯有抗 ENA 及抗 Ro/SS-A 抗体仍阳性，脉细弦，不数，苔薄。中药继服原方，每剂煎 2 汁，日服 1 汁。

西药：泼尼松 20mg，15mg（双日、单日交替服）；钙尔奇 D 片 600mg/d；硫唑嘌呤暂停服。

随访：至 2008 年底，病情始终稳定，且仅服白芍总苷胶囊每日 4 片（1200mg/d，2 次分服），泼尼松 7.5mg/2d 维持。

按语：王永钧教授根据本案发热、关节肿胀、疼痛，面颊、手背、手指出现红斑，以及尿检有蛋白、红细胞的临床表现，诊断为赤丹、周痹。《诸病源候论》："赤丹者，初发疹起，大者如连钱，小者如麻豆，肉上粟如鸡冠，肌理如风毒之生，故使赤也，亦名茱萸丹。"《临证指南医案》："风湿相搏，一身尽痛……此属周痹。"该病的主要病因在于风、湿、瘀、热等邪侵及机体，病位虽涉及皮肤、肌肉、关节、脉络及脏腑，但其中脉络是病位的关键所在。脉络遍布全身，因此风湿之邪侵袭，其病邪也无处不到。风湿久郁化热、酿毒，则脉络痹阻，所以祛风除湿是本病治疗的第一要务，故用防己黄芪汤加减。此外，益气、养血、散瘀、清络亦是必须顾及的。

13. 沈丕安医案

杨某，女，30岁，1974年12月起出现口唇红斑，关节疼痛，脱发，雷诺氏征，多次ANA（＋），红斑狼疮细胞（LE细胞）（＋），RF（＋），诊断为系统性红斑狼疮。曾服过激素和CTX进行治疗。自停激素后，1983年反复发热一个月，来本院经中药治疗后缓解，一度停药，于1986年初由于感冒疲劳又出现反复发热，心悸胸闷胸痛，于4月26日胸片示心脏向两侧扩大，呈烧瓶样，提示：心包积液。断续治疗。7月起发热不退。1986年9月2日住入我院。检查：体温38.5～39.1℃，颈淋巴结肿大，心界扩大。肝肋下1.5cm，脾肋下6cm，下肢肿。胸片示：心界明显向两侧扩大，左心室达胸廓边缘，纵隔增高，心脏呈烧瓶状，胸廓直径23.5cm，心脏直径18.5cm，提示大量心包积液。血红蛋白77.5g/L，白细胞3200/mm^3，血小板60000/mm^3，血沉100mm/h，尿常规无殊。

西医诊断：狼疮性心包炎伴发热。

中医诊断：饮证。

辨证：饮热积于心包。

治法：清热利水蠲饮。

方药：本院红三方及蠲饮利水方加味。甲方：生地黄30g，麦冬12g，生石膏30g，生薏苡仁30g，虎杖30g，黄芩30g，桂枝3g。乙方：生地黄30g，青蒿30g，桑白皮30g，葶苈子60g，五加皮30g，泽泻10g，生甘草3g，大枣5枚，猪苓、茯苓各12g。先后加减药：黄芪、玄参、紫草、地骨皮、茶树根、丹参、枳壳、龙葵、玉竹、郁金、菖蒲等。

治疗至两周后热度渐退，三周后热清。1月17日B超心包积液暗区12cm，11月19日胸片示：心脏已明显缩小，心脏直径为13cm，纵隔未见增宽。12月8日B超示：心包积液已吸收。出院随访，ANA（-），LE细胞（-），RF（-），并可恢复工作。1989年9月心超检查，未见心包积液。整个治疗过程中，未使用任何激素、免疫抑制药和利尿药。

按语：狼疮性心包炎属于中医"饮证""心痹""水气"等的范畴。多由于先天禀赋不足，复感六淫邪气，热毒燔灼，阴液暗耗，四肢经脉气血痹阻，五脏六腑日渐虚损，上焦气化失司，水道闭塞，水气凌心，饮积心包而成。饮证的治则一般为"温药和之"，但狼疮性心包炎有全身热象，当甘寒清热。故而一方面以清热养阴法治疗 SLE 之本，另一方面用葶苈大枣泻肺汤，清化蠲饮以治饮证之标，养阴清热而不恋邪，利水蠲饮而不伤阴。

14. 陈湘君医案

贾某，男，43 岁，2006 年 10 月 11 日初诊。

病史：发热、浮肿 7 年。患者 2002 年出现发热、眼睑浮肿，外院查 24 小时蛋白尿＞3g，肾脏穿刺确诊为系统性红斑狼疮、狼疮性肾炎（病理类型Ⅲ＋Ⅴ型），予以强的松 60mg/d 和环磷酰胺（CTX）冲击治疗后病情缓解。2003 年 12 月病情复发，使用强的松龙 32mg/d 和 CTX 冲击后病情控制。2004 年 4 月加用吗替麦考酚酯 0.75mg，2 次／日，此时 24 小时蛋白尿 1.18g，ESR：18mm/h，抗 ds-DNA 抗体 23 IU/mL，ANA（-），可提取核抗体（ENA）阴性，补体 C3 58.5mg/dL，肝肾功能均正常。2005 年改用甲基强的松龙 20～24mg/d，雷公藤多苷 30mg/d，硫唑嘌呤 50～100mg/d，病情基本稳定，24 小时尿蛋白维持在 1g 左右。2006 年 6 月因下肢皮肤感染致病情复发，全身水肿加重，24 小时蛋白尿 5g 以上，并见尿少，血肌酐 15μmol/L，尿素氮 12mmol/L，诊断为狼疮性肾炎、肾衰竭（轻度）。因其时 CTX 累计用量在 17.4g 以上，患者不愿再加用西药治疗，仅用甲基强的松龙 20mg/d 和利尿剂，病情未能改善，遂来求诊于中医。刻下症见：两眼睑肿如蚕卧，下肢高度水肿，粗如象腿，皮肤光亮，按之不起，阴囊水肿；服大剂量利尿剂仍尿少而不畅；自觉腹胀，但能平卧，无胸闷、气急；舌质淡胖，苔薄，脉沉细。

西医诊断：系统性红斑狼疮，狼疮性肾炎。

中医诊断：水肿。

辨证：脾肾两虚，水湿内停。

治法：温肾健脾，利水消肿。

方药：济生肾气丸合真武汤、五皮饮加减。处方：生地黄 15g，山茱萸 9g，怀山药 20g，泽泻 15g，牡丹皮 15g，丹参 15g，淡附片 9g，桂枝

9g，茯苓 30g，猪苓 30g，生白术 10g，生甘草 9g，车前草 30g，白芍 30g，生姜皮 6g，桑白皮 12g，冬瓜皮 30g，龙葵 30g，生黄芪 30g，桔梗 4.5g，水蛭 6g。21 剂，水煎服。

二诊：2006 年 10 月 31 日。药后小便较前增多，但眼睑、面部及下肢高度水肿未见改善；寐安，无胸闷气急；舌苔薄，脉小。沉疴之疾，难见速效，视其脉证仍为阳虚水泛之证，续温肾健脾利水之法。前方去泽泻、桔梗，加金蝉花 15g。14 剂。

三诊：2006 年 11 月 15 日。尿量逐渐增多，眼睑浮肿消退，阴囊水肿渐消，唯下肢浮肿虽退至股以下，但左下肢水肿较右下肢明显；左腰久坐则痛；舌尖红，苔薄，脉细。治疗在二诊方基础上加莪术 30g，菟丝子 15g。28 剂。

四诊：2006 年 12 月 19 日。夜寐较安，小便量明显增多，头面部浮肿退尽，腰及大腿不肿，小腿明显变细，皮肤较前松弛，但踝关节至小腿下 1/3 按之仍有凹陷；舌红，苔薄，脉细。予三诊方中加牛膝 15g。14 剂。

五诊：2007 年 1 月 2 日。夜寐较安，晨起小腿及踝关节均见肿胀，工作至午后下肢仍有肿胀，按之凹陷不起；舌苔薄，脉细。四诊方去桑白皮、冬瓜皮、生黄芪、牛膝和菟丝子。28 剂。

六诊：2007 年 2 月 6 日。近日自觉目糊视物不清，寐安，自觉精神尚可，小便正常，工作劳累及久坐电脑前，下肢有轻度浮肿；舌紫苔薄，脉细。守五诊方，加枸杞子 12g，墨旱莲 30g。28 剂。

七诊：2007 年 3 月 7 日。双踝关节处仍有轻度水肿，复查肾功能已恢复正常，病情明显好转，甲基强的松龙目前已减至 12.5mg/d；舌胖边紫，苔薄，脉弦。处方：生地黄 15g，山茱萸 9g，怀山药 20g，牡丹皮 15g，丹参 15g，淡附片 9g，桂枝 9g，茯苓 30g，猪苓 30g，生白术 10g，车前草 30g，白芍 30g，生姜皮 6g，金蝉花 15g，水蛭 6g，莪术 30g，龙葵 30g，生薏苡仁 30g，墨旱莲 30g。28 剂。此外，在治疗过程中逐步停用利尿药，五诊开始缓慢减甲基强的松龙剂量，至七诊时，已减至 12.5mg/d 的维持剂量。

按语： 该案患者病久缠绵、病情反复，脾肾阴虚、毒热内扰已久。同时，长期应用大剂量免疫抑制剂和激素，使阴精进一步耗伤，阴损及阳，脾肾阳气亦受到损伤。脾虚则土不能制水，肾虚无力固涩精微，使蛋白大量流失，无力蒸腾化气行水而致水湿泛溢，水浊不能外泄而内停。故处方中以济生肾气丸为主，合用真武汤温肾化气、利水消肿，五皮饮利水健脾。同时针对系统性红斑狼疮肝肾阴亏的病机特点，温滋并用，以防温阳利水损伤阴液，并将肾气丸中的熟地黄易为生地黄，重在滋阴。方中妙在重用莪术、丹参、水蛭活血化瘀，虽未见有瘀血征候，然病久必有瘀，瘀易阻经络，水行不利，故活血化瘀亦有助于利水。

15. 范永升医案

（1）医案1

患者某，男，8岁，2009年8月3日初诊。

病史：鼻梁两侧呈蝶形红斑，低热，颜面潮红，查ANA 1∶160，抗ds-DNA抗体（＋），血沉84mm/h，尿蛋白（＋＋），曾服强的松、雷公藤总苷片等无效。现自诉口干潮热，失眠盗汗，便结溲黄，舌暗红苔少，脉细数。

西医诊断：系统性红斑狼疮。

中医诊断：阴阳毒。

辨证：热毒阴虚。

治法：凉血解毒，滋阴消斑。

方药：青蒿鳖甲汤合犀角地黄汤加减。青蒿12g，炙鳖甲8g，升麻6g，生地黄10g，牡丹皮6g，赤芍10g，水牛角10g，紫草6g，蚤休12g，凌霄花5g，白僵蚕6g，徐长卿12g，红枣10g，知母6g，地骨皮6g，麦门冬10g，生甘草5g。7剂，水煎服，每日1剂。

二诊：失眠、汗多症状减轻，口干仍明显，大便仍干，仍以滋阴消斑为主。上方加铁皮石斛12g，改生地黄20g，服14剂。

三诊：面颊红斑好转，症状稳定，尿蛋白（＋），舌质淡红，苔薄白，脉细。治守前法，上方去紫草、地骨皮，服28剂。

四诊：蝶形红斑完全消失，邪祛正扶，通络以巩固疗效，上方去炙鳖甲、水牛角，加青风藤 8g，威灵仙 12g，嘱其再服 28 剂。随访 1 年余，蝶形红斑未见复发。

按语： 范永升教授认为本病临证多见虚实兼夹，本虚以肾虚阴亏为要，标实以热毒、瘀血为主，使病情迁延反复，缠绵难愈。以凉血解毒、滋阴消斑为基本治法，青蒿鳖甲汤合犀角地黄汤加减。方中炙鳖甲"补经血，除骨蒸"（《药性论》），入至阴之分，滋阴退热，又入血脉，攻除邪毒；青蒿芳香，清热透邪，两味相合；知母苦寒，滋阴降火，助鳖甲养阴退热；升麻辛甘微寒，性能升散发表，具有透毒外达之功；水牛角凉血解毒；赤芍、牡丹皮均有凉血散瘀、消痈解毒的作用；麦门冬、地骨皮助知母滋阴降火；紫草、蚤休、凌霄花等增强凉血消斑，解毒清热之力；白僵蚕、徐长卿祛风通络；诸药合用，共奏解毒、祛瘀、滋阴之效。

（2）医案 2

林某，女，29 岁。

病史：因"反复面部皮疹 3 年，再发 3 个月"于 2007 年 4 月入院。患者 2004 年无明显诱因出现面部皮疹，伴脱发，未予治疗，后出现发热，皮疹加重，在当地医院诊断为系统性红斑狼疮。初始服强的松片，每日 40mg。1 年后皮疹消退，无发热，遂停用激素及其他药物。2007 年 1 月怀孕后皮疹复发，来诊时小便多泡沫，大便二三日一行。检查：面部痤疮样点状皮疹，色红，少量脱屑，舌暗红、苔薄腻，脉细。辅助检查：低蛋白血症（ALB 23.7g/L），低补体血症，贫血，尿蛋白（+++），24 小时尿蛋白定量 6512.1mg，尿红细胞（+++）。

西医诊断：系统性红斑狼疮，狼疮性肾炎，妊娠。

辨证：正虚兼夹瘀热邪毒。

治法：清热安胎。

方药：金银花 12g，炒黄芩 12g，青蒿 15g，炒白术 15g，凌霄花 9g，炒白芍 20g，甘草 9g，紫苏梗 6g，桑寄生 10g，大枣 10g，砂仁 5g（后下）。

二诊：服上方 1 周后症状平稳，无加重。再剂金银花改为 15g，加丹参 15g，蒲公英 15g，以增强清热解毒祛瘀之力。

三诊：1周后皮疹减轻，述尿中泡沫仍较多，无明显减少，考虑其肾虚为本，加黄芪 30g，升举阳气，固护正气；并加水陆二仙丹，益肾滋阴，收敛固摄。

四诊：1周后复查 24 小时蛋白定量 4930.5mg，较前好转。后以上方为基础，辨证加减应用，患者病情平稳，未出现明显激素副作用（强的松最大剂量 55mg/d）。

随访：2007 年 9 月 3 日行剖宫产，母子平安。

按语：范永升教授认为 SLE 妊娠的主要特点为正虚兼夹瘀热邪毒。肾虚不固，从而出现脱发、大量蛋白尿，而蛋白等精微物质的漏出又加重了肾虚，最终易致胎元不固。虚热扰及冲任，可影响胚胎着床发育，易致胎漏、胎动不安，甚至流产，即"邪热不去，正气难复，邪热不清胎气难安"。而正虚则易感外邪，邪正交争会出现热毒证，邪阻脉络出现瘀血证。热、毒、瘀搏结于皮肤，发为皮肤红斑；热毒伤阴生燥，可见皮疹脱屑；阻碍气血运行，气血不能畅达于胞宫会致胎失所养，胎动不安；舌暗红，脉细亦为瘀的表现。故治疗重在清热安胎，解毒祛瘀，佐以益肾。方以金银花、黄芩、青蒿、凌霄花、蒲公英清虚热，紫苏梗、桑寄生、砂仁安胎，佐以丹参活血化瘀，最后以生黄芪、水陆二仙丹，益肾固摄。全方清解兼以固摄，邪祛自然胎安，胎固自不受邪气，故收获良效。

参考文献

[1] 吴鞠通著，李刘坤主编.吴鞠通医学全书 [M].北京：中国中医药出版社，2015，1.

[2] 黄继勇，范永升.范永升治疗系统性红斑狼疮合并妊娠经验 [J].中医杂志，2012，（01）：16-17.

[3] 王旭高著，方仁渊参订.王旭高医案 [M].上海：上海科学技术出版社，2010，4：10.

[4] 柳宝诒选评，鲁兆麟点评.柳选四家医案 [M].北京：北京科学技术出版社，2014，5：32.

[5] 朱良春.章次公医案 [M].江苏：江苏科学技术出版社，1980，3：39.

[6] 何廉臣.全国名医验案类编 [M].福建：福建科技出版社，2003，4：289-292.

[7] 陈自明.妇人大全良方 [M].山西：山西科学技术出版社，2016，12：65.

[8] 叶天士著，艾军、戴铭点评.临证指南医案 [M].北京：中国中医药出版社，2008，10：385-386.

[9] 朱良春.章次公医案 [M].江苏：江苏科学技术出版社，1980，3：121.

[10] 丁甘仁.丁甘仁医案 [M].北京：北京科学技术出版社，2014，5：105.

[11] 陆柱尊.秦伯未医案选 [J].江苏中医杂志，1987，（07）：28-29.

[12] 俞震著，何清湖主编.古今医案按 [M].山西：山西科学技术出版社，2012，12：339-340.

[13] 柳宝诒选评，鲁兆麟点评.柳选四家医案 [M].北京：北京科学技术出版社，2014，5：17.

[14] 黄英志.叶天士医学全书 [M].北京：中国中医药出版社，2015，3：893-894.

[15] 祝谌予，翟济生，等.现代著名老中医名著重刊丛书（第一辑）·施今墨临床经验集 [M].北京：人民卫生出版社，2006，6：49-50.

[16] 秦汉琨.赵炳南治疗系统性红斑性狼疮经验拾零 [J].中医杂志，1986，（12）：15-16.

[17] 蒋熙，蒋恬，朱良春.四妙勇安汤在风湿类疾病中的应用 [J].河南中医，2008，（12）：82-83.

[18] 陈树兰.汪履秋教授治疗痹证的学术思想探讨 [D].南京：南京中

医药大学，2007.

[19] 黄梦媛，陈祎，杜辉，等.国医大师路志正"持中央""顾后天"以疗血痹学术思想浅析 [J]. 风湿病与关节炎，2012，1（1）：76-77.

[20] 颜乾珍.颜德馨运用桃红四物汤治疗难治性疾病的经验 [J]. 江苏中医，1997，（07）：5-6.

[21] 高新彦，马宽玉.古今名医皮肤性病科医案赏析 [M]. 北京：人民军医出版社，2007：247-248.

[21] 陈四清.周仲瑛医案赏析仁 [M]. 北京：人民军医出版社，2008：222-224.

[22] 潘艳丽.张鸣鹤教授治疗狼疮性肾炎的临床经验撷萃 [D]. 山东：山东中医药大学，2008.

[23] 张志礼.跟名师学临床系列丛书 [M]. 北京：中国医药科技出版社，2000，12：298-301.

[24] 曾真，吴兆洪，丁和君.著名老中医丁济南从痹论治红斑狼疮的经验 [J]. 上海中医药杂志，1983，（12）：8-9.

[25] 王永艳，陶广正.中国现代名中医医案精粹第六集 [M]. 北京：人民卫生出版社，2010，12：137-138.

[26] 贺兴东，翁维良，姚乃礼，等.当代名老中医典型医案集外、皮肤、骨伤、眼、耳鼻咽喉、口腔科分册 [M]. 北京：人民卫生出版社，2004，1：189-191.

[27] 沈丕安，郑淑华，陶瑞翔，等.狼疮性心包炎的中医治疗 [J]. 北京中医，1990，（01）：18-20.

[28] 沈杰.陈湘君辨治难治性狼疮性肾炎 1 则 [J]. 上海中医药杂志，2009，（10）：11-12.

[29] 李夏玉.范永升教授辨治皮肤病的医案举隅 [J]. 中华中医药杂志，2011，（05）：922-924.

第九章

临床与实验研究

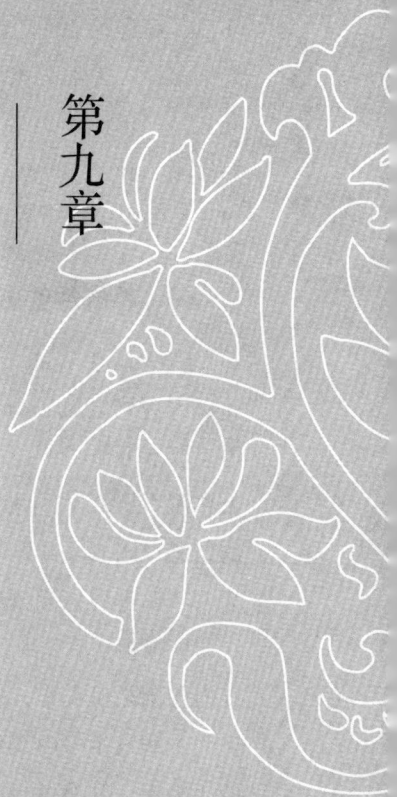

系统性红斑狼疮（Systemic lupus erythematosus，SLE）是一种典型的自身免疫性疾病，其最主要的病理特征是 T 细胞功能紊乱、B 细胞异常活化以及多种自身抗体产生。SLE 的发病原因尚不完全清楚，可能与遗传、环境、病毒感染、药物作用和内分泌激素失调等因素有关。SLE 临床表现复杂多样，大部分患者会逐渐出现多系统损害，其中肾脏损害较为突出。SLE 是严重影响患者身心健康的重大难治病，在我国 SLE 的患病率约为 70/100000，且呈逐年上升的趋势。在天津、上海、浙江等多省市已将 SLE 列入特殊规定病种范畴。

一、系统性红斑狼疮的中医病因病机

《素问·生气通天论》中所言："风雨寒热，不得虚，邪不能独伤人，此必因虚邪之风，与其身形，两虚相得，乃客其形。"并且认为"正气存内，邪不可干。"冯氏认为本病多发于青年女性，女子本易阴血亏虚，若先天禀赋不足，素体阴虚，加之劳倦过度，耗伤心血，情志不畅，肝郁化火，灼伤肝肾阴血，导致阴血愈亏而发病，故肝肾阴虚为致病之本源。张氏认为，本病是因先天禀赋不足，感受热毒之邪，或内有蕴热，化生热毒，攻注肌肤或损伤脏腑所致。吴氏认为本病是先天肝肾不足而致内生阳毒邪火，气血阴阳之机失常，故肾阴亏虚为本病之本，邪毒亢盛为本病之标。赵氏认为本病发生多由于先天禀赋不足或因七情内伤，劳累过度等致阴阳气血失于平衡，气血运行不畅，气滞血瘀，经络阻隔，此乃为本病的内因。谢氏认为本病病因病机为先天禀赋不足、肝肾阴亏、精血不足，加上情志内伤、劳倦过度、六淫侵袭、阳光曝晒等因素，致瘀血阻络，血脉不通，皮肤受损，渐及关节、筋骨和脏腑。卢氏认为该病起于先天禀赋不足、肝肾阴亏、精血不足，加之情志内伤、劳倦过度、六淫侵袭、阳光暴晒、药毒所伤、血脉不通，致皮肤、关节、筋骨脏腑受损而成。范氏认为患者素体禀赋不足、肾精亏虚、七情内伤、肝失疏泄以及气血失和是发病的内在基础，而外感热毒之邪是导致本病的外部条件。褚氏认为系统性红斑狼疮的发生与先天禀赋不足及肾阴亏虚有明显的关系，素体禀赋不足、肾阴亏耗、阴阳失调、气血失和是本病的发病基础，感染、外伤、寒冷、精神创伤、药物等是诱发或加重本病的因素。张氏同样认为系统性红斑狼疮多因先天禀赋不足导致阴阳失调、肾阴亏耗、气血失和，疾病由之而生，进而侵及脏腑。

"肾为先天之本"，藏五脏六腑之精，故肾虚时五脏六腑皆不足，而五脏不足又可导致肾无精可藏。文氏认为肾虚是红斑狼疮发生的主要原因，尤以阴虚常见。邓氏认为 SLE 的内因是以肝肾阴虚为主，肝主藏血，肾主藏精，精血不足，则虚火内炎或上升，阴虚生内热，故 SLE 的患者多有发热和面部、躯体、四肢出现红斑，口腔等处黏膜溃疡，舌质多红、红绛或嫩红，并认为阴虚的病机贯穿 SLE 的整个病程。裴氏认为本病为本虚标实，以肝肾亏虚为本，以风湿热毒为标，发病时虚实错杂，寒热互见。周氏认为 SLE 是本虚标实之证，是人体在正气不足，主要是肾、脾亏虚的基础上，感受风、湿之邪而发病。管氏认为本病以肾虚为本，热毒为标，肝肾亏损，或七情内伤，过于劳累，以致阴阳失衡，气血失和，进而血行不畅，气滞血瘀，此为本病发病的内在基础。钟氏认为本病首先是肾气之虚，然后外感湿热毒邪，引动而发，邪热内伏，阻滞脉络，化瘀化毒，耗伤营血，导致发病及病情活动。艾氏认为肾阴虚损，热毒内炽为本病主因。后期多阴损及阳，累及于脾，致脾肾阳虚，水湿泛滥，膀胱气化失权而见便溏溲少，下肢甚至全身出现水肿等症。金氏认为肾阴虚为其病本，元阴衰惫，五脏失和，又穷必归肾，如此反复之恶性循环，使病情复杂，病入至深。

周氏认为火毒是系统性红斑狼疮发病的主因，诸般兼夹皆因火毒，同时也认为本病发病与素体禀赋不足，肝肾阴虚，阴血耗损有关。朱氏认为 SLE 近似为古人所说的温毒发斑，其病因为心经有火，脾经积热或肾阴不足，水亏火旺，热盛成毒，毒热走于营血而致，病情久延，常致内损五脏。汪氏认为 SLE 的形成主要为外感风热湿毒所致，风热毒邪内燔营血，症见面部蝶形红斑、全身红疹；风湿热邪痹阻于肌腠关节经络，气血闭阻不通，则肢体关节酸痛；邪热伤阴，导致肝肾阴虚，见头晕目眩、面暗发脱、五心烦热等，而肝肾阴虚又易致外邪稽留不去或再次感邪。

方氏认为系统性红斑狼疮的基本病因病机是风毒痹阻、络热血瘀，而毒热炽盛，耗气伤阴是常见证候，风毒留恋和血瘀痹阻是证情缠绵难愈的两大难点。丁氏、罗氏认为 SLE 的病因病机为风寒湿之邪入侵肌体，当属痹证范畴。人体感受风寒湿邪后，使经脉气血不畅，累及皮、肌、筋、脉、骨，而致皮肤红斑，肌体、关节、肌肉酸麻肿胀疼痛，因肝合筋、心合脉、脾合肌、肺合皮、肾合骨，故痹证迁延日久不愈，内舍于五脏，发展成五脏痹。

二、系统性红斑狼疮的辨证分型

禤国维辨病与辨证结合，采用中西药结合补肾法治疗 32 例 SLE 患者，在口服肾上腺皮质激素同时，分热毒炽盛型、阴虚内热型、脾肾阳虚型三种证型，以六味地黄汤加青蒿、益母草为基础随证加减治疗，疗效显著。时氏、李氏辨证治疗 33 例 SLE 患者，将其分为：①热毒炽盛，气血瘀阻型（3 例）；②阴虚发斑，血脉瘀滞型（6 例）；③脾肾两虚，气血瘀阻型（11 例）；④肝郁脾虚，热邪伤肝型（8 例）；⑤风湿痹阻，经络阻隔型（5 例）。范氏将本病分为：①热毒炽盛型；②风湿热痹型；③脾肾两虚型；④肝郁血瘀型；⑤邪毒攻心型；⑥阴虚内热型；⑦气阴两虚型七型来治疗。史氏通过辨证将 SLE 分为三型：①热毒炽盛型；②风湿热痹型；③肝脾肾不足型。顾氏采取中西医结合治疗 54 例 SLE 患者，将其分为 4 型，其中肝肾阴虚型 19 例（35.19%），热毒炽盛型 11 例（20.37%），气滞血瘀型 16 例（29.63%），脾肾阳虚型 8 例（14.81%）。董氏亦用中西医结合方法治疗 24 例系统性红斑狼疮患者，并将其分为 3 型：①气血亏虚型；②热毒炽盛型；③脾肾双虚型。冯氏将 SLE 患者分为 4 型：①热毒炽盛型；②阳虚水泛型；③阴虚内热型；④脾肾两虚型。边氏将本病分为 5 型：①气血两燔型；②气阴两虚血瘀型；③气滞血瘀肝郁型；④脾肾阳虚型；⑤阴阳两虚型。庞氏用中西医结合配合低能量氦-氖激光血管内照射的方法治疗 28 例系统性红斑狼疮患者，通过中医辨证，将其分为 4 型：①气血炽盛型；②肝郁血滞型；③气阴两虚型；④脾胃阳虚型。艾氏治疗 60 例 SLE 患者，分别辨证为：①阴虚内热证（14 例）；②肝肾阴虚证（35 例）；③风湿痹证（9 例）；④脾肾阳虚证（2 例）。周氏将本病分为：①风毒痹阻，瘀热搏结证；②瘀热伤脾，湿热中阻证；③血分热毒，气阴两伤证；④瘀毒攻心，热闭窍机证；⑤热毒挟瘀，阻滞经络证；⑥肝肾阴虚，风毒留恋证；⑦脾肾两虚，血瘀水停证。张氏将本病分为脾肾阳虚型、肝肾阴虚型、热毒炽盛型、气阴两虚型、脾虚肝郁型，分别进行辨治。齐氏运用中西医结合的方法治疗 32 例系统性红斑狼疮患者，中医辨证如下：①热毒炽盛证（11 例）；②阴虚内热证（13 例）；③阳虚水泛证（2 例）；④气滞血瘀证（3例）；⑤气血两虚证（2 例）；⑥风湿痹阻证（1 例）。林氏治疗 93 例系统性红斑狼疮患者，中医辨证分型如下：①热毒炽盛型（11 例）；②阴虚内热型（15 例）；③肝肾阴虚型（48 例）；④风湿热痹型（8 例）；⑤肝郁脾虚型（11 例）。

上述各医家对 SLE 辨证分型少则 3 型，多则 7 型，且所用术语并不统一，但不难看出，按阴虚内热型、热毒炽盛型、肝肾阴虚型进行分型较为普遍，但这三者又难以截然分开，热毒炽盛型常伴有发热、口渴、便秘、红斑等症状；肝肾阴虚型常伴有耳鸣、腰膝酸软等症状；阴虚内热型常伴有低热、盗汗、五心烦热等症状。

三、系统性红斑狼疮病因的现代研究

SLE 的病因虽尚不明确，但仍可分为内因和外因，内因目前认为与遗传因素相关，外因则与感染、环境（如紫外线）、药物、内分泌、心理等因素相关。

1. 内因方面

SLE 患者家族的发病率可达 13%，提示与遗传相关；另一方面研究发现，同卵双胞胎发病率为 40%，而异卵双胞胎的发病率仅 3%；从多个SLE 家族性连锁分析中已找到了 6 个基因位点（1q22-24、1q41-42、2q37、4p15-16、6p11-22 和 16q12-13）。SLE 发病率存在种族和性别方面的差异，也提示种族基因和性别基因可能是其因素之一；在分子水平研究发现，

SLE 患者的易感基因 HLA-DR2、HLA-DR3 检出率高于正常人。

2. 外因方面

在外因方面，SLE 疮患者的肾小球内皮细胞和皮损中可找到包涵体及类包涵体物质；血清中抗病毒抗体滴度增高；目前认为 SLE 的发病与某些病毒持续而缓慢的感染有关。25% ~ 35% 的 SLE 病人对日光过敏，研究表明，紫外线的照射可使皮肤的 DNA 转化为胸腺嘧啶二聚体，提高了免疫原性，并使角质细胞产 IL-1，增强了免疫反应，是激发 SLE 重要的环境因素。食物方面，含补骨脂素的食物如芹菜、无花果、西芹等，具有增强 SLE 病人光敏的潜在作用；含联胺基团的食物如蘑菇、某些食物燃料（如酒石酸类食物）、烟熏类食物及烟草等，可诱发 SLE；含 L- 刀豆素的食物如苜蓿类的种子、新芽以及多种豆荚类植物等，也与 SLE 的发病有关。一些化学物质同样可能是 SLE 的诱发因素，如含有反应性芳香胺的染发剂、唇膏和一些有机化合物（如三氯乙烯、石棉、硅石等），可以激发 SLE。药物因素也不容忽视，药物引起 SLE 或导致病情活动的占 3% ~ 12%。一些抗菌素（如青霉素、链霉素、头孢菌素、磺胺类等）、抗结核药（如异烟肼）、抗甲亢药、抗心律失常药、抗精神病药（如氯丙嗪、苯妥英钠）、保泰松、金制剂、肼屈嗪、普鲁卡因胺一些生物制剂（如某些疫苗、转移因子、干扰素）等均可引起药物性狼疮或诱发狼疮复发。研究发现，药物可引起的 SLE 病人中 HLA-DR4 表达显著增多，一些药物具有免疫原性，可激发体内抗体的产生。此外，药物引起的 SLE 除病人的易感性外，还有一定的剂量依赖关系。药物引起的狼疮往往临床表现轻，累及肾、皮肤、神经系统少，发病年龄较大，病程较短和轻，血中补体不减少，90% 以上抗组胺抗体呈阳性，血清单链 DNA 抗体阳性。

此外，雌性激素水平对 SLE 的发病起重要作用。SLE 在处于生育年龄女性中的发病率明显高于男性，部分患者妊娠初 3 个月病情会加重，在青春期前和绝经期后女性中的发病率略高于男性，故认为雌激素可能与 SLE 的发病相关。已发现的 SLE 患者中，性激素的异常突出表现使得女性患者产生较强而持久的雌激素效应和较弱的雄激素效应，女性激素对免疫调节起着重要作用。此外，长期的负面情绪或过度压抑情绪，则容易诱发病情急性发作，此种情绪效应是通过神经—免疫—内分泌网络起致病作用。

四、系统性红斑狼疮病机的现代研究

1. 性激素与 SLE 的发病机制

SLE 好发于女性。在育龄期，女性和男性患病比例约为 9∶1，而在少年或老年期，比例分别为（2～6）∶1 和（3～8）∶1。青春期以后绝经期以前的女性 SLE 病情相对较重，容易反复，绝经后发病 SLE 的女性少见，若发病，其病情也相对较轻，故而存在随着年龄的增长病情反而会相对减轻的现象。SLE 的发病具有非常显著的性别和年龄倾向性，这提示我们某些与性别、年龄相关的特异因素可能在 SLE 的发生、发展中起到了关键作用。一般认为，雌激素对体液免疫有增强作用（高水平雌激素增强 Th2 漂移，促进 B 细胞增殖活化），可以减缓细胞免疫亢进的疾病发展，加剧体液免疫占优的疾病发展进度，而雄激素、孕激素对免疫功能有抑制作用，可降低自身免疫疾病的风险。雌性非肥胖糖尿病（NOD）小鼠切除卵巢后病情较未经处理的雌鼠在病情方面有所减轻；Science 上既往发表的研究发现雌性 NOD 小鼠植入雄性肠道微生物后会引起睾酮水平的上调，减少了自身免疫性疾病的发生。雌性（NZB/NZW）F1 代小鼠（SLE 模型）切除卵巢后 SLE 的发病时间会发生延迟，使得发病时间与雄性小鼠相近，且症状得到缓解。上述基于动物模型的实验结果表明性激素确实可以影响自身免疫性疾病的发生发展。男女之间性激素组成存在很大不同，这引起了免疫反应的性别差异，可能是导致 SLE 发病率性别差异的重要因素。

2. 基因易感性与 SLE 的发病机制

SLE 发病与遗传基因存在一定联系，同卵双胞胎中一名患 SLE，则另一名患 SLE 的概率为 25%～50%，而对于异卵双胞胎，另一名患有 SLE 的概率仅为 5%；SLE 患者的子代及同胞间出现 SLE 或其他自身免疫性疾病的危险性也明显增多，反映 SLE 为多基因相关性疾病。虽然部分患者（<5%）是单基因起作用，如早期补体成分缺陷的纯合子患者会出现 SLE

或 SLE 样疾病，但多数患者需多基因的参与，目前发现至少有四种感性基因参与了 SLE 的发病。

在人类 SLE 的研究中，已经对主要组织相容性复合物（MHC）进行了深入探讨。SLE 的易感基因包括人类白细胞抗原（HLA）Ⅱ基因多态性，在不同种族中发现 HLA-DR2 和 HLA-DR3 与 SLE 的发生有关，引起 SLE 的相对危险性为 2～5 倍。HLA Ⅱ类抗原与特定的自身抗体产生有关，如抗 Sm 抗体（小核核蛋白）、抗 Ro、抗 La、抗 nRNP（抗核糖体核蛋白）及抗双链 DNA 抗体。

其他 MHC 基因系统中，遗传性补体缺陷也影响 SLE 易感性。HLA Ⅱ类抗原中编码补体 C2 和 C4 基因在某些种族与 SLE 发生有关。C4A-/- 等位基因的纯合子，使得发生 SLE 的危险性更高，且与种族背景无关。SLE 发生还与 C1q、C1r/s 和 C2 的遗传缺陷有关，补体活化能力下降会促进疾病易感性，破坏对自身和外源性抗原的清除能力，当抗原负荷超过免疫系统的清除能力，就会引起自身免疫性疾病。

此外，许多非 MHC 基因也参与了 SLE 的发生，这些基因包括：甘露糖结合蛋白（MBP）、肿瘤坏死因子 α（TNF–α）、T 细胞受体、白介素 6（IL-6）、补体受体（CR）1、免疫球蛋白 Gm 和 Km、FCγR Ⅱ A 和 FcγR Ⅲ A（两者均为 IgG Fc 受体）和热休克蛋白 70 等。大多数情况下，对不同种族人群的研究所得出的结论不完全一致，一些多态性基因可能参与特定人群 SLE 的发生，如 FCγR Ⅱ A 多态性与美国黑人和朝鲜人的肾炎有关，而 FCγR Ⅲ A 多态性与西班牙人和白种人 SLE 有关。MBL 基因 54 位密码子突变可轻度增加中国南方人的 SLE 易感性。

为进一步探索 SLE 基因易感性，近年采用连锁分析染色体区域与 SLE 的关系，发现 6 个染色体区域与 SLE 明显相关，支持其为多基因疾病（详见表 9-1）。

表 9-1　参与系统性红斑狼疮发病的相关基因

人类白细胞抗原基因
DR2，DR3（危险性增加 2～5 倍）
DR2，DR3，DR7，DQw1，DQw2，DQA1，DQB1，B8（抗 Ro）
DR3，DR8，DRw12（抗 La）
DR3，DQw2，DQA1，DQB1，B8（抗 Ro 和抗 La）
DR2，DR3，DR7，DQB1（抗 DNA）
DR2，DR4，DQw5，DQw8，DQA1，DQB1（抗 U1 核糖体核蛋白）
DR2，DR4，DR7，DQw6，B61（抗 Smith 抗原）
DR4，DR7，DQ6，DQ7，DQw7，DQw8，DQw9（抗心磷脂或狼疮样抗凝物质）
补体基因（C2，C4，C1q）
非人类白细胞抗原基因
甘露糖结合血凝素多态性、肿瘤坏死因子 α、T 细胞受体、白介素 6、CR1、免疫球蛋白 Gm 和 Km、
Fcγ R Ⅱ A（IgG Fc 受体）、Fcγ R Ⅲ A（IgG Fc 受体）、PARP（多 ADP 核糖聚合酶）、热休克蛋白 70、Humhr 3005

3. 细胞因子与 SLE 的发病机制

SLE 患者细胞因子的研究见表 9-2。SLE 患者外周血单核细胞（PBMCs）对各种抗原及促有丝分裂剂的刺激反应明显降低，植物血凝素或自体混合淋巴细胞反应刺激产生 IL-2 的能力也明显下降，对 IL-2 的刺激反应亦低于正常。新鲜分离的 SLE 患者 PBMCs 表达的 IL-2 明显增加，在 PHA 和佛波酯刺激或抗 CD28 抗体作用下，狼疮患者 T 细胞产生 IL-2 能力正常。体外研究中，SLE 患者 T 细胞的产生下降可能是多种因素的结果，原因之一可能是一些 Th2 细胞因子的下调作用。

新近发现支持 IL-10 在 SLE 发病机制中起作用的假说。IL-10 为 Th2 细胞因子，能刺激 B 细胞增殖及分化，是强有力活化多克隆 B 细胞的介质。研究表明 SLE 患者外周血 B 细胞及单核细胞可自发产生 IL-10；非 T 细胞的 PBMCs IL-10 转录也明显增高；血清中 IL-10 浓度增高与 SLE 患者临床活动性、抗 DNA 抗体滴度有关。IL-10 产生增加可能是体外 Th1 细胞反应缺陷的原因。实验证明用抗体阻断 IL-10 可明显增加狼疮患者 PBMCs 的增殖反应，相反，在培养的狼疮患者静止期 PBMCs 加入 IL-10，可以导致大量抗 DNA 抗体的产生。解放军肾脏病研究所观察了 11 例 V 型 LN 患者，经 FK506 治疗有效的患者，治疗后血清 IL-10 下降达 37.3%～81.2%，高于治疗无效的患者。

IL-12 是 B 细胞、巨噬细胞及树突状细胞产生的一种异构二聚体细胞因子，可以促进细胞介导的免疫反应，抑制体液免疫反应。SLE 患者 PBMCs 产生 IL-12 的能力减弱，IL-12 的产生障碍是源于单核细胞而非 B 细胞。在培养的狼疮患者 PBMCs 中加入 IL-12 能明显抑制自发或 IL-10 刺激的免疫球蛋白及抗 DNA 抗体产生。活动性 SLE 患者 PBMCs 与 IL-12 共同培养，抗 DNA 抗体产生受到抑制。这些研究表明 IL-10/IL-12 平衡失调在 SLE 细胞免疫调节中起重要作用。

表 9-2　系统性红斑狼疮相关细胞因子的作用

IL-2	PBMCs IL-2 的表达增加
	淋巴细胞 IL-2 mRNA 的表达增加
	血清 sIL-2 受体的表达增加
	在抗原和有丝分裂剂刺激下，T 细胞产生 IL-2 降低
IL-6	PBMCs IL-6 mRNA 的表达增加
	刺激条件下全血培养 IL-6 产生增加
	血清 IL-6 的浓度增加
IL-10	PBMCs 自主产生 IL-10 增加
	分泌 IL-10 与 IFN-γ 的 PBMCs 细胞比例增加
	PBMCs IL-10 mRNA 的表达增加
	血清 IL-10 浓度增加，并与疾病活动性相关
IL-12	刺激后的 PBMCs 产生 IL-12 能力减弱
	在培养的 PBMCs 中，IL-12 抑制 IG 和抗 DNA 产生
	IL-12 抑制 IL-10 对 PBMCs 的作用
其他	细胞因子血清 IL-15，IL-16 及 IL-18 浓度增加
	PBMCs IFN-γ mRNA 的表达增加
	血清 IFN-γ 增加

　　IFN：干扰素；Ig：免疫球蛋白；IL：白介素；PBMC：外周血单核细胞；sIL-2：可溶性白介素 2

4. 细胞凋亡与 SLE 的发病机制

凋亡或程序化细胞死亡是按程序引起细胞死亡，避免细胞内物质释放至细胞外微环境，引起炎症反应。凋亡过程缺陷导致致病性淋巴细胞寿命延长是 SLE 的发病机制之一，此已在狼疮小鼠模型中得到证实。MRL/lpr 小鼠的 lpr 基因与淋巴细胞表面 Fas（CD95）受体缺陷有关，Fas 和 Fas 配体（FasL）相互作用可转换为细胞凋亡活化信号。在 MRL/lpr 小鼠，Fas 缺失介导的细胞凋亡可造成大量淋巴增生并出现严重的狼疮样疾病伴免疫性肾小球肾炎。Gld/gld 小鼠是 FasL 基因突变引起无功能 FasL 的动物模型，也可出现淋巴增生，高球蛋白血症及免疫球蛋白在肾脏沉积。

在对动物模型研究时，应注意下列不足，首先，凋亡缺陷引起的大量淋巴增生见于 MRL/lpr 和 Gld/gld 小鼠，而人类 SLE 表现为淋巴细胞减少；其次，在 SLE 患者 Fas 和 FasL 表达正常；最后，SLE 患者外周淋巴细胞凋亡较正常对照组增多。

SLE 患者凋亡细胞增多，理论上细胞内抗原渗漏的机会也增加，从而触发免疫反应或参与免疫复合物形成。正常情况下，凋亡细胞在细胞死亡早期即被巨噬细胞吞噬，不会诱发炎症或免疫反应。新近研究发现 SLE 患者巨噬细胞清除凋亡细胞的能力减弱，不仅见于外周血单核细胞和巨噬细胞，还见于淋巴结生发中心。

SLE 凋亡细胞清除能力受损的原因还不清楚，可能与早期补体蛋白（C2、C4 或 C1q）的数量和质量缺陷有关。这些补体成分缺陷的纯合子患者在生命早期就可出现严重的狼疮样疾病。吞噬细胞表面 C1q 受体在凋亡细胞清除中起重要作用，人或小鼠 C1q 缺乏的纯合子由于不能有效清除凋亡细胞，大量抗原暴露于免疫系统，产生自身抗体或狼疮样综合征。C1q 基因敲除小鼠也可产生肾小球肾炎并伴免疫复合物沉积。部分 SLE 患者，尤其是伴肾脏损害的患者体内发现抗 C1q 抗体，可能造成受体蛋白功能缺陷。虽然抗 C1q 抗体不能代表多数 SLE 患者主要的免疫异常，但也是 SLE 持续存在和复发的机制之一。

尽管一些狼疮患者 T 细胞中 Bcl2 表达增多，总体上 SLE 患者淋巴细胞凋亡增多。SLE 患者对凋亡物质的清除能力减弱可能是导致个体对核小体（包括组蛋白和 ds-DNA 等物质）产生抗体的原因。

5. 免疫调节障碍与 SLE 的发病机制

SLE 患者吞噬细胞清除免疫复合物的能力下降，可能与补体 CR1 受体数量减少或细胞表面受体功能缺陷有关。清除能力下降可能是对含 IgG2 和 IgG3 的复合物吞噬不完全造成的。新近发现 IgG 受体（Fc γ R）等位基因存在多态性，一些多态性位点（Fc γ R Ⅱ A 和 Fc γ R Ⅲ A）与 IgG2 和 IgG3 的 Fc 段结合力低下，导致免疫复合物清除减少。实际上，Fc γ R Ⅱ A 和 Fc γ R Ⅲ A 基因型在特定种族与 SLE 易感性及肾炎的发生有关。虽然不同人种中结论不一致，但是巨噬细胞清除免疫复合物的能力下降在 SLE 发病中起重要作用。

近来研究发现 SLE 患者吞噬非炎症性凋亡细胞的能力减弱，循环中凋亡细胞产物持续存在，诱导自体淋巴细胞活化，并作为抗原形成免疫复合物。

SLE 致病性抗体合成与分泌受 CD4$^+$、CD8$^+$ 辅助性 T 细胞、CD4$^-$/CD8$^-$T 细胞和 B 细胞的影响。正常情况下抑制性 T 细胞如 CD8$^+$ 细胞和 NK 细胞抑制 B 细胞活化，在活动性 SLE 患者其抑制能力受损，不能下调多克隆免疫球蛋白的合成，导致自身抗体产生。新近一项研究发现活动性 SLE 患者 CD8$^+$ 的抑制性 T 细胞功能减弱，对 B 细胞的抑制减弱，可能是疾病持续存在的一个因素。正常人可通过抗体同种型调控网络，阻止抗体过度产生，SLE 患者这种网络存在缺陷，导致自身抗体产生失调（表 9-3）。

表 9-3　SLE 患者免疫反应和免疫调节障碍

（1）B 细胞过度活化 外周血产生 IgG 的活化 B 细胞数量增加；在未发病的家族成员中存在 B 细胞异常，并先于 SLE；在特定抗原作用下多克隆 B 细胞更易于活化；IL-6 和 IL-10 浓度升高促进 B 细胞活化；B 细胞对活化信号的反应异常
（2）T 细胞过度活化 外周血活化的 T 细胞数量增加；T 细胞活化早期事件出现异常；SLE 患者的 T 细胞更易于辅助 B 细胞；增加抗体产生；狼疮 T 细胞在刺激下产生少量的 IL-2

续表

（3）吞噬功能异常

吞噬细胞不能结合或有效处理免疫复合物；吞噬凋亡细胞的功能受损

（4）免疫调节异常

补体早期蛋白（C2、C4、C1q）和细胞表面受体（Fc、CR1 和 C1q）数量和质量的缺陷导致免疫复合物和凋亡物质清除障碍；在活化的细胞网络中，抑制性 T 细胞和 NK 细胞活性抑制不够；同种型抗体的调节作用下调

注：Ig：免疫球蛋白；IL：白介素；NK：自然杀伤细胞

6. 自身抗体与 SLE 的发病机制

SLE 免疫紊乱的核心为自身抗体产生，这些抗体直接作用于自身抗原，如细胞核、胞浆、细胞表面分子、可溶性分子如 IgG 和凝血因子。抗核抗体最典型，95% 以上患者存在此抗体，抗 ds-DNA 抗体和抗 Smith（Sm）抗体具有特异性，并作为 SLE 的诊断标准。Sm 抗原是一种小核核蛋白（snRNP），由一组独特的富含尿嘧啶核苷的 RNA 分子，与普通的核心蛋白或其他 RNA 分子相关的蛋白结合构成，抗 Sm 抗体能与 snRNP 核心蛋白发生反应，而抗 DNA 抗体则与 DNA 上广泛存在的核酸相结合。因此，抗 DNA 抗体的滴度常随 SLE 的活动性发生改变，但抗 Sm 抗体滴度通常不变。

抗 DNA 抗体与肾脏病变相关。从活动性狼疮性肾炎（LN）患者肾小球滤液中分离出的抗 DNA 抗体，可以诱导正常或严重免疫缺陷的小鼠出现肾炎。但抗 DNA 抗体与 LN 之间的关系尚不完全清楚，一些活动性 LN 的患者抗 DNA 抗体阴性，而一些持续高滴度抗 DNA 抗体阳性者肾脏却未受累。抗 DNA 抗体特性不同（同种型、固定补体的能力、结合肾小球的能力等），致病性也不同，只有特定类型的抗 DNA 抗体具有致病性。目前已证实抗 DNA 抗体参与 LN 的发病。首先，发现大多数患者 LN 的活动和抗 DNA 滴度、补体水平有关；其次，抗 DNA 抗体先沉积在肾脏，表明 DNA- 抗 DNA 抗体免疫复合物是主要的炎症介质。肾脏损害可能由含抗 DNA 抗体的免疫复合物介导，但难以判断是否为循环免疫复合物，因为血清中浓度很低；也可能通过形成原位免疫复合物产生作用，抗 DNA 抗体通过组蛋白或与肾小球内抗原（C1q、核小体、硫酸肝素或 laminin）相互

作用，与黏附在肾小球基膜上的 DNA 片段结合，刺激局部炎症、活化补体，并将循环免疫复合物或原位免疫复合物锚定于肾脏。

SLE 的临床表现与自身抗体之间有一定关系：抗核糖体 P 抗体与精神症状有关，抗 Ro 抗体与心脏传导阻滞和亚急性皮肤狼疮有关，这些抗体的致病机制还需要更多的研究证实。虽然免疫复合物沉积导致局部补体活化可能为机制之一，但对肾脏以外的致病机制了解很少，现有的研究可以解释活动性狼疮低补体血症及损伤部位的血管炎。抗体直接损伤及细胞毒性细胞介导的靶组织损害可能是 SLE 发生的另一种机制。

7.Toll 样受体（TLRs）与 SLE 的发病机制

TLR 信号通路是天然免疫系统中的一个非常重要的通路，能识别病原体感染和启动固有免疫反应，介导适应性免疫反应。在微生物或病原体入侵过程中 TLRs 作为模式识别受体，能够识别入侵微生物或病原体的特殊序列，通过 TLRs 信号通路启动天然免疫反应，有效对抗病原微生物的感染。不同的 TLRs 可识别结构不同的配体，目前已确定了 13 种人类的TLRs。单股 RNA 病毒（ssRNA virus）或双股 DNA 病毒（ds-DNA virus）刺激 TLR7 或 TLR9，后者通过 TIR 结构域（Toll/Interleukin-1 receptor domain，TIR）募集髓样分化因子 88（Myd88），MyD88 处于 TLR 信号转导的中心位置，MyD88 通过死亡结构域（DD）进一步招幕下游分 IL-1 受体相关激酶（IRAK1、IRAK4）的死亡区域并与其形成受体复合物后，IRAK1、IRAK4 自动磷酸化，再与 TNF 受体关联因子 6（TRAF6）的氨基端结合促进其寡聚化，活化的 TRAF6 进一步激活 IFR7 或 NF-κB 诱导激酶，IFR7 与干扰素激活反应元件（ISRE）结合，调节 IFN-α 和病毒介导的相关基因表达。

SLE 患者细胞凋亡包含有 DNA 和 RNA 的凋亡成分，这些成分分别被 TLR9 和 TLR7 识别，相比于静息期，来源于活动期 SLE 患者的外周血单个核细胞 PBMCs 使 B 淋巴细胞和单核细胞 TLR9 的表达增加，并与抗ds-DNA 抗体有关。同样 SLE 患者 B 淋巴细胞的 TLR9 和 TLR7 的过表达与 IFN-α 的表达上调及疾病活动度有关。SLE 患者也存在 DNA 异常甲基化，其与异常活化的 TLR9 信号通路有关。TLR7 在 SLE 患者 pDC（human plasmacytoid dendritic cells，pDC）高表达，其与包含内源性 RNA 自身抗原连接引起 I 型干扰素的表达，参与了 SLE 发病。理解 TLRs 在 SLE 中的确切作用，很大程度上要依赖 SLE 动物模型，其中 MRL/lpr 小鼠是常用的 SLE 动物模型之一。MRL/lpr 小鼠自然发生的自身免疫综合征与人类红斑狼疮相似，包括显著的血清自身抗体、免疫复合物肾小球肾炎、血管炎等。用非甲基化 CpGDNA 免疫后的 MRL/lpr 狼疮小鼠，狼疮症状恶化，狼疮肾炎明显加重。重复注射 TLR7 配体 imiquimod，会使得 MRL/lpr 狼疮小鼠血清中 ds-DNA 自身抗体水平升高，肾小球免疫复合物沉积增加，并且激活补体。这些发现提示，外源的微生物核酸可能通过活化 TLR 而使得 SLE 的病情恶化。

通过对 TLRs 基因突变和基因缺失小鼠的研究，有助于加深对这些信号途径的认识。TLR7 缺失的 SLE 小鼠脾脏，淋巴结体积明显缩小，重量明显减轻，产生抗 RNA 成分抗体明显减少，pDC 处于不成熟状态，表现为 II 类分子表达低下，$CD4^-CD8^-$T 细胞明显减少，B 细胞活化受抑制，表达 CD44 减少，血清 IgG 水平 IgG2a 和 IgG3 明显下降。这些研究提示抑制 TLR7 及其信号途径似乎可以成为治疗 SLE 的新靶点。Yaa 小鼠是自发性狼疮小鼠，是由于 Yaa 基因座包含多个拷贝的 TLR7 基因，其狼疮症状与 Yaa 基因座的 TLR7 信号增强有关。Bolland 研究小组研究了 TLR7 基因的复制在 Yaa 小鼠发病中的作用，通过增加或者减少 TLR7 的基因量的方式进行探讨。他们将 Yaa 小鼠与 TLR7 基因缺陷的小鼠进行杂交，使 TLR7 的基因量恢复到正常水平，在受 TLR7 的配体刺激时这些小鼠脾脏细胞的增殖数量和野生型小鼠一致，RNA 自身抗体的产生得到明显改善；然后将带有 4～32 个 TLR7 基因拷贝的 6 种转基因小鼠与野生型小鼠进行比较，发现 TLR7 的表达强度与 RNA 自身抗体的产生和肾小球肾炎直接相关，并且只要 TLR7 的表达量增加 4～8 倍，就会引起 DC、T 细胞和 B 细胞的明显活化。

TLR9-/- 的狼疮小鼠的抗 DNA 和心磷脂及肾小球基膜抗 IgG2a 和

IgG2b 的滴度降低，虽然其血清总 IgG 水平无明显变化，但其治病性亚型抗自身抗体 IgG2a、IgG2b 明显减少，相应的病理损害明显减轻，存活期也明显延长，抗 DNA 成分自身抗体的产生明显减少。但之后有研究发现 TLR9 在 SLE 模型中的 MRL/lpr 小鼠体内起到保护作用，对于 TLR9 敲除的 SLE 小鼠，其自身免疫性皮肤病的发生率明显升高，严重性明显增加，脾脏和淋巴结体积明显增大，重量明显增加，狼疮性肾炎明显加重，TLR9-/- 的 MRL/lpr 小鼠抗 -dsDNA 抗体和抗 -IgG 抗体的产生明显升高，高丙球蛋白血症和肾脏 IgG 沉积和蛋白尿均明显增加，病死率明显上升。因此，SLE 中 TLR9 究竟起到恶化还是保护作用，需要进一步深入研究。

然而 TLR3 在抗 DNA 或 RNA 自身抗体的产生或肾脏病理中不发挥重要作用。因此，目前研究 TLRs 在 SLE 疾病中的作用，主要集中在 TLR9 和 TLR7 两方面。

五、系统性红斑狼疮治疗的现代研究

糖皮质激素和免疫抑制剂一直以来是 SLE 的主要治疗手段，根据患者不同情况给予个体化的治疗。2015 年一项研究证实环磷酰胺治疗严重的神经精神性狼疮是持续有效的。另外，虽在生物制剂及一些新的治疗方法方面无太大进展，但一直都在研究中。

（一）生物制剂治疗 SLE 的研究

1. 抗 CD22 单抗、抗 IL-6 单克隆抗体

贝利木单抗（抗 B 细胞活化因子 BAFF 单抗）和利妥昔单抗（抗 CD20 单抗）已经获批用于 SLE 的治疗，其他单克隆抗体的研究也取得了一定成果。研究证实，依帕珠单抗（抗 CD22 单抗）治疗 SLE 时发现，人对此药的耐受性良好，且该药的有效率明显高于安慰剂组，目前针对该药物有效性和安全性的多个大型随机对照试验正在进行中，不久后有望进入临床。妥珠单抗是一种针对 IL-6 受体的单克隆抗体，临床观察显示它可以使半数以上 SLE 患者的 SLEDAI 评分降低，并可以使得抗 ds-DNA 抗体水平下降，此外还可以改善患者的关节炎症，但是该药的不良反应让人担忧，

约半数的患者发生了感染，因此妥珠单抗治疗 SLE 的有效性和安全性尚有待进一步评价。

2. 抗 IL-10 单克隆抗体

活动期 SLE 患者血清 IL-10 水平升高，且与疾病活动有关。IL-10 可以加速 T 细胞凋亡，引起受 T 细胞调节的 B 细胞出现合成抗体功能缺陷的情况。在一项开放性前瞻性的研究中，6 例活动期 SLE 患者静脉滴注鼠 IgG 抗 IL-10 单抗 20mg/d，共治疗 3 周。6 个月时随访，患者皮肤和关节症状改善，SLE 疾病活动指数（SLEDAI）积分降低，泼尼松剂量也得以下调。因此，抗 IL-10 抗体有望用于难治性 SLE 的治疗。

3. 抗 CD40 配体单克隆抗体（抗 CD40L 单克隆抗体）

动物实验的结果显示，采用抗 CD40L 单抗治疗可减轻狼疮鼠肾炎的严重程度，并延长存活期，可明显降低抗 ds-DNA 抗体水平，改善肾功能。CD40 分布于 B 细胞、抗原提呈细胞（APC）和内皮 / 上皮细胞表面，与活化 T 细胞表面的 CD40 配体结合后引起 B 细胞增殖分化，抗 CD40L 单抗可通过降低 B 细胞激活标志，抑制自身抗体产生和肾脏免疫复合物的沉积，从而延缓疾病的进展。Grammer 等研究提示，该药可快速降低活动性狼疮的抗 ds-DNA 抗体水平，使尿蛋白下降，SLEDAI 积分降低。而 Kalunian 等对轻中度患者进行的为期 16 周的双盲安慰剂对照试验显示，抗 CD40L 单抗治疗后狼疮的疾病活动程度并无明显改善。目前初步的临床药物试验显示抗 CD40L 单抗临床研究结果需要进一步验证。

4. 毒性 T 淋巴细胞抗原融合蛋白（CTLA-4Ig）

目前上市的一种 CTLA-4Ig 制剂阿巴西普（abatacept）2005 年被美国食品药品管理局（FDA）批准，可应用于临床。毒性 T 淋巴细胞抗原融合蛋白 CTLA-4Ig 可以阻断 T 细胞活化，抑制细胞因子产生，此外，还可以抑制对抗抗原的免疫反应和自身免疫反应。Finck 等证实，给狼疮鼠输注 CTLA-4Ig 后可阻断自身抗体产生，减缓狼疮肾炎的进展，改善预后。Chan 等报告是一种在活化 T 细胞表面表达的抗原，在 T 细胞活化中起第二信号作用，与环磷酰胺（CTX）合用于治疗狼疮肾炎晚期的狼疮鼠，可减少蛋白尿，延长生命。但也有研究认为，单用 CTLA-4Ig 不能改善狼疮鼠狼疮肾炎的蛋白尿，但与环磷酰胺联合治疗则明显延长生存期，故而提示 CTLA-4Ig 有可能主要对环磷酰胺产生的治疗机制起到辅助作用，并有助于降低环磷酰胺的剂量。有研究表明，阿巴西普可以阻止关节损害，但继发感染的发生率高于安慰剂组。

5. LJP394

LJP394 是具有免疫调节功能的合成肽，是一种连在聚乙二醇上的四聚双链寡核苷酸，能特异性结合病理性自身抗体，防止免疫复合物的形成和沉积。可结合 B 细胞表面的抗 ds-DNA 抗体，使特异性 B 细胞对抗原无应答，从而不产生自身抗体，起到阻断 SLE 特异性自身抗体—抗 ds-DNA 抗体形成的作用。除了具备降低抗 ds-DNA 抗体的能力，还可以促进 B 细胞凋亡，减少免疫复合物在组织的沉积。一项 58 例 SLE 患者的双盲空白对照 I 期临床试验表明，应用 LJP394 后患者生活质量和健康状况得到改善，并且呈现很好的耐受性。无免疫原性或被 C3 和 C4 激发的补体激活的证据。另外，Ⅱ/Ⅲ期临床试验也表明，每周用 1 次 LJP394，每次 100mg，连续 12 个月，SLE 患者肾病复发的时间明显延迟，需给予大剂量糖皮质激素或 CTX 的次数明显减少，治疗前肾功能损害越严重患者的这种差别越明显。

6. 抗肿瘤坏死因子（TNF）-α 抑制剂

目前已上市的 TNF-α 拮抗剂药物有英夫利昔单抗（infliximab）、依那西普（etanercept）和阿达木单抗（adalimumab，ADA）。在 SLE 患者体内，TNF-α 含量较高，从而导致白介素 IL-1、IL-6、IL-8 的过度产生，因此抗 TNF-α 治疗有可能抑制这一过程，从而使 SLE 病情得到控制和改善。一项对难治性中度活动 SLE 患者应用英夫利昔（第 0、2、6 和 10 周）的小规模研究结果显示，有部分患者的关节炎症状缓解，尿蛋白减少，但一旦停止治疗，病情又很快出现了复发，且抗 ds-DNA 抗体滴度或 C3 水平无改善，并且有患者出现短暂的抗组蛋白抗体和抗磷脂抗体增高的情况。另外，从大规模的抗 TNF-α 治疗类风湿关节炎的临床试验结果发现，约有 16% 的患者产生抗 ds-DNA 抗体，并出现一过性狼疮样综合征。从初步的临床试验来看，抗 TNF-α 治疗 SLE 有一定的疗效，但需要进一步的大样本的临床药物试验进行评价。

7. C5 和 C5b 单克隆抗体

目前在 SLE 的相关研究中，关注较多的是 C5 和 C5b 单克隆抗体，这两种抗体均可抑制膜攻击复合物 C5b-9 的形成，抑制补体的活化与沉积。早期补体特别是 C2、C4 对清除免疫复合物和细胞凋亡起关键作用，但晚期补体如 C5 的激活与疾病的恶化及器官损害（尤其是肾）有关，因此采用补体抑制的原则是抑制晚期补体 C5 的激活而保留早期补体。在狼疮鼠中进行的实验已证实其可以降低尿蛋白。一项 I 期临床试验正在进行中，初步证实抗 C5 单抗在高剂量组（8mg/kg）的安全性和耐受性呈增高趋势。但因为补体成分是机体重要的防御机制之一，阻断补体的作用是否会增加 SLE 患者感染的发生率，值得进一步研究。

（二）造血干细胞移植治疗 SLE 的研究

造血干细胞移植（hematopoietie stem cell trailsplanta-tion，HSCT）目前应用于严重的 ADs 患者，这一治疗模式逐渐得到大家的关注。HSCT 治疗 SLE 的机制虽未完全阐明，但可能与以下两方面有关：①预处理可以摧毁患者免疫系统，减少治疗的抵抗情况，延长抗炎反应；②通过清除自身反应性细胞来修复自身免疫耐受，而输注的造血干细胞可激活胸腺活性，重建免疫系统。免疫重建过程中多种免疫细胞、免疫调节因子、抗体、补体等发生改变，可清除自身反应性淋巴细胞，或者诱导产生对自身抗原的免疫耐受，达到新的免疫平衡，使 SLE 得以长期缓解。

初步 HSCT 治疗 SLE 临床研究发现，移植后 5 年无病生存（disease-free survival，DFS）率、术后 SLEDAI 评分、ANA、ds-DNA 抗体、补体及一氧化碳肺弥散量等指标均明显改善。一项 23 个移植中心进行的共 53 例难治性严重 SLE 患者 ASCT 的治疗结果显示，移植后 12 例患者死亡，其中移植相关死亡者共 7 例，治疗后 33 例（66%）疾病缓解，其中 32% 的病例随后复发。临床研究表明，伴有心血管和肺脏累及疾病的 SLE 患者经 HSCT 后，相关脏器功能均得到明显改善。Statkute 等对 22 例存在抗磷脂综合征的 SLE 患者行自身造血干细胞移植（ASCT）治疗，结果显示 18 例患者中位随访至移植后 4 个月停用抗凝治疗，其中 78%患者中位随访至移植后 15 个月未见再次血栓形成。Gualandi 等报道了 8 例 SLE 患者移植后均获得完全缓解，但是有 2 例复发。这 8 例 SLEDAI 评分从移植前的 90 下降到 9，缓解后患者服用泼尼松的剂量均小于 5mg。严重感染和原发病的复发是 SLE 患者 HSCT 后的主要风险和常见的问题。

开展多中心前瞻性临床研究，制定 HSCT 治疗 SLE 的适应证标准、移植方案及疗效标准，以规范今后的治疗，摸索更加合理的预处理方案，找到有效的体内外免疫净化方法，是今后研究的主要方向。

六、系统性红斑狼疮的中医治法方药研究

综合文献研究和多年临床实践，范永升认为，解毒祛瘀滋肾法是中医治疗 SLE 的基本法则，为此筛选出"生地黄、炙鳖甲、升麻、蚤休、青蒿、积雪草、赤芍、炒薏苡仁、佛手片、生甘草"组成解毒祛瘀滋肾方，临床上解毒祛瘀滋肾方结合糖皮质激素（GC）治疗 SLE，取得了较好的协同作用。此中西医结合的方法与单用 GC 治疗相比，前者能更显著地改善发热、关节痛、皮损、口腔溃疡、脱发、月经不调等症状，降低 ANA、抗 ds-DNA 抗体，升高补体 C3、血小板等指标，改善外周血 T 细胞亚群比例和内分泌及性激素免疫调节环路，从而减少 GC 的用量。同时，GC 的减量可以减少感染、骨质疏松、高脂血症等并发症。杨利等在治疗时，以滋阴补肾，清热解毒，化瘀通络立法，制成狼疮静颗粒，经临床随机对照研究表明，在降低狼疮活动性积分，减少蛋白尿，改善肾功能，调节血清异常细胞因子，减少激素及细胞毒药物的用量和副作用方面，中西药治疗组优于单纯西药对照组，总有效率为 89.18%。睢书魁等认为本病的病机为"五脏亏虚，邪阻三焦"，创立扶五脏之虚，疏三焦之实的"五扶三疏"治疗法则，以狼疮饮为基本方治疗 1500 例 SLE 患者，总有效率达 94.53%，临床治愈率达 58.93%，均优于西药对照组；能明显改善临床症状及减轻受累脏器的损害，改善率达到 94.15%；基本方由鬼箭羽、马鞭草、生地黄、黄

芪、鸡血藤、当归、白芍、六月雪、七叶胆、八月札、千斤拔、猪苓、麦门冬、百合、五味子、山茱萸、白术、苏叶、蝉蜕组成。王氏治疗 SLE 时以滋水治本，凉营治标，佐以祛邪通络；基本方：制何首乌12g，桑椹15g，生地黄15g，熟地黄15g，牡丹皮10g，土茯苓15g，紫草15g，水牛角30g，防风10g，汉防己10g，薏苡仁15g，虎杖15g，红花10g，雷公藤10g。裴氏以补肝肾、养阴液为治疗本病法则，方药中以淫羊藿、川断、菟丝子、墨旱莲补肝肾，以生地黄、麦冬、玄参养阴液，更加黄芪、党参以补气回表，固护中州。姜氏治疗本病急性活动期注重清热解毒，方药以清瘟败毒饮合化斑汤加减；缓解稳定期重在益气固本，滋阴凉血，方药以生脉饮合六味地黄丸加味，活血通络之品贯穿始终。谢氏治疗本病以养阴固本贯穿始终，在推崇养阴大法的同时，依据临床不同病情，配合清热、活血、祛风、益气、补肾、养血、利水和安神诸法灵活运用。钟氏通过近10年的临床实践，确定了养阴透解的治疗大法，研制出清养透解合剂，处方以青蒿鳖甲汤加减，主要由青蒿、鳖甲、水牛角、生地黄、秦艽、牡丹皮、玄参等组成。禤氏在自己40余年临床实践中总结出了补肾法，应用过程中贯彻始终，并在此基础上形成了治疗系统性红斑狼疮的经验方，药物用山茱萸、生地黄、熟地黄、牡丹皮、怀山药、茯苓、泽泻、鱼腥草、益母草、牛蒡子、墨旱莲等。对热毒炽盛型禤教授善用水牛角、赤芍、青蒿等药以清热解毒，凉血消斑；阴虚内热型善用生地黄、山茱萸、牡丹皮以滋阴养肾，清热活血；脾肾阳虚型善用熟附子、白术以补益脾肾，温阳化湿，经临床验证其总有效率为90.60%。对于稳定期的患者，刘氏以扶助正气，解毒化瘀为总的治疗大法，在此基础上，依据患者的症、舌、脉表现，辨证分析后，遣方用药。周氏结合 SLE 的病因病机及自己60多年的临床经验，总结出治疗本病应补肾益气，清热解毒，祛瘀通络，调和营卫四法并用；基本方：淫羊藿20g，桑寄生20g，补骨脂20g，巴戟天20g，黄芪30g，紫草20g，白花蛇舌草20g，半枝莲20g，板蓝根20g，当归9g，赤芍9g，丹参20g，桂枝9g，白芍9g，鸡血藤20g，乌梢蛇9g，全蝎6g。方中淫羊藿、桑寄生、补骨脂、巴戟天四药并用以补肾固本，鼓舞正气；黄芪补益脾肺，既能顾护后天之本又能调节肌表腠理；紫草、白花蛇舌草、半枝莲、板蓝根清热解毒；当归、赤芍、丹参补血活血，祛瘀通络；桂枝、白芍调和营卫；鸡血藤、乌梢蛇、全蝎祛湿除风，诸药合用，共奏补肾益气，清热解毒，祛瘀通络，调和营卫之功。袁氏注重从滋阴清营，扶正培本入手治疗，常用滋阴清营汤加减，药用生地黄、玄参、金银花、炒槐花、赤芍、紫丹参、白茅根、车前子。金氏主张在 SLE 慢性活动期及缓解期以补肾化毒中药治疗贯穿于治疗的始终，并随证施法，药随证变，辅以小剂量激素，达到标本兼治，并逐步撤减激素的用量。

综上所述，以上各家所论治法不离清热解毒、滋阴补肾、益气养阴、活血化瘀四法，且固护肝肾之阴乃是治疗本病之根本所在。

七、系统性红斑狼疮单味中药的治疗研究

雷公藤：雷公藤用于治疗 SLE 已 30 余年，可使狼疮细胞及抗核抗体转阴，红细胞沉降率和免疫球蛋白水平下降，清除尿蛋白，改善贫血，其作用机制为抗炎、抑制体液和细胞免疫、扩张血管、改善微循环和类激素样的作用。

黄芪：黄芪注射液在一定程度上增加了激素或免疫抑制剂对细胞凋亡的抑制作用，并可使调节 T 淋巴细胞亚群比例和功能趋于正常，可以作为提高 SLE 疗效的重要辅助治疗措施。既往研究在环磷酰胺治疗气虚型狼疮性肾炎的同时加大黄芪注射液静脉滴注剂量，发现能改善患者的免疫功能，降低感染的发生率，减少尿蛋白。

昆明山海棠：实验及临床研究表明，本品有较强的免疫抑制作用及良好的抗炎作用，能抑制炎症对毛细血管的通透性增高，减少渗出，抑制增生，对 SLE 有较好的近期疗效，可促进皮损消退，对内脏损害也有改善作用。

丹参：丹参可调节机体免疫功能，促进损伤组织的修复和再生。丹参也具有减少激素、免疫抑制药物副作用的功效，并能增加胃黏膜血流量，抑制组织的过氧化反应，刺激胃壁黏液分泌，巩固胃黏膜屏障。一项既往

研究中，52 例 SLE 患者被随机分为 2 组，治疗组应用丹参联合激素治疗，对照组单用激素治疗。结果显示丹参联合激素治疗的有效率高达 92.86%，且副作用发生率明显降低。

白芍总苷：白芍总苷是由白芍药根部提取的多苷成分，具有多途径抑制自身免疫反应以及抗炎、镇痛等作用。既往应用白芍总苷联合甲强龙片治疗 62 例 SLE 肝损害的研究发现，白芍总苷联合甲强龙既能对原发免疫系统疾病有调节免疫的治疗作用，而且又有很好的护肝作用。与传统护肝药物比较，它在改善症状、体征等方面明显优于对照组，且护肝降酶作用更强。

青蒿和冬虫夏草：一项既往研究中，61 例已无狼疮活动的狼疮性肾炎患者被随机分为 2 组，治疗组口服冬虫夏草粉和青蒿素，对照组口服雷公藤多苷片或保肾康片等药物治疗，连续观察 5 年。结果显示治疗组显效率 83.9%，明显高于对照组的 50.0% 的显效率（$p < 0.05$）。并且既往研究表明冬虫夏草可改善狼疮性肾炎患者的免疫功能。

八、系统性红斑狼疮中医药治疗的实验研究

Li WD 等发现双氢青蒿素能抑制 BXSB 小鼠腹膜巨噬细胞上清和体内血清中 TNF-α 的产生。董妍君等用 ELISA 检测双氢青蒿素对 BXSB 小鼠血清中 TNF-α 的影响，结果显示双氢青蒿素能抑制血清中前炎性因子 TNF-α 的分泌，而对狼疮鼠起到治疗作用。

许迅辉等通过动物实验观察发现雷公藤红素可在一定程度上减轻 BWF1 小鼠的病理学改变，缓解免疫学损伤的程度，对狼疮性肾炎具有一定治疗效果。

赵明等通过实验研究白芍总苷（total glucosides of peony，TGP）对系统性红斑狼疮患者外周血 CD4$^+$T 细胞甲基化敏感基因 ITGAL（CD11a）表达和启动子甲基化修饰的影响，结果证明 TGP 可通过升高 ITGAL 基因启动子甲基化水平，降低 SLE 患者外周血 CD4$^+$T 细胞中 CD11a 表达水平，初步揭示了 TGP 抑制 SLE 自身免疫反应的分子机制。

王晓冰等研究发现三氧化二砷能下调 MRL/lpr 狼疮鼠血清 IFN-γ 的表达水平，能减少 MRL/lpr 小鼠皮肤损害、肺部和肾脏的淋巴样浸润、肾小球免疫复合物的沉积，极大地延长了生存时间。

林素仙等的研究指出三氧化二砷能延长 BXSB 狼疮鼠的寿命，显示该药对狼疮鼠有治疗作用；抑制该小鼠外周血抗 ds-DNA 抗体的产生，提示三氧化二砷有免疫抑制作用；三氧化二砷抑制狼疮鼠脾脏单个核细胞激活状态下 IFN-γ 和 IL-4 的分泌，则说明三氧化二砷能抑制分泌异常增高的细胞因子 IFN-γ 和 IL-4，其发挥免疫抑制作用的机制可能与此有关。

刘睿婵等实验结果提示三氧化二砷对 MRL/lpr 小鼠自身免疫反应具有明确的抑制作用，且这种抑制作用与三氧化二砷激活 caspase 家族成员、诱导在脾脏等外周淋巴组织聚集的 DNT 淋巴细胞凋亡密切相关。

丁丛礼等用 NIH 小鼠、Wistar 大鼠、家兔进行药理实验，研究表明中药抗狼疮散可抑制变态反应，降低 Th/Ts 比，提高 Ts 细胞数，并具有免疫双向调节的作用，此外，还具有明显的抗炎、解毒作用。

范永升等研究发现，解毒祛瘀滋阴的中药水煎剂能改善诱导型 MRL/lpr 狼疮小鼠的病情，显著降低模型小鼠的抗 ds-DNA 抗体、抗组蛋白抗体及尿蛋白的水平，减轻肾脏损害，表明中药联合激素对模型小鼠发病高峰期的改善优于单纯激素治疗。

赵会芳等运用青蒿复方对 Bal b/c 小鼠模型的治疗作用进行了研究，结果表明，中药青蒿复方可明显降低小鼠血清 ANA、IgG 和 CIC，在降低 CIC 方面优于激素组，而中药加激素组对各项指标的改善作用显著优于单纯中药组及单纯激素组，表明中药青蒿复方具有抑制模型动物体液免疫过亢的作用，中药与激素结合能抑制 B 细胞高活化状态，两者能有效地发挥协同作用。

梁鸣等探讨了狼疮样小鼠外周血 IL-6 和 IL-10 水平及中药狼疮方对其的影响，发现狼疮方具有免疫抑制作用，可抑制 T 细胞和 B 细胞活化，减少 Th2 细胞因子的形成和自身抗体产生，能有效地治疗狼疮性肾炎。

刘冠贤等研究发现，中药大黄素能明显抑制狼疮性肾炎患者肾活检组织体外培养分离的肾成纤维细胞的分裂增殖，并通过促使 c-myc 蛋白高水平表达诱导细胞发生凋亡。

陈明岭等研究发现，大剂量狼疮颗粒剂对大鼠佐剂性关节炎有显著抑制作用，并能显著增加佐剂性关节炎大鼠的体重；对家兔 Arthus 反应亦有显著抑制作用。其作用机理可能与抑制白细胞游走和稳定溶酶体膜，促进自由基清除，抑制 PG、组胺、5- 羟色胺等炎症介质的合成或释放，并抑制它们的致炎活性有关。

温成平等观察解毒祛瘀滋阴药对 SLE 患者外周血淋巴细胞 Bax／Bcl-2 基因 mRNA 的影响。结果显示，SLE 患者的 Bax／Bcl-2 基因表达比值明显低于正常人（$p<0.001$），且处于活动期的 Bax／Bcl-2 基因表达比值低于缓解期的相关比值（$p<0.05$）；治疗后两组 Bax／Bcl-2 基因表达比值明显上升，中药组治疗后又明显高于单用激素组（$p<0.05$），提示激素联合解毒祛瘀滋阴中药的治疗能明显提高 SLE 患者外周血淋巴细胞 Bax／Bcl-2 基因 mRNA 表达的比值，这可能与其诱导淋巴细胞凋亡、调节免疫内环境的作用有关。

参考文献

[1] 张婉瑜，刘宏潇. 冯兴华辨治系统性红斑狼疮经验 [J]. 中医杂志，2011，52（22）：1903-1904.

[2] 王占奎，张立亭，付新利. 张鸣鹤治疗系统性红斑狼疮经验 [J]. 中医杂志，2009，50（7）：596-597.

[3] 龙华医院风湿科. 吴圣农学术经验撷英 [M]. 上海中医药大学出版社，2007：148.

[4] 北京中医医院. 赵炳南临床经验集 [M]. 北京：人民卫生出版社，1975：260-261.

[5] 梁月俭. 谢富仪治疗系统性红斑狼疮的经验 [J]. 河北中医，2009，31（7）：968.

[6] 吴晓霞. 禤国维辨治系统性红斑狼疮经验 [J]. 辽宁中医杂志, 2008, 35（5）: 673-674.

[7] 李小伟. 卢君健教授运用活血化瘀法治疗系统性红斑狼疮的经验 [J]. 河南中医, 2008, 28（9）: 30-31.

[8] 谢志军, 卞华. 范永升教授诊治系统性红斑狼疮经验 [J]. 浙江中医药大学学报, 2006, 30（4）: 396-397.

[9] 吴晓霞, 陈达灿. 禤国维治疗系统性红斑狼疮经验 [J]. 辽宁中医杂志, 2003, 30（4）: 693-694.

[10] 张秡, 王萍. 张志礼教授治疗系统性红斑狼疮的临床经验 [J]. 中国中西医结合皮肤性病学杂志, 2003, 2（3）: 135.

[11] 艾儒棣. 文琢之中医外科经验论集 [M]. 重庆: 科学技术文献出版社重庆分社, 1982, 95.

[12] 刘孟渊. 邓兆智教授中西医结合治疗系统性红斑狼疮的经验 [J]. 中医研究, 2007, 20（11）: 55-56.

[13] 单金珠, 张红梅, 杨中高. 裴正学教授治疗系统性红斑狼疮经验介绍 [J]. 四川中医, 2011, 29（2）: 11-12.

[14] 薛盟举. 周信有治疗系统性红斑狼疮的经验 [J]. 世界中医药, 2007, 2（1）: 21-22.

[15] 潘静. 管竞环治疗系统性红斑狼疮经验 [J]. 湖北中医杂志, 2005, 27（5）: 18-19.

[16] 黎壮伟, 林智通. 钟嘉熙教授治疗系统性红斑狼疮经验精粹 [J]. 中医药学刊, 2004, 22（12）: 2188-2189.

[17] 陈会茹, 李振洁. 艾儒棣治疗系统性红斑狼疮的经验 [J]. 浙江中医杂志, 2003, 38（2）: 51-52.

[18] 朱方石, 姚华金实教. 授治疗系统性红斑狼疮证治观探析 [J]. 辽宁中医杂志, 2000, 27（29）: 397.

[19] 赵智强, 周仲英. 从阳毒辨治红斑狼疮 [J]. 中医药学报, 1998, 26（4）: 18-19.

[20] 中医研究院广安门医院.朱仁康临床经验集[M].北京：人民卫生出版社，1979，168.

[21] 王冠华.汪履秋治疗系统性红斑狼疮经验[J].中医杂志，2011，52（5）：378-379.

[22] 方福根.中西医结合治疗18例系统性红斑狼疮临床分析[J].江西中医药，1999，30（6）：41-42.

[23] 季德兵.滋阴凉血活血法治疗系统红斑狼疮260例[J].辽宁中医杂志，2003，30（11）：910.

[24] 查旭山，范瑞强.禤国维教授中西医结合治疗系统性红斑狼疮32例[J].新中医，2001，33（8）：31-32.

[25] 时水治，李建生.辨证论治配合金龙胶囊治疗系统性红斑狼疮33例临床观察[J].北京中医，2002，19（3）：34-351.

[26] 范永升.中医药治疗系统性红斑狼疮的探讨[J].浙江中医杂志，2002，37（5）：200-201.

[27] 史俊萍，史宝印.分型辨治红斑狼疮的经验体会[J].辽宁中医杂志，1998，25（4）：165.

[28] 顾美华，陈志伟.中西医结合治疗系统性红斑狼疮54例临床观察[J].江苏中医药，2002，23（4）：22-23.

[29] 董熔，王蔼平.中西医结合治疗系统性红斑狼疮24例[J].陕西中医，2001，22（9）：515-16.

[30] 卢桂玲.边天羽诊治系统性红斑狼疮经验[J].中国中西医结合皮肤性病学杂志，2003，2（1）：1-4.

[31] 庞学玲，于淑贞.中西医结合配合低能量氦-氖激光血管内照射治疗系统性红斑狼疮初步观察[J].实用中西医结合杂志，1998，11（12）：1062.

[32] 艾儒棣.中医药辨证治疗红斑狼疮60例[J].四川中医，1997，15（4）：43-44.

[33] 时水治，张志礼.治疗系统性红斑狼疮经验[J].北京中医药，2002，21（4）：206-207.

[34] 齐炳. 中西结合治疗系统性红斑狼疮 32 例 [J]. 山西中医，2005，21（2）：29-30.

[35] 林丽，曹惠芬. 益肾养阴益气法治疗系统性红斑狼疮 93 例 [J]. 河北中医，1999，21（2）：22-23.

[36] Lisnevskaia L, Murphy G, Isenberg D. Systemic lupus erythematosus[J]. The Lancet, 2014, 384（9957）：1878-1888.

[37] Ngo ST, Steyn FJ, McCombe PA. Gender differences in autoimmune disease[J]. Front Neuroendocrinol, 2014, 35（3）：347-69.

[38] Zhu ML, Bakhru P, Conley B, et al. Sex bias in CNS autoimmune disease mediated by androgen control of autoimmune regulator[J]. Nature Communications, 2016, 7：11350.

[39] Jansson L, Holmdahl R. Estrogen-mediated immunosuppression in autoimmune diseases[J]. Inflamm Res, 1998, 47（7）：290-301.

[40] Markle JG, Frank DN, Mortin-Toth S, et al. Sex differences in the gut microbiome drive hormone-dependent regulation of autoimmunity[J]. Science, 2013, 339（6123）：1084-1088.

[41] Gubbels Bupp MR, Jorgensen TN, Kotzin BL. Identification of candidate genes that influence sex hormone-dependent disease phenotypes in mouse lupus[J]. Genes Immun, 2008, 9（1）：47-56.

[42] Furman D, Hejblum BP, Simon N, et al. Systems analysis of sex differences reveals an immunosuppressive role for testosterone in the response to influenza vaccination[J]. Proc Natl Acad Sci USA, 2014, 111（2）：869-874.

[43] 温成平，曹灵勇，王新昌，等. 解毒祛瘀滋阴药对 SLE 患者 Bax/Bcl-2 基因 mRNA 表达的影响 [J]. 浙江中西医结合杂志，2007，12（6）：333-335.

[44] Schur PH. Genetics of systemic lupus erythematosus[J]. Lupus, 1995, 4：425-437.

[45] Moser KL, Gray-McGuire C, Kelly J, et al. Confirmation of geneticlinkage between human systemic lupus erythematosus and chromosome1q41[J]. ArtlIritis Rheum, 1999, 42: 1902-1907.

[46] Houssiau FA, IJefebvre C, Vanden Berghe M, et al. Semm interlfjukin 10 titers in systemic 1upus erythematosus renect disease activity[J]. Lupus, 1995, 4: 393-395.

[47] 陈强, 刘志红, 胡伟新, 等. 他克莫司联合激素治疗 V 型狼疮性肾炎的疗效 [J]. 肾脏病与透析肾移植杂志, 2004, 13（2）: 102-106.

[48] Liu TF, Jones BM. Impaired production of IL-12 in systemic lupus erytllematosus. I. Excessive pmduction of IL-10 suppresses production of IL-12 by monocytes[J]. Cytokine, 1998, 10: 140-147.

[49] Houssiau FA, Mascan-Lemone F, Stevens M, et al. IL-12 inhibits invitm immunoglobulinproduction by human lupus peripheml blood mononuclear ceus（PBMC）[J]. Clin Exp Immunol, 1997, 108: 375-380.

[50] Takahashi T, Tanaka M, BraIlnan CI, et al. Genedized lymphoproliferative disease in mice, caused by a point mutation in the Fas ligand[J]. Cell, 1994, 76: 96-976.

[51] Counney PA, Crockald AD, Williamson K, et al. Lymphocyte apoptosis in systemic lupus erythematosus: relationships with Fas expresion·serum soluble Fas and disease activity[J]. Lupus, 1999, 8: 508-513.

[52] Walport MJ, Davies KA, Botto M. Clq and systemic lupus erythematosus[J]. Immunobiology, 1998, 199: 265-285.

[53] Botto M, Dell'AgIlola C, Bygrave AE, et al. Homozygous C1q deficiency causes glomemlonephritis associated with multiple apoptotic bodies[J]. Nat Genet, 1998, 19: 56-59.

[54] Dijstelbloem HM, Bijl M, Fijnheer R, et al. Fcgamma receptor polymorphisms in systemic lupus erythematosus: association with disease

and in vivo clearance of immune complexes[J]. Arthritis Rheum, 2000, 43:
2793-2800.

[55] Melissa J. Mulla, BSc1, Jan J. Brosens, et al. Antiphospholipid
antibodies induce a pro-inflammatory response in first trimester trophoblast
via the TLR4/MyD88 pathway[J]. Am J Reprod Immunol, 2009, 62 (2):
96-111.

[56] Wang IM, Blanco JC, Tsai SY, et al. Interferon Regulatory Factors
and TFIIB Cooperatively Regulate Interferon-Responsive Promoter Activity In
Vivo and In Vitro[J]. Molecular & Cellular Biology, 1996, 16 (11): 6313-
6324.

[57] Rahman A, Isenberg DA. Systemic lupus erythematosus[J]. NEngl J
Med, 2008, 358 (9): 929-939.

[58] Ronnblom L, Pascual V. The innate immune system in SLE type
Iinterferons and dendritic cells[J]. Lupus, 2008, 17 (5): 394-399.

[59] Papadimitraki ED, Choulaki C, Koutala E, et al. Expansion of
toll-like receptor 9-expressing B cells in active systemic lupus erythematosus
implications for the induction and maintenance of the autoimmune process[J].
Arthritis Rheum, 2006, 54 (11) 3601-3611.

[60] Nakano S, Morimoto S, Suzuki J, et al. Role of pathogenic auto-
atibody production by Toll-like receptor 9 of B cells in active systemic lupus
erythematosus[J]. Rheumatology Oxford, 2008, 47 (2): 145-149.

[61] Human Genome, Structural Variation, Working Group Eichler EE,
Nickerson DA et al. Completing the map of human genetic variation[J]. Nature,
2007, 447 (7141): 161-165.

[62] Anders H, J Banas B, Linde Y, et al. Bacterial CpG-DNA aggravates
immune complex glomerulonephritis role of TLR9 −mediated expression of
chemokines and chemokine receptors[J]. J Am Soc Nephrol, 2003, 14 (2):
317-326.

[63] Patole PS, Grone HJ, Segerer S, et al. Viral double-stranded RNA aggravates lupus nephritis through Toll-like receptor 3 on glomerular mesangial cells and antigen-presenting cells[J]. J Am Soc Nephrol, 2005, 16 (5): 1326-1338.

[64] Pawar RD, Patole PS, Zecher D, et al. Toll-like receptor-7 modulates immune complex glomerulonephritis[J]. J Am Soc Nephrol, 2006, 17 (1): 141-149.

[65] Sharma S, Fitzgerald KA, Cancro MP, et al. Nucleic acid-sensing receptors rheostats of autoimmunity and autoinflammation[J]. J Immunol, 2015, 195 (8): 3507-3512.

[66] Pisitkun P, Deane JA Difilippantonio MJ, et al. Autoreactive B cell responses to RNA-related antigens due to TLR7 geneduplication[J]. Science, 2006, 312 (5780): 1669-1672.

[67] Deane JA, Pisitkun P, Barrett RS, et al. Control of toll-like receptor 7 expression is essential to restrict autoimmunity and dendritic cell proliferation[J]. Immunity, 2007, 27 (5): 801-810.

[68] Savino S, Eva TG, Dario R, et al. Upcoming biological therapies in systemic lupus erythematosus[J]. Int Immunopharmacol, 2015, 27: 189-193.

[69] Weinblatt ME, Kremer JM, Bankhurst AD, et al. A trial of etanercept, a recombinant tumor necrosis factor receptor: Fc fusion protein, in patients with rheumatoid arthritis receiving methotrexate[J]. N Engl J Med, 1999, 340 (4): 253-259.

[70] Grammer AC, Slota R, Fischer R, et al. Abnormal germinal center reactions in systemic lupus erythematosus demonstratedby blockade of CD154-CD40 interactions[J]. J Clin Invest, 2003, 112 (10): 1506-1520.

[71] Kalunian KC, Davis JC Jr, Merrill JT, et al. Treatment of systemic lupus erythematosus by inhibition of T cell costimulation with anti-CD154: a randomized, double-blind, placebo- controlled trial[J]. Arthritis Rheum,

2002, 46（12）: 3251-3258.

[72] Finck BK, Linsley PS, Wofsy D. Treatment of murine lupus with CTLA4Ig[J]. Science, 1994, 26, 265（5176）: 1225-1227.

[73] Alarc n-Segovia D, Tumlin JA, Furie RA, et al. LJP 394 for the prevention of renal flare in patients with systemic lupus erythematosus: results from a randomized, double-blind, placebo- controlled study[J]. Arthritis Rheum, 2003, 48（2）: 442-454.

[74] Aringer M, Graninger WB, Steiner G, et al. Safety and efficacy of tumor necrosis factor alpha blockade in systemic lupus erythematosus: an open-label study[J]. Arthritis Rheum, 2004, 50（10）: 3161-3169.

[75] Rother RP, Mojcik CF, McCroskery EW. Inhibition of terminal complement: a novel therapeutic approach for the treatment of systemic lupus erythematosus[J]. Lupus, 2004, 13（5）: 328-334.

[76] Nikolov NP, Pavletic SZ. Technology insight: hematopoietic stem cell transplantation for systemic rheumatic disease[J]. Nat Clin Pract Rheumatol, 2008, 4（4）: 184-191.

[77] Burt RK, Traynor A, Statkute L, et al. Nonmyeloablative hemato-poietic stem cell transplantation for systemic lupus erythematosus[J]. JAMA, 2006, 295（5）: 527-535.

[78] Jayne D, Passweg J, Marmont A, et al. Autologous stem cell trans-plantation for systemic lupus erythematosus[J]. Lupus, 2004, 13: 168-176.

[79] 范永升, 温成平, 李学铭. 解毒祛瘀滋阴药并用激素对 SLE 性激素水平的调节作用 [J]. 中国中西医结合肾脏病杂志, 2003, 4（10）: 580-582.

[80] 范永升. 结缔组织病治疗五法 [J]. 中国医药学报, 1995, 10（3）: 38-40.

[81] 温成平, 范永升, 李永伟, 等. 中西医结合治疗系统性红斑狼疮的增效减毒作用研究 [J]. 浙江中医药大学学报, 2007, 31（3）: 305-309.

[82] 王新昌，温成平，范永升．解毒祛瘀滋阴法对 SLE 类固醇性血脂异常的调节作用 [J]．浙江中西医结合杂志，2003，13（6）：336-337．

[83] 范永升，温成平，李学铭．激素并用解毒祛瘀滋阴法治疗 SLE 的临床观察 [J]．中国中西医结合杂志，1999，19（6）：626-627．

[84] 杨利，金实，汪悦．狼疮静对活动性 SLE 患者血清 sIL-2R，TNF-α 的影响 [J]．中国中医药信息杂志，2000，7（9）：34-35．

[85] 眭书魁，高建华，马秀清，等．狼疮饮治疗系统性红斑狼疮的临床研究 [J]．河北中医，2000，22（2）：85-89．

[86] 刘志勤，苏艾华．姜泉治疗系统性红斑狼疮经验 [J]．中医杂志，2009，50（8）：691-692．

[87] 张志明．钟嘉熙教授用养阴透解法治疗系统性红斑狼疮经验介绍 [J]．新中医，2009，41（9）：17-18．

[88] 岳敏．刘维主任医师治疗系统性红斑狼疮稳定期经验 [J]．中医研究，2007，2（1）：41-42．

[89] 时水治．袁兆庄治疗系统性红斑狼疮的经验 [J]．北京中医药，2004，23（6）：332-333．

[90] 刘喜德．金实补肾化毒法治疗系统性红斑狼疮经验撷要 [J]．北京中医药，2000，20（6）：3-4．

[91] 秦万章．雷公藤治疗系统性红斑狼疮研究现状的展望 [J]．中国中西医结合杂志，2000，20（12）：884-885．

[92] 蔡小燕，许艳丽，林小军，等．黄芪注射液对系统性红斑狼疮患者细胞凋亡和免疫功能的影响 [J]．中国中西医结合杂志，2006，26（5）：443-445．

[93] 苏励，茅建春，顾军花．环磷酰胺联合大剂量黄芪注射液静脉滴注治疗狼疮性肾炎 [J]．中西医结合学报，2007，5（3）：272-275．

[94] 孙乐栋，赵小山，周再高，等．系统性红斑狼疮的中医研究现状与展望 [J]．中国麻风皮肤病杂志，2001，17（4）：286-288．

[95] 张莉．丹参联合激素治疗狼疮性肾炎临床疗效分析 [J]．甘肃中医，

2008, 21 (5): 17-18.

[96] 万琦兵, 杨惠琴. 白芍总苷联合甲强龙片治疗系统性红斑狼疮肝损害 62 例 [J]. 中西医结合肝病杂志, 2009, 19 (3): 181-182.

[97] 卢岚. 冬虫夏草和青蒿素抑制狼疮性肾炎复发的研究 [J]. 中国中西医结合杂志, 2002, 22 (3): 169-171.

[98] 黎刚, 程弓, 陈泽君, 等. 冬虫夏草改善狼疮性肾炎患者免疫功能的临床研究 [J]. 西南军医, 2009, 11 (3): 412-413.

[99] LiWD, DongYJ, TuYY, et al. Dihydroarteannuin ameliorates lupus symptom of BXSB mice by inhibiting production of TNF-alpha and blocking the signaling pathway NF-kappa B translocation[J]. Int Immunopharmacol, 2006, 6 (8): 1243-1250.

[100] 董妍君, 李卫东, 屠呦呦, 等. 双氢青蒿素对 BXSB 狼疮小鼠自身抗体产生、TNF-α 分泌及狼疮性肾炎病理改变的影响 [J]. 中国中西医结合杂志, 2003, 09: 676-679.

[101] 许迅辉, 许晨, 任豫申, 等. 雷公藤红素对小鼠狼疮性肾炎模型蛋白尿的疗效观察 [J]. 实用中医药杂志, 2002, 18 (2): 6-7.

[102] 赵明, 梁功平, 罗双艳, 等. 白芍总苷对系统性红斑狼疮 CD4$^+$T 细胞 ITGAL 基因表达和启动子甲基化修饰的影响 [J]. 中南大学学报, 2012, 37 (5): 463-468.

[103] 王晓冰, 陈丹, 章圣辉, 等. 三氧化二砷对 MRL/lpr 狼疮鼠淋巴细胞亚群和细胞因子表达的影响 [J]. 中国药学杂志, 2009, 08: 585-589.

[104] 林素仙, 周艳, 陈丹, 等. 三氧化二砷对 BXSB 狼疮鼠生存时间及脾细胞分泌 IL-4, IFN-γ 的影响 [J]. 中华风湿病学杂志, 2007, 11 (11): 650-653.

[105] 刘睿婵, 王明鼎, 殷恒强, 等. 三氧化二砷对 MRL-lpr 小鼠自身免疫反应及与凋亡相关的 Caspase 家族的影响 [J]. 中国中西医结合肾病杂志, 2009, 10: 859-862.

[106] 丁丛礼. 抗狼疮散治疗系统性红斑狼疮的临床及实验研究 [J]. 中

药药理与临床，1995，11（4）：45.

[107] 范永升，贺学林，温成平.解毒祛瘀滋阴煎剂对系统性红斑狼疮样小鼠的作用研究 [J].中国医药学报，1999，14（2）：34.

[108] 赵会芳，钟嘉熙.青蒿复方对 SLE 模型小鼠作用的研究 [J].中国中医药信息，1998，5（8）：18-19.

[109] 梁鸣，李幼姬.中药狼疮方对狼疮样小鼠外周血 IL-6 和 IL-10 水平的影响 [J].中国中西医结合肾病杂志，2001，2（9）：502-504.

[110] 刘冠贤，叶任高，谭志明，等.大黄素对狼疮性肾炎成纤维细胞生物学行为的影响 [J].中国中西医结合杂志，2000，20（3）：196-198.

[111] 陈明岭，王思平.狼疮颗粒剂的主要药效学研究 [J].成都中医药大学学报，1999，22（3）：32-34.